H. Sauer und G. Ritter

Osteomyelitis und Osteitis

Osteomyelitis und Osteitis im Kindesalter

III. Südosteuropäisches Symposium
für Kinderchirurgie in Graz
(13.–15. 7. 1985)

Herausgegeben von

H. Sauer und G. Ritter

unter Mitarbeit von
D. Hausbrandt, J. Klos und W. Linhart

Mit Beiträgen zahlreicher Referenten

mit 76 Abbildungen und 47 Tabellen

Gustav Fischer Verlag · Stuttgart · New York · 1986

Anschrift des Herausgebers

Prof. Dr. H. Sauer und Doz. Dr. G. Ritter
Universitätsklinik für Kinderchirurgie
Heinrichstr. 31, A-8010 Graz

CIP-Kurztitelaufnahme der Deutschen Bibliothek

Osteomyelitis und Osteitis im Kindesalter: / III. Südosteurop. Symposium für
Kinderchirurgie in Graz (13.–15. 7. 1985). Hrsg. von H. Sauer und G. Ritter
unter Mitarbeit von D. Hausbrandt . . .
Mit Beitr. zahlr. Referenten.
– Stuttgart; New York: Fischer, 1986.
   ISBN 3-437-11064-0

NE: Sauer, Hugo [Hrsg.]; Südosteuropäisches Symposium für Kinderchirurgie ⟨03, 1985, Graz⟩

© Gustav Fischer Verlag · Stuttgart · New York · 1986
Wollgrasweg 49, D-7000 Stuttgart 70
Satz und Druck: Gulde-Druck GmbH, Tübingen
Einband: Buchbinderei Clemens Maier, Leinfelden-Echterdingen 2
Printed in Germany

ISBN 3-437-11064-0

Inhalt

H. Sauer und G. Ritter (Hrsg.): Osteomyelitis und Osteitis im Kindesalter
© Gustav Fischer Verlag · Stuttgart · New York · 1986

Pathologie der Osteomyelitis im Kindesalter

H. Becker und W. Weybora, Graz

1 Einleitung

Die Kenntnis der Pathologie der Osteomyelitis beruht auch heute noch auf den klassischen Befunden der vorantibiotischen Ära, die in grundlegenden Publikationen ausführlich dargelegt wurden (Wilensky, 1934). Der vorliegende Beitrag faßt die bei der hämatogenen Osteomyelitis des Kindesalters ablaufenden Prozesse zusammen und geht danach auf die Formen der primär-chronischen Osteomyelitis und die Differentialdiagnose ein.

2 Definition der Osteomyelitis

Die Osteomyelitis umfaßt alle entzündlichen Knochenveränderungen im Bereiche des Knochenmarks (Myelitis), der Spongiosa und Compacta (Ostitis), sowie des Periosts (Periostitis), im weiteren Umfang auch die Folgezustände wie Fistelbildung usw. Waldvogel und Mitarbeiter (1970) forderten für die klinische Diagnose Osteomyelitis das Vorliegen von zwei von drei Kriterien: Typische röntgenoloigsche und/oder histologische Veränderungen und/oder den bakteriologischen Erregernachweis.

3 Klassifikation nach den Zugangswegen

Die Erreger werden entweder traumatisch-direkt implantiert oder von Entzündungsherden in der Umgebung, zum Teil lymphogen, an den Knochen herangebracht − wie bei Pyodermie, Hautphlegmone, Furunkel oder Sinusitis, Mastoiditis und schließlich auch von einem Zahnherd aus. Bei der hämatogenen (endogenen) Osteomyelitis etablieren sich die Keime entweder im Verlaufe einer transitorischen Bakteriämie oder sie ist schließlich eine pyämisch-metastatische Absiedelung von Eitererregern von einer anderen Streuquelle des Organismus.

4 Pathogenetische Faktoren der hämatogenen Osteomyelitis

Pathogenetische Faktoren, die das Angehen und den Verlauf einer hämatogenen Osteomyelitis beeinflussen, sind die Virulenz der Erreger, die Vaskularisation und Mikroanatomie des befallenen Knochens, die lokale Abwehr und allgemeine Abwehrmechanismen.

4.1 Erreger

Erreger der endogenen Osteomyelitis sind in rund 85% der Staphylococcus aureus, in 5% der Staphylococcus albus, in 5% Streptococcus pyogenes; in rund 3,5% der Fälle liegt eine Mischflora von Staphylo- und Streptokokken vor (Delling, 1984). Auf andere seltene Erreger wird kurz im Abschnitt 8 eingegangen.

4.2 Lokalisation, Mikroanatomie und altersbezogene Vaskularisation der befallenen Knochen

Die akute hämatogene Osteomyelitis befällt im Kindesalter am häufigsten die körpernahen Meta- und Epiphysen (Femur, Humerus). Nächsthäufige Lokalisation sind die proximale Tibiametaphyse, der Ellbogenbereich, seltener kleinere Knochen (Wirbel, Fuß, Hand).

Die *Gefäßversorgung* der am häufigsten befallenen Röhrenknochen macht im Verlaufe des Knochenwachstums entscheidende Veränderungen durch (Trueta, 1963):

Im *Säuglingsalter* und bis etwa zum 18. Lebensmonat wird die Epiphyse von Ästen der A. nutricia der Diaphyse, die in der Nähe des Perichondriums laufen, mitversorgt. Diese Äste bilden an ihrem äußersten Ende in der Epiphyse große venöse Seen, ähnlich den Sinusoiden der Metaphyse (verlangsamte Blutströmung). Wegen dieser Gefäßverbindungen zwischen der Dia- und Epiphyse im Säuglingsalter kann die Eiterung von der Metaphyse rasch auf die Epiphyse und das Gelenk übergreifen. Weitere Charakteristika dieses Alters ist das relativ locker angeheftete Periost, das deswegen durch einen großen periostalen Abszeß abgehoben werden kann, und die sehr starke periostale Knochenneubildung.

Im *Kindesalter* bildet sich etwa ab dem 8. Lebensmonat (fertig ausgebildet mit 12–18 Monaten) durch den Wachstumsknorpel der Epiphysenfuge eine Gefäßbarriere zwischen Meta- und Epiphyse. Diese Barriere wird nur an der Peripherie durch Gefäßverbindungen zwischen Epiphyse und Metaphyse durchbrochen. Der in der Metaphyse entstehende pyämisch-metastatische Abszeß greift daher meist nicht auf die Epiphyse über, sondern breitet sich im Markraum der Diaphyse und subperiostal aus. Der subperiostale Abszeß ist meist weniger stark ausgeprägt als im Säuglingsalter. Dafür führen eine frühe Thrombose der A. nutricia (mit Unterbrechung der Versorgung der inneren Corticalisschicht) und die Abhebung des Periosts (mit Unterbrechung der periostalen Versorgung der äußeren Corticalisschichten) zur Ausbildung großer Corticalissequester.

Im *Adoleszenten- und Erwachsenenalter* ist die Epiphysenfuge knöchern verschlossen und überbrückt, so daß metaphysäre Eiterherde neuerlich leichter auf Epiphyse und Gelenk übergreifen können. Das Periost ist mit dem Knochen fest verwachsen, kann daher von einem Abszeß nicht mehr abgehoben werden; die Eiterung bricht vielmehr durch das Periost hindurch, was zu Weichteilphlegmone bzw. Fisteln führt.

4.3 Lokale Abwehrverhältnisse

Die lokale Abwehr eingedrungener Eitererreger (extrazellulärer Bakterien) beruht auf einer Reihe von Mechanismen. Dazu gehört die Gruppe der antigenunspezifischen Resistenzmechanismen, getragen vom Komplement- und Properdinsystem und vor allem die Phagozyten. Die antigenspezifische Immunantwort (zellulär oder humoral) ist nicht nur spezifisch auf die Erreger ausgerichtet, sondern kann auch ihrerseits die unspezifischen Resistenzmechanismen verstärken. Die *Phagozytose* umfaßt als erste Verteidigungslinie die Granulozyten, deren erfolgreiche Tätigkeit ihrerseits von zahlreichen Teilmechanismen (Emigration, chemotaktische Bewegung, Kontakt, Opsonisierung, Phagozytose, Abtötung der internalisierten Keime) abhängt. Die zweite Verteidigungslinie wird von mononucleären Phagozyten gebildet, die eingreifen, wenn es den Granulozyten nicht gelingt, die Infektion unter Kontrolle zu bringen (bei fakultativ intrazellulären Bakterien). Das Ergebnis dieser Auseinandersetzung zwischen Phagozyten und Keimen ist, je nach der Art der Bakterien und der überwiegenden Phagozyten, der Eiter bzw. das Granulom (HAHN und KAUFMANN, 1983).

Immunologische antibakterielle Mechanismen umfassen unter anderem auch die Lyse und Abtötung gramnegativer Bakterien durch Antikörper und Komplement.

Ein weiterer lokaler Störfaktor der Erregerabwehr kann gegeben sein durch lokale Hypoxie (Beispiel: Thrombosen bei Sichelzellanämie), möglicherweise auch durch vorangegangene Traumen.

4.4 Allgemeine Störung der Abwehr

Als Beispiel einer lokalen Destruktion von Knochen durch epitheloidzellige Granulome kann die progressive septische Granulomatose mit ihrem Phagozytosedefekt der Granulozyten angeführt werden.

5 Typen der akuten hämatogenen Osteomyelitis im Kindesalter

5.1 Säuglingsosteomyelitis

Ausgangspunkt relativ oft bekannt (Nabelinfekte, Pneumonien). Neben Staphylokokken relativ oft Streptokokken. Relativ oft polyostotischer Befall, septische Arthritis, ausgedehnte subperiostale Abszesse, hohe Letalität. Oft schwere Spätschäden mit Wachstumshemmung und/oder Ankylosen.

5.2 Juvenile (puerile) Osteomyelitis

Die juvenile Osteomyelitis macht mit rund 80% den Hauptanteil aller Fälle aus. Deutliche Androtropie (3 : 1), überwiegend Staphylokokken (90%), lange Röhrenknochen bevorzugt (85%), häufig größere Sequester, Letalität gegenüber dem Säuglingsalter verringert.

5.3 Adoleszententyp der Osteomyelitis

Noch ausgeprägtere Androtropie, Primärlokalisation in der Diaphyse, oft Gelenkbeteiligung. Komplikationen umfassen die Spontanfraktur, Ankylosen und Knochendeformierung und oftmaligen Übergang in Chronizität mit Fistelung.

2

5.4 Pathomorphologie des osteomyelitischen Herdes

Der osteomyelitische Herd zerfällt prinzipiell in drei Zonen (Abb. 1) (LENNERT, 1965): Die innere Zone mit Nekrose, Granulozyten und Fibrin (1) ist Folge der schweren Gewebsalteration durch die Kokken, der nachfolgenden Exsudation von Fibrin und Emigration von Granulozyten aus Kapillaren (6), des thrombotischen Gefäßverschlusses (2) und des Auftretens von Mikrosequestern.

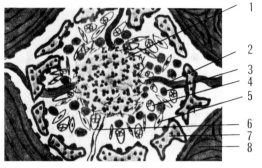

Abb. 1

Während in der ersten Zone die Abwehr *zellulär* (granulozytär) erfolgt, zeigt die zweite Zone die *humorale* Abwehr durch zahlreiche Plasmazellen (4) und ihre Vorstufen (3).

In der äußersten Zone erfolgt die *mechanische* Abkapselung durch Bindegewebe (Fibrozyten, 5) und eine reaktive Randsklerose (7), die den prae-existenten Knochen (8) abgrenzt. Dieser prinzipiell geschichtete Aufbau des osteomyelitischen Herdes wird bei geringer Virulenz der Erreger und/oder antibiotischer Anbehandlung geändert: es überwiegen dann eventuell die Plasmazellen («chronische plasmazelluläre Osteomyelitis») oder die reaktive Knochensklerose («sklerosierende nicht-eitrige Osteomyelitis»).

6 Primär-chronische Osteomyelitis

Die eitrige Osteomyelitis ist demnach das Ergebnis einer Gewebsschädigung durch virulente eitererregende Keime und der massiven Abwehr primär durch neutrophile Granulozyten. Bei Verschiebung dieses Verhältnisses (gesenkte Erregervirulenz, antibiotische Therapie) resultieren die in den letzten Jahren zunehmenden Entitäten der primär-chronischen Osteomyelitis (ÜHLINGER, 1970).

6.1 Brodie-Abszeß

= primär chronische Osteomyelitis in der Metaphyse vor allem der Tibia. Selten, zumeist am Ende der 2. Lebensdekade auftretend. *Pathologisch* findet sich ein kleiner zentraler Abszeß, meist kein Sequester, außen eine pyogene Membran und eine starke perifokale reaktive Osteosklerose.

6.2 Chronische plasmazelluläre Osteomyelitis

= Osteomyelitis albuminosa. Eine zentrale Osteolyse ist umgeben von einer starken *plasmazellulären* Randinfiltration mit perifokaler Markfibrose und Osteosklerose. *Sitz* ist die Metaphyse der langen Röhrenknochen, klinisch-röntgenologisch stellt sich die Differentialdiagnose zum Osteoid-Osteom und Ewing-Sarkom.

6.3 GARRE-Syndrom

Die sklerosierende, nicht-eitrige Osteomyelitis Garre, vorwiegend in der Tibia und im Unterkiefer lokalisiert, stellt nach einer akuten Phase mit Schmerzen und Schwellung eine über Jahre bestehende chronische Phase dar, bei der keine Einschmelzung eingetreten ist, sondern der Knochen durch periostale Knochenapposition aufgetrieben bleibt. Ursache ist ein mitigierter Staphylokokken-Infekt. Nach Abheilung der Entzündung bleibt u. U. die Enostose, die zufällig röntgenologisch entdeckt werden kann. Differentialdiagnostisch muß eventuell ein Ewing-Sarkom, ein periostales Osteosarkom, ein eosinophiles Granulom oder eine posttraumatische Periostitis ausgeschlossen werden.

6.4 CAFFEY-SILVERMAN-Syndrom

Das Caffey-de Toni-Silverman Syndrom, die infantile corticale Hyperostose, soll hier gewissermaßen in Klammer angeführt werden, weil die Ursache vielleicht ein Virusinfekt ist. Bei den Säuglingen treten (fast ausschließlich vor dem 6. Lebensmonat) derbe Weichteilschwellungen multipel und asymmetrisch in Extremitäten, Rippen und Gesicht auf, begleitet von Fieber, Senkungsbeschleunigung und Leukozytose. *Röntgenologisch* ist eine kortikale diaphysäre Hyperostose zu erkennen. Pathologisch Ödem, Periostverdickung und Knochenapposition, Spontanrückbildung nach Monaten.

7 Differentialdiagnose

Verschiedene, vor allem subakut bis chronisch verlaufende Formen der Osteomyelitis können klinisch röntgenologisch Tumoren ähneln und damit eine Biopsie notwendig machen (UEHLINGER, 1970; CABANELA und Mitarb., 1974). Dazu gehören
– das Ewingsarkom
– das Osteoid-Osteom
– das Chondromyxoidfibrom
– das eosinophile Granulom
– blastische Non-Hodgkin-Lymphome
– leukämische Infiltrate und
– Metastasen eines Neuroblastoms.

In besonderen Fällen kann nur der Einsatz aller Hilfsmittel der Biopsiediagnostik (Fermenthistochemie, Immunzytochemie, selten einmal auch die Elektronenmikroskopie) die endgültige Abklärung ermöglichen.

8 Besondere Osteomyelitis-Erreger

Neben den weitaus die meisten Fälle von Osteomyelitis verursachenden Eitererregern kommen selten verschiedenste weitere belebte Organismen in Frage. Dazu gehören auch Proteus und Klebsiella pneumoniae, bei der hämoglobinopathischen Osteomyelitis der Sichelzellkranken Salmonellen. Bei chronischer Brucellose zeigen rund 10% der Patienten – nahezu ausschließlich Erwachsene – eine Osteomyelitis vor allem der Wirbelsäule.

Die Knochentuberkulose ist heutzutage eine Krankheit des Erwachsenenalters. Im Kindesalter muß sie von Knochenzysten, Histiozytosis X und Knochentumoren abgegrenzt werden.

Die (postvakzinale) BCG-Osteomyelitis stellt eine seltene Spätkomplikation nach Monaten und Jahren dar, wenn ein zu virulenter Impfstoff verwendet wurde, die Injektion fehlerhaft subkutan war, der Impfling schon vorher tbc-infiziert war («Koch-Phänomen») und/oder ein präexistenter schwerer Immundefekt übersehen wurde.

Auf besondere und vielfach exotische weitere Erreger von entzündlich-destruktiven Prozessen im Knochen (Syphilis, Lepra, Mykosen und Parasiten) soll hier nicht eingegangen werden (LICHTENSTEIN, 1975).

9 Zusammenfassung

· Die grundlegenden Faktoren, die Entstehung, Lokalisation und Verlauf der Osteomyelitis im Kindesalter bestimmen, sind die Art und Virulenz der Erreger, die Vaskularisation und Mikroanatomie des befallenen Knochens, die lokalen Abwehrmechanismen und die allgemeine Abwehrlage des Organismus. Nach der Klassifikation der Osteomyelitisformen werden die drei Typen der akuten hämatogenen Osteomyelitis im Kindesalter dargestellt. Reaktionsablauf und Pathomorphologie der Osteomyelitis sind eine Resultierende zwischen Virulenz der Erreger und Abwehrmechanismen des Organismus; beide können dementsprechend bei Verschiebung des Verhältnisses in eine subakut bis chronische Verlaufsform modifiziert werden. Die primär-chronische Osteomyelitis, in der antibiotischen Ära zunehmend, muß gegen zahlreiche Tumorentitäten abgegrenzt werden, was vielfach nur durch die Biopsie gelingt.

Literatur

1. CABANELA, M. E., F. H. SIM, J. W. BEABOUT, and D. C. DAHLIN: Osteomyelitis appearing as neoplasms. A diagnostic problem. Arch. Surg. 109, 68 (1974)
2. DELLING, G.: Entzündliche Knochenerkrankungen (Osteomyelitis). In: Pathologie. Hrsg. W. Remmele Band 3, Springer Verlag Berlin – Heidelberg – New York – Tokyo 1984
3. HAHN, H. und S. H. E. KAUFMANN: Mechanismen der Infektabwehr. In: Immunologie: Grundlagen – Klinik – Praxis. Hrsg.: K.-O. Vorlaender. 2. Aufl. Thieme, Stuttgart, New York 1983
4. LENNERT, K.: Grundprobleme der Osteomyelitis. Verh. deutsch. orthop. Ges. 51, 27 (1965)
5. LICHTENSTEIN, L.: Diseases of bone and joints. Second edition. The C. V. Mosby Company. Saint Louis 1975
6. TRUETA, J.: Die drei Typen der akuten hämatogenen Osteomyelitis. Schweiz. med. Wschr. 93, 306 (1963)
7. UEHLINGER, E.: Die pathologische Anatomie der hämatogenen Osteomyelitis. Der Chirurg, 41, 193 (1970)
8. WALDVOGEL, F. A., G. MEDOFF, and M. N. SWARTZ: Osteomyelitis: a review of the clinical features, therapeutic considerations and unusual aspects. New Engl. J. Med. 282, 198; 260; 316 (1970)
9. WILENSKY, A. O.: Osteomyelitis. Its pathogenesis, symptomatology and treatment. The Macmillan Company, New York 1934

Anschrift der Autoren

H. BECKER
Pathologisch-anatomisches Institut der Universität Graz, Auenbruggerplatz 25, A-8036 Graz, Österreich

H. Sauer und G. Ritter (Hrsg.): Osteomyelitis und Osteitis im Kindesalter
© Gustav Fischer Verlag · Stuttgart · New York · 1986

The Pathogenesis of the Neonatal Septic Osteoarthritis: An Experimental Study

M. Denti, R. Facchini, A. Paronzini and G. Peretti, Milan

The study of the etiopathogenesis of the Neonatal Septic Osteoarthritis (NSOA), an increasing desease in these last years, has been object of numerous experimental investigations in the past and recent years.

Many Authors have reproduced this desease through the oral way, subcutaneous way, intrarticular way and venous way (2,6,7).

The clinic observation of many NSOA gave us the opportunity to study the exact pathogenetic mechanism of this desease at the 3rd. Orthopaedic Department of the University of Milan. After few experiments using the intra-articular way on rabbits, we began inducing the desease through the catheterization of the umbilical vein.

In fact in the clinical statistics was noted an high percentage of NSOA in newborn «at risk» when treated with the diagnostic and terapeutic umbilical catheterization (1,3,4).

Material and Methods

The infecting germ used was the Staphilococcus Aureus Coag.+, isolated in the Neonatal Division of the University of Milan that is the main responsable of the NSOA.

The experimental animals used were rabbits (8 Ranch Rabbits), then pigs (3 Large White), all newborn and from the same pregnancy and in the end calves (5 Frisians) three or four days old.

The infecting dose in rabbits was 1 ml at 10^5 germs/ml, in pigs 4 ml at 10^7 germs/ml and for calves 10 ml at 10^9 germs/ml.

The method of inducing included the sectioning of the umbilical cord, the introduction of a flexible catheter through the umbilical vein, the injecting of germs into the blood circulation (Fig. 1).

After this treatment the animals were isolated and artifically fed with food without antibiotics

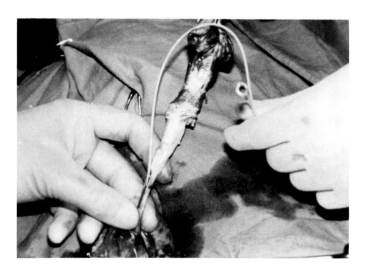

Fig. 1

reproducing the characteristics in the newborn «at risk».

After the induction the experiment consists in daily clinical control, radiographic control at 14, 30, 90 days, cultural examination of the synovial fluid and of the intra-articular exudation at 14 days and in the end an anatomical dissection with an histological examination at the slaughter of the animal at 90 days.

Results

We did not succeded in inducing the NSOA after umbilical catheterization in rabbits and pigs.

In fact we had technical difficulties in the

cline in general conditions and articular localization in four calves (elbow, carpo-metacarpal joint, interphalangeal joint, hip, ankle).

At 14 days the joints previously indicated showed swelling but with an improvement of the general conditions (Fig. 2).

At 30 days all the animals were in good general conditions; only in three persisted a local swelling of the interested joints with pain and limping.

At 90 days the interested joints showed a normal aspect but a few animals had a limitation of the articular excursion.

Radiological findings

At 14 days, with the exception of one calf, we observed the presence of swelling of the soft tissue

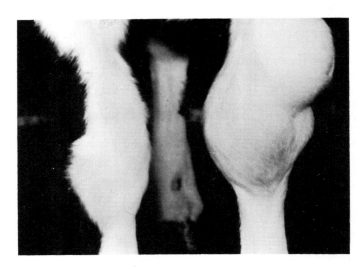

Fig. 2

catheterization due to a precocious closure of the umbilical vessels in the first and we induced hepatic abscesses in the second.

The calf demonstrated to be ideal for this experiment because it has not a precocious closing of the umbilical vessels and it has not demonstrated manifestation of hepatic abscess.

The calves have some anatomical characteristics identical to humans as the presence of the Aranzio duct and of the metaphyso-epiphyseal circulation (5), which are indispensable for the diffusion of the infecting process in newborn.

Clinical findings

During the first week all the animals presented an increase in body temperature with a clear de-

associated with diffuse porosity of the articular heads.

At 30 days three calves showed a major diffusion of osteoporosis of the parts involved with the presence of a few osteolytic lacunas.

The cortical bone, at the height of the metaphysis, resulted in more parts damaged with erosion and discontinuity caused by the diffusion of the septic process towards the exterior. The reaction of the periosteum and the initial disarrangement of the joint space began to show its severity.

At 90 days the small osteolytic lacunas joined together and form necrotic areas; the periosteal reaction extended, and the deep erosions of the articular cartilages led to the ankylosis.

We observed radiografic modifications at the elbow (medial humeral condyle), carpo-metacarpal joint, metacarpo-phalangeal joint, hip (femoral head), ankle.

Laboratory findings

At 14 days all the interested joints underwent an aspiration and showed the presence of turbid yellow matter; at the cultural examination resulted the presence of the Staphilococcus Aureus used to induce the NSOA.

Conclusions

The experimental reproduction of a NSOA induce by the catheterization of the umbilical vein in an animal which has the same metabolic, vascular, immunitary characteristics of a newborn man seems to confirm the pathogenetic hypotesis, proposed in the past, that there is a direct cause-effect connection between the catheterization, the following defilement of the catheter and the development of a NSOA.

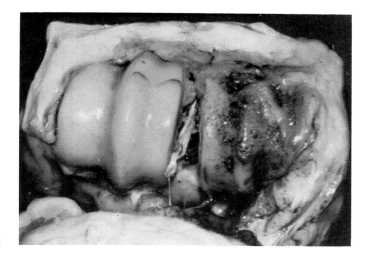

Fig. 3

Anatomo-pathological findings

At the slaughter of the animal (90 days), an anatomo-pathological study of the interested joints was done.

At this examination the synovia and the capsule presented an hypertrophy; the articular cartilage were damaged with ulcerations and the involvement of the bone underneath. Furthermore the articular heads interested with NSOA presented severe morphological alterations (Fig. 3).

At the histological examination we found the presence of numerous inflammatory cells above all disposed around the synovial vessels in the zones where probably previously were abscesses.

At the epiphysis the cartillage was reduced and we observed remodelling of the bone structure.

The medullary cavity was not altered.

Summary

The Authors expose an experimental study on the pathogenesis of the Neonatal Septic Osteoarthritis (NSOA), induced in rabbits, pigs and calves through the catheterization of the umbilical vein.

Examining the clinical, radiological, laboratory and anatomo-pathological findings shows that the catheterization of the umbilical vein seems to be the most frequent pathogenetic cause of the NSOA.

References

1. FACCHINI R., DENTI M., MORANDI A.: L'Osteoartrite settica neonatale della tibio-tarsica. Chir. del Piede, 9:175, 1985
2. HUGHES D.L.: Arthritis in pig, the experimental disease by erysipelothrix rhusiopathiae. Br. Vet. J. 8:43, 1968

3. KNUDSEN F.U., PETERSEN S.: Neonatal septic osteoarthritis due to umbilical arthery catheterization. Acta Ped. Scand. 66:225, 1977
4. PERETTI G., FACCHINI R., AROSIO B., RAMONDETTA v.: Trattamento ed esiti a distanza della Osteoartrite settica neonatale. Atti Sertot 2, 239, 1983
5. TRUETA J.: The normal vascular anatomy of the human femoral head during growth. J. Bone Joint Surg. 39B:432, 1957
6. SCHUELER R., MOREHOUSE L., OLSON L.: Intravenous exposure of swine to group E Streptococci. Am. J. Vet. Res. 1, 33, 1972
7. STALHEIM O., PAGE L.: Naturally occurring and experimentally induced Mycoplasmal arthritis of cattle. J. Clin. Microb. 1, 9, 1975

Authors address

Dr. MATTEO DENTI, Viale Brianza 31, I-20052 Monza, Italy.

H. Sauer und G. Ritter (Hrsg.): Osteomyelitis und Osteitis im Kindesalter
© Gustav Fischer Verlag · Stuttgart · New York · 1986

Neue Aspekte in der Pathogenese der akuten hämatogenen Osteomyelitis im Kindesalter

J. P. Guggenbichler, H. Bonatti, E. Semenitz, Innsbruck

Die akute hämatogene Osteomyelitis des Säuglingsalters nimmt ihren Ausgang als lokaler Abszeß des Knochenmarkes, breitet sich dann über die Havers'schen Kanäle auf Spongiosa, Corticalis und Periost aus. Bezüglich der Pathogenese der Erkrankung hatte man die Vorstellung, daß Besonderheiten der Endstrombahn der Gefäße der epiphysenfugennahen Wachstumszonen eine wesentliche Rolle spielen (1).

Es scheint jedoch bemerkenswert, daß Staphylococcus aureus hämolyticus laut Literaturangaben sowie unseren eigenen Beobachtungen mit 85–90% der Isolate die größte Bedeutung besitzt und anderen Erregern eine untergeordnete Rolle zukommt. Für dieses Phänomen gab es bisher keine ausreichende Erklärung (2).

Wir haben uns in den letzten Jahren intensiv mit der Absterbekinetik von Keimen unter fluktuierenden Antibiotikakonzentrationen befaßt und mehrere Modelle entwickelt. In diesen Modellen wurde die Keimabnahme unter Antibiotikakonzentrationen wie sie in vivo beobachtet werden, untersucht und auch der Einfluß verschiedener körpereigener Abwehrmechanismen wie Leukocyten, Frischplasma berücksichtigt (3).

Ich möchte Ihnen nun unsere Ergebnisse vorstellen, die eine Erklärung bezüglich der Pathogenese der akuten hämatogenen Osteomyelitis anbieten bzw. therapeutische Konsequenzen nach sich ziehen könnten.

Material und Methode

1) Abb. 1: Modell I. Generation

Es ist dies ein 2-Kompartment-Modell, das durch eine künstliche Niere, wie sie normalerweise bei der Hämodialyse Verwendung findet, getrennt

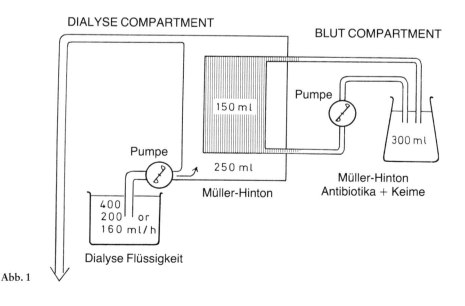

DIALYSE COMPARTMENT

BLUT COMPARTMENT

Pumpe

150 ml

250 ml

Müller-Hinton

Pumpe

300 ml

Müller-Hinton
Antibiotika + Keime

400
200 or
160 ml/h

Dialyse Flüssigkeit

Abb. 1

9

ist. Durch Änderung der Pumpgeschwindigkeit in einem der beiden Compartments kann jeder beliebige Antibiotikakonzentrationsverlauf des zugesetzten Antibiotikum simuliert werden. In stündlichen Intervallen werden aus Kompartment 1 Proben entnommen und eine Keimzählung bzw. die Antibiotikakonzentrationsbestimmung durchgeführt.

Im *Modell 2. Generation* wurde das Modell so verändert, daß zwar das Antibiotikum aus dem Kompartment 1 wie bisher herausdialysiert wird, die Keime sich jedoch in einem 3. tieferen Kompartment befinden, das mit dem 1. Kompartment über eine Dialysemembran mit einer Porengröße von ca. 20 000 Angström verbunden ist. In diesem 3. Kompartment können wir nun Granulocyten mit oder ohne Frischplasma zugeben und die Keim-

cin untersucht. Die Untersuchungen erfolgten im 3. Kompartment sowohl mit als auch ohne Zugabe von Granulocyten bzw. Frischplasma. Die Bestimmung der Abtötungszeit in den Granulocyten nach Phagocytose wurde dadurch untersucht, daß Granulocyten in mehreren Zentrifugationsstufen gewaschen, separiert und osmotisch lysiert wurden. Danach wurde wiederum eine Bestimmung der Keimzahl aus dem Zentrifugat durchgeführt.

Resultate

Abb. 3 zeigt den Konzentrationsverlauf von Cefamandol in Kompartment 1 und 3 nach Zugabe von 50 μg/ml des Antibiotikums. Die Penetration

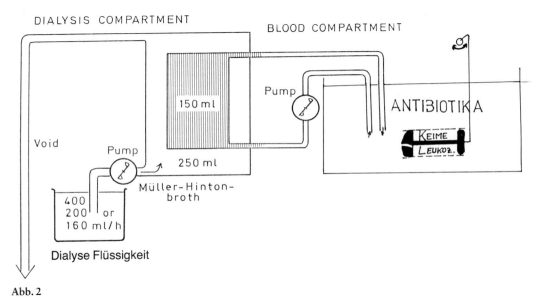

Abb. 2

zählung bzw. die Geschwindigkeit der Keimabnahme in der Flüssigphase bestimmen. Außerdem können wir in diesem Modell auch noch die Absterbegeschwindigkeit von Keimen in den Granulocyten nach Phagocytose untersuchen (Abb. 2).

Die Präparation der Granulocyten erfolgte nach Standardmethoden aus Spenderblut.

Keime: 2 Staphylokokkenisolate bzw. 1 Isolat von E. coli aus Blutkulturen wurden bisher in diesem Modell untersucht.

Antibiotika: die Absterbekinetik dieser Keime wurde unter dem Einfluß verschiedener beta-Lactam-Antibiotika bzw. Clindamycin und Fosfomy-

ins Kompartment 3 erfolgt langsam, wobei die Maximalkonzentration im tiefen Kompartment ca. 25% der Initialkonzentration im Kompartment 1 beträgt; die Eliminationshalbwertszeit ist jedoch auf das doppelte verlängert. Ähnliche Verhältnisse können wir in vivo z.B. in einem Abszeß beobachten.

Die Überlebensrate von Staphylokokken in Granulocyten nach Phagocytose wurde ohne den Einfluß von Antibiotika untersucht. Es zeigte sich, daß lebensfähige Staphylokokken noch nach 6 Stunden in Granulocytenpräparationen auswachsen können, mit anderen Worten, die Keime können sich

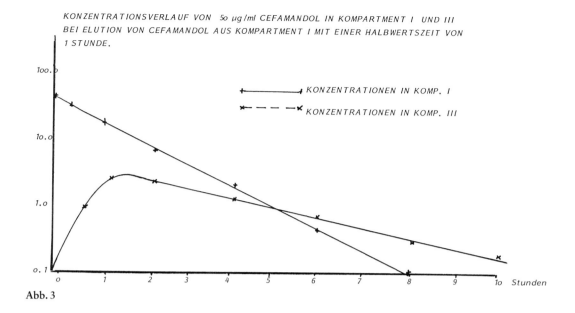

KONZENTRATIONSVERLAUF VON 5o μg/ml CEFAMANDOL IN KOMPARTMENT I UND III BEI ELUTION VON CEFAMANDOL AUS KOMPARTMENT I MIT EINER HALBWERTSZEIT VON 1 STUNDE.

KONZENTRATIONEN IN KOMP. I
KONZENTRATIONEN IN KOMP. III

Abb. 3

für mindestens 6 Stunden nach deren Phagocytose der intracellulären Abtötung in Granulocyten bzw. anderen phagocytären Elementen widersetzen.

Die Absterbekinetik von Keimen unter dem Einfluß von beta-Lactam-Antibiotika mit und ohne Granulocyten im Kompartment 3 ist in Abbildung 4 dargestellt. Es kommt zu einer Keimabnahme

von 99,9%, d.h. von 10^6 Keimen/ml auf 10^3 Keime/ml innerhalb von 4 Stunden.

Bei gleichzeitiger Gabe eines beta-Lactam-Antibiotikums + einer Leukocytenpräparation von 1×10^6/ml Leukocyten in defibriniertem Serum kommt es zu einer rascheren Keimabnahme. Die Nachweisgrenze von 10^3 Keimen/ml wird bereits

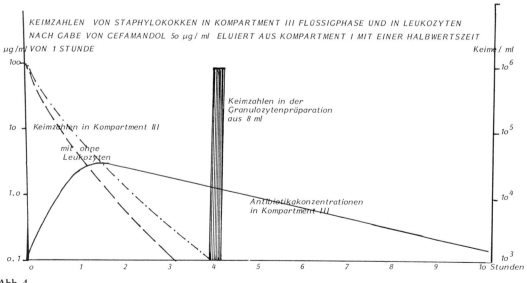

KEIMZAHLEN VON STAPHYLOKOKKEN IN KOMPARTMENT III FLÜSSIGPHASE UND IN LEUKOZYTEN NACH GABE VON CEFAMANDOL 5o μg/ml ELUIERT AUS KOMPARTMENT I MIT EINER HALBWERTSZEIT VON 1 STUNDE

Keimzahlen in der Granulozytenpräparation aus 8 ml

Keimzahlen in Kompartment III

mit ohne Leukozyten

Antibiotikakonzentrationen in Kompartment III

Abb. 4

nach 3 Stunden unterschritten. Lichtmikroskopisch können in den Granulocyten jedoch phagocytierte Keime in großen Vakuolen nachgewiesen werden (Abbildung 5). 4 Stunden nach Beginn des Experimentes werden die Leukocyten abgetrennt; nach Präparation bzw. Disruption der Granulocyten können lebensfähige Keime in den Leukocyten noch nachgewiesen werden, wobei nach der Kalkulation ca. pro 10 Leukocyten 1 lebensfähiger Keim auswächst. Abb. 6 zeigt die Absterbekinetik von Staphylokokken in der Flüssigphase und intracellulär nach Gabe von Fosfomycin.

Hier können wir eine etwas langsamere Absterbekinetik als nach Gabe von beta-Lactam-Antibiotika beobachten. Fosfomycin penetriert jedoch wie Clindamycin und Rifampicin sowie Chloramphenicol im Gegensatz zu beta-Lactam-Antibiotika auch in Granulocyten und Makrophagen. Die intracelluläre Abtötung von Staphylokokken in den Leukocyten ist dadurch gegeben und nach 4 Stunden am Ende des Experimentes kann in den Granulocytenpräparationen nur eine geringe Menge lebensfähiger Keime nachgewiesen werden. Es ist dies ca. 1 Leukocyt mit Keim pro 1000 Leukocyten. Bei Kombination eines beta-Lactam-Antibiotikums mir Fosfomycin kommt es zur raschen Abtötung extracellulär bei deutlich geringerem Nachweis lebensfähiger Keime intracellulär am Ende des Experimentes aus der Granulocytenpräparation (Abbildung 7).

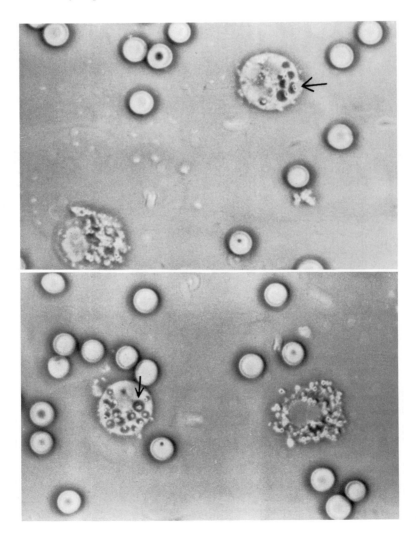

Abb. 5

12

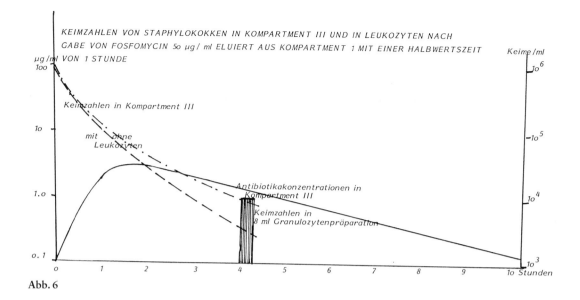

KEIMZAHLEN VON STAPHYLOKOKKEN IN KOMPARTMENT III UND IN LEUKOZYTEN NACH
GABE VON FOSFOMYCIN 5o µg/ml ELUIERT AUS KOMPARTMENT 1 MIT EINER HALBWERTSZEIT
VON 1 STUNDE

Abb. 6

Auch E. coli wurde in diesem Modell untersucht. Beta-Lactam-Antibiotika zeigen eine ähnliche rasche Absterbekinetik für E. coli wie für Staphylokokken. Nach Zugabe von Granulocyten + Frischplasma ist die Absterbekinetik nochmals deutlich beschleunigt. Intracellulär gelegene phagocytierte Keime zeigen jedoch keine Überlebenstendenz und können in keiner der Leukocytenpräparationen nachgewiesen werden.

Diskussion

Die Entstehung der akuten hämatogenen Osteomyelitis scheint nach den vorliegenden Befunden der verzögerten intracellulären Abtötung von phagocytierten Staphylokokken eng mit dem phagocytierenden System – Makrophagen, Granulocyten – des Knochenmarkes zusammenzuhängen. Wir möchten folgende Arbeitshypothese als möglichen

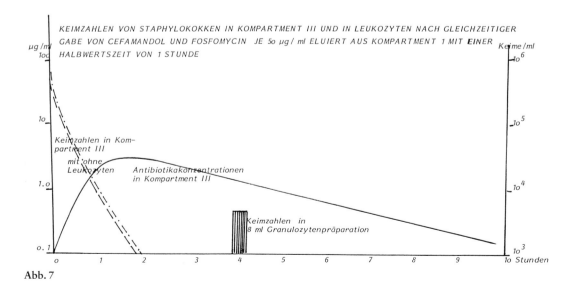

KEIMZAHLEN VON STAPHYLOKOKKEN IN KOMPARTMENT III UND IN LEUKOZYTEN NACH GLEICHZEITIGER
GABE VON CEFAMANDOL UND FOSFOMYCIN JE 5o µg/ml ELUIERT AUS KOMPARTMENT 1 MIT EINER
HALBWERTSZEIT VON 1 STUNDE

Abb. 7

pathogenetischen Mechanismus der akuten hämatogenen Osteomyelitis im Säuglingsalter anbieten: Im Rahmen einer oberflächlichen Wundinfektion des Nabels bzw. der Haut eines Neugeborenen bzw. Säuglings mit Staphylococcus aureus hämolyticus es kann zu einer passageren – klinisch stummen – Bakteriämie kommen (4). Die im Blut befindlichen Keime werden im Reticulo-endothelialen System des Knochenmarkes, wo ein Überangebot an Makrophagen und anderen phagocytierenden Elementen besteht, phagocytiert. Die Phagocytose wird durch die besonderen Strömungsverhältnisse begünstigt. Die Keime können sich jedoch möglicherweise wegen ihrer Fähigkeit zur Bildung von Leukozidinen der intracellulären Abtötung widersetzen und sogar vermehren. Durch eine Reihe von Autoren wurden in den letzten Jahren bei Staphylococcus aureus hämolyticus die Bildung von Leukotoxin-alpha und -delta beobachtet, das den Oxydative Burst bzw. die Myeloperoxydasebildung in den Granulocyten zu blockieren imstande sind(5). Eine weitere Möglichkeit bzw. ein additiver Faktor kommt dadurch hinzu, daß bei Neugeborenen die Myeloperoxydasebildung von Leukocyten im Knochenmark und peripheren Blut vermindert ist (6). Durch diese Faktoren können phagocytierte Staphylokokken im Knochenmark überleben und im Lauf von Tagen bis Wochen einen Abszeßherd bilden, der zum Ausgangspunkt für die sich anbahnende Infektion wird.

Beta-Lactam-Antibiotika penetrieren jedoch nicht in Makrophagen bzw. Phagocyten, und können daher bereits phagocytierte Keime nicht mehr beeinflussen (7).

Als therapeutische Konsequenz bietet sich daher an, daß ein beta-Lactam-Antibiotikum mit einem Präparat kombiniert werden sollte, das auch in Makrophagen bzw. Granulocyten penetriert, wie z.B. Makrolide, Fosfomycin, Rifampicin oder Chloramphenicol (8).

Literatur

1. Aronoff S.C., Scoles P.V.: Treatment of childhood skeletal infections Ped Clin North Am. 271–280, 1983
2. Nelson J.D.: Osteomyelitis and suppurative Arthritis in Current Pediatric therapy 12, Ed. Gellis S.S., Kagan B.M. 423–425, 1989
3. Guggenbichler J.P., König P., Semenitz E., Foisner W.: Kill kinetics of bacteria under fluctuating concentrations of antibiotics; Part II. Chemotherapy: 32, 44–58, 1986
4. Diemer E.: Entzündungen des Skeletsystems in Handbuch der Kinderheilkunde 422–460, Herausgeben Optitz H., Schmidt F., Weicker H. Springer Verlag Berlin, Heidelberg, New York, 1967
5. Anderson J.C.: The contribution of a capsule to survival of staphylococci within bovine neutrophils. J. Med. Microbiol. 20 (3), 317–323, 1985
6. Quie P.G., Mills E.L.: Bactericidal and metabolic function of polymorphonuclear leucocytes. Pediatrics 64 Suppl., 719–721, 1979
7. Jacobs R., Wilson Ch.B.: Intracellular penetration and antimicrobial activity of antibiotics. J. Antimicr. Chemoth. 12, Suppl C. 13–20, 1983
8. Zimmerli W., Lew P.D., Suter S., Wyss F.A., Waldvogel A.: In vitro efficacy of several antibiotics against intracellular S. aureus in chronic granulomatous disease. Helv. Paed Acta 38; 51–61, 1983

Anschrift des Autors

J. P. Guggenbichler, Universitäts-Kinderklinik, A-6020 Innsbruck

H. Sauer und G. Ritter (Hrsg.): Osteomyelitis und Osteitis im Kindesalter
© Gustav Fischer Verlag · Stuttgart · New York · 1986

Erregerspektrum der akuten hämatogenen Osteomyelitis im Kindesalter

(8-Jahresstatistik der Univ.-Klinik für Kinderchirurgie Graz)

P. H. Schober, Ulrike Landler, Graz

Zusammenfassung

Ausgehend von einer retrospektiven Studie an unserer Klinik wurden 129 Patienten der letzten acht Jahre analysiert. Die Altersverteilung ergab, daß doppelt soviel Knaben wie Mädchen erkrankten. An Frühsymptomen fielen vor allem Schwellung, Schmerzen und Fieber in über 50% der Fälle auf. An Laborbefunden waren fast immer die BSG erhöht und das CRP positiv. Die am häufigsten befallenen Knochen waren Tibia, Femur, Humerus und Hüfte. In 64% der Fälle konnten wir einen Erregernachweis führen.

Als Keime fanden wir in 93% aller positiven Kulturen Staphylokokken, wobei 78% sich als Staph. aureus und 15% als Staph. epidermidis identifizieren ließen.

Einleitung

Die akute hämatogene Osteomyelitis ist per definitionem eine Entzündung des Knochens, die primär durch Bakterien verursacht wird. In seltensten Fällen sind auch Viren und Pilze als Erreger beschrieben worden.

Bremmer und Neligman gaben eine Häufigkeit von 1 auf 5000 aller Kinder unter 13 Jahren an (2).

Starr fand, daß Knaben gegenüber Mädchen ein zirka doppelt so hohes Krankheitsrisiko aufweisen. Das Auftreten dieser Erkrankung wurde durch die breitere Verwendung von Antibiotika – vor allem durch das Zurückdrängen der Streptokokken – reduziert.

Vom Keimspektrum werden in 80% der Fälle Staph. aureus angegeben. In der Folge treten noch Streptokokken, Enterobacteriaceae, Salmonellen und H. influencae auf. Ganz selten werden Viren, Rickettsien, Pilze und Mycobakterien als Keime einer Osteomyelitis gefunden.

Pathogenese

Die Mikroorganismen können auf drei Wegen in den Knochen gelangen:
1. durch direkte Inokulation, z. B. nach einem Trauma oder einem chirurgischen Eingriff,
2. lokal invasiv per continuitatem von einer lokalen Infektion, z. B. einer Zellulitis oder Phlegmone,
3. hämatogen über eine bestehende Bakteriämie oder Sepsis.

So wird die akute hämatogene Osteomyelitis, die vor allem im Kindesalter vorkommt, durch Bakterienaussaat von Infektionen des oberen Respirationstraktes, des Urogenitalsystems oder anderen Infektionsquellen verursacht.

Ergebnisse

In den vergangenen acht Jahren wurden 129 Kinder mit akuter hämatogener Osteomyelitis an unserer Klinik behandelt. Von diesen Patienten waren 61%, d. h. fast doppelt so viele Knaben. Schulkinder waren zu 48%, Kleinkinder zu 23% und Säuglinge zu 29% betroffen. Bei der Aufnahme wurden anamnestische Begriffe bzw. aktuelle Symptome erhoben, wobei am häufigsten in knapp 60% Schwellung, Schmerz und Fieber gefunden wurden.

An Laborbefunden wurden als Entzündungsparameter primär Blutbild, BSG und bei den letzten 20 Patienten ein CRP erhoben. Sowohl die beschleunigte BSG, wie das positive CRP wiesen in zwei Drittel der Fälle auf eine Entzündung hin. Auffallend war, daß das Blutbild anfänglich nur in 26% eine Leukozytose mit Linksverschiebung aufwies. Zur Bestätigung der klinischen Verdachtsdiagnose wurden die Kinder szintigraphisch untersucht. Ebenso wurden Blutkulturen bzw. wenn

Tabelle 1: Keimspektrum nach Altersgruppen

	Säuglinge			Kleinkinder			Schulkinder		
männlich	55%			57%			68%		
weiblich	45%			43%			32%		
	Zahl	P	BK	Zahl	P	BK	Zahl	P	BK
Staphylokokken	20	60%	40%	15	60%	40%	37	68%	32%
Streptokokken	2	100%					1	100%	
E. coli				2	100%				
Pyocyaneus				1	100%				
Proteus mirabilis				1		100%			
Pneumokokken				1		100%			
Salmonella paraty. C.	1		100%						

P = Punktionsmaterial
BK = Blutkultur

möglich Punktionen der befallenen Knochen zur bakteriologischen Keimisolierung durchgeführt. Der Erregernachweis gelang in 64% (3).

Die Analyse des Keimspektrums zeigte, daß bei 93% aller unserer Patients Staphylokokken die Haupterreger waren. Die bakteriologische Aufschlüsselung ergab Staph. aureus in 78% und Staph. epidermidis in 15% der Fälle (Tab. 1).

Unser primäres antibiotisches Regime bestand aus Natrium-Penicillin G und Flucloxacillin (1, 3, 5). Nach Antibiogramm oder wenn der klinische Verlauf es erforderte, wurde dann spezifisch je nach Erreger therapiert (4, 6). Die durchschnittliche Dauer der parenteralen Antibiotikatherapie betrug im Mittel 13,28 (6–34) Tage. Die stationäre Aufenthaltsdauer betrug 14,39 (7–85) Tage. Die Resistenzbestimmung der Keime zeigte, daß von den Staphylokokken nur 5% gegen unser primär eingeschlagenes antibiotisches Regime resistent waren (Tab. 2). Die am häufigsten befallenen Knochen waren die langen Röhrenknochen, wobei Tibia, Femur und Humerus vor allem betroffen wurden.

Diskussion

Die akute hämatogene Osteomyelitis ist durch die häufigere Anwendung von Antibiotika seltener geworden. Die Krankheitsverläufe zeigen einen meist gutartigen Verlauf, so daß chronische Prozesse zu den seltenen Fällen zählen. Bei unseren Patients war in 66% eine chirurgische Intervention notwendig. Dieser Prozentsatz unterschied sich auch bei den mit Antibiotika anbehandelten Patients nicht signifikant. Neben dem raschen

Tabelle 2: Resistenzbestimmung der Keime in %

Erreger	Zahl	Penicillin	Flucloxacillin
Staphylokokken	71	86%	5%
Streptokokken	3	0%	67%
E. coli	2	100%	100%
Proteus mirabilis	1	100%	100%
Salmonella paraty. C.	1	100%	100%
Pneumokokken	1	0%	100%
Pyocyaneus	1	100%	100%

Einleiten der Therapie nach vorhergehender Erregerdiagnostik ist das rechtzeitige chirurgische Eingreifen mit Drainage von subperiostalen Abszessen sowie die Entfernung von Sequestern gemeinsam mit einer adäquaten antibiotischen Therapie und Ruhigstellung der betroffenen Extremität für die Prognose der akuten hämatogenen Osteomyelitis entscheidend.

Literatur

1. BLOCKEY N. J., BIANCO A. J., RHODES K.: Disc space infections in children. Orthop. Clin. North. Am. 6:953–964, 1975
2. BREMMER A., NELIGMAN G.: Pyogenic osteitis. Rec. Adv. Pediatr., p. 354, 1958
3. DICH P. Q., NELSON J. D., HALTALIN K. C.: Osteomyelitis in infants and children: A review of 163 cases. Am. J. Dis. Child. 129, 1273–1278, 1975
4. FEIGIN R. D., PICKERING L. A., ANDERSON D. L.: Clindamycin treatment of osteomyelitis and septic arthritis in children. Pediatrics, 55, 213–223, 1975
5. GREEN J. H.: Cloxacillin in the treatment of osteomyelitis. Br. Med. J. 2: 414–416, 1967
6. RODRIGUEZ W., ROSS S., KAHN W. et al.: Clindamycin in the treatment of osteomyelitis in children. A report of 29 cases. Am. J. Dis. Child. 131: 1088–1093, 1977

Anschrift des Autors

OA. Dr. PETER SCHOBER, Universitätsklinik für Kinderchirurgie (Vorstand: Prof. Dr. H. Sauer), A-8010 Graz, Heinrichstraße 31

H. Sauer und G. Ritter (Hrsg.): Osteomyelitis und Osteitis im Kindesalter
© Gustav Fischer Verlag · Stuttgart · New York · 1986

Immunological Aspects in Septicemia and Bone Infections

Patrizio Mao and Martha M. Eibl, Turin/Vienna

Infections of the osseous tissue may still constitute a major therapeutic problem despite important advances in antimicrobial treatment.

According to our present knowledge regarding host defense mechanisms, phagocytic cells build the first line of defense in the course of bacterial infections, especially those caused by obligatory of facultative extracellular microorganisms. Most of the bacteria encountered in acute and chronic bone infections belong to these groups (e.g. Staph. aureus) (1). Phagocytic cells migrate to the area of infection, attracted by chemotactic stimuli (Fig. 1). These stimuli may both be bacterial products or may arise as host factors, such as the complement cascade, interact with the microbial agents. Phagocytic cells having receptors for different chemoattractants in their cell membrane (2, 3, 4) accumulate at the area of bacterial invasion, and while granulocytes are crucial in microbial killing and elimination, macrophages have a double function: as phagocytic cells they participate in the reduction of the antigenic load, and as accessory cells they present microbial constituents to T cells

and thus induce the development of an immune response (5, 6). Mononuclear phagocytes, and possibly also other cells of the macrophage lineage, e.g. osteoclasts, cooperate with T cells. After a series of events specific T effector cells and, as a result of T helper cell-B cell cooperation, specific antibodies become available and lead to a potent amplification of the antimicrobial defense by different mechanisms, among others by increasing the activity of phagocytic cells.

Infections of the bone are known to develop as hematogenous infections from a remote (known or unknown) source of bacterial invasion or as a posttraumatic event. It appeared likely that in both instances an impairment in the host defense mechanism could be a predisposing factor. To demonstrate this possibility, some of our own results will be presented (7). These results were generated by investigation of granulocyte locomotion in an experimental model of posttraumatic osteomyelitis as well as by studying the bactericidal activity of granulocytes in patients after trauma with and without septicemia. With the intention of producing an experimental model for posttraumatic osteomyelitis which is similar to the clinical development of that disease, Dr. Passl and one of us (ME) and others have developed a system applying uniform experimental trauma in guinea pigs (7, 8). Subsequently the pattern of leucocyte locomotion (LL) has been analyzed in these animals after trauma alone, as well as in animals traumatized and infected with Staph. aureus or E. coli. A pronounced impairment of leucocyte locomotion (p < 0.01) could be observed in all three different groups on the fifth postoperative day, while the controls (anesthetized but not traumatized) did not show any change.

Prior to operation (p.o.), LL in the uninfected, traumatized group of animals was 76 ± 0.3 μm. A significant decrease in LL (p < 0.01) was observed on postoperative day (p.o.d.) 5, i.e. LL 47.4 ± 2.7. LL had returned to normal by p.o.d. 11.

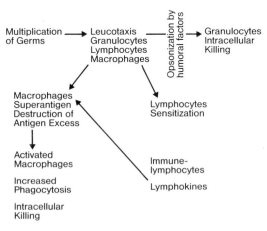

Fig. 1

Prior to operation the traumatized and subsequently E. coli infected group showed an LL of $90.3 \pm 4.7 \mu m$. On p.o.d. 5 this value decreased significantly ($p < 0.01$) to $59.9 \pm 5.9 \mu m$. Normalization did not occur before p.o.d. 21.

LL in the guinea pigs infected with Staph. aureus showed a similar decrease on p.o.d. 5, but in this group of animals LL remained subnormal during the entire observation period.

These results indicate that trauma, such as the fracture of the femur, is followed by a significant defect in the motility of the phagocytic cells (8). This defect by itself will not necessarily be the reason for the development of osteomyelitis. But if a second event, such as an unusually high infectious dose locally or at another site in the body, coincides, infection of the osseous tissue might result.

After granulocytes reach the site of infection they become involved in the killing of the respective microorganisms. Granulocytes have receptors for antibodies (Fc receptors) (9) and for the third – and fourth – complement components (3, 4). Most microorganisms have to be conditioned in order to be internalized and killed (10). Internalization mediated by the respective receptors is followed by fusion of phagolysosomes, killing by active O-radicals and degradation. The production of oxygen radicals by phagocytic cells such as granulocytes or monocytes can be estimated by a technique using luminol-enhanced chemiluminescence (11). The production of radicals will be directly triggered by substances reacting with the phagocyte membrane. Particles such as zymosan treated with fresh serum and thus opsonized with C3b are taken up after interaction with the complement receptor CR3 and then trigger intracellular bactericidal mechanisms.

Severe blunt trauma results in a number of acquired, reversible host defense abnormalities, which are hypothesized to predispose the traumatized patient to the development of sepsis (12–16). There are experimental data to support such a concept. In clinical studies, it has been extremely difficult to identify the individual defects responsible for the development of sepsis following blunt injury, as cause and effect cannot easily be determined. Neutrophils bactericidal activity following trauma was poorly characterized. Previously published studies in this area have dealt with either burn injury or a mixed population of surgical, trauma and burn patients (13, 17). The study to be reported was undertaken to investigate the relation between blunt trauma, depressed neu-

trophils chemiluminescence activity and the subsequent development of sepsis in a homogeneous group of blunt trauma victims.

The results obtained indicated (18) that the serum of traumatized patients was deficient in opsonizing factors, and substances could be identified in the serum of these patients occurring before septicemia which inhibited zymosan-induced chemiluminescence in normal granulocytes.

The intracellular microbicidal activity is dependent on the function of granulocytes, but for the microbicidal activity, the amount of opsonizing factors present in the serum of the patient can be crucial. It has been shown by Keusch et al. that the prognosis of patients receiving granulocyte transfusions depended on the amount of opsonizing factors present in the patients' serum (19).

In our investigations (18), 21 severely injured patients revealed the following: 11 of these patients had an uncomplicated, non-septic course, while ten developed infections. The two groups with and without infection were comparable with respect to age and severity score. The onset of infection occurred 3–7 days post injury. There were three cases of pneumonia, two intraabdominal abscesses, three soft tissue infections, one case of meningitis and one sinus infection. Neutrophil function was analyzed daily using the method of chemiluminescence, which gives a direct estimate for the generation of O-radicals. Opsonized zymosan (taken up by the C3b receptor) was used for stimulation.

The results presented (Fig. 2) indicate that the bactericidal activity as estimated by chemiluminescence was already strongly reduced in the patients prior to the development of septicemia (Fig. 3). The difference between chemiluminescence activity in non-septic patients and septic patients was highly significant during the first 10 days after trauma.

The practical possibility of influencing the granulocyte function in patients who have normal granulocyte counts by raising the concentration of opsonizing factors in these patients' serum (20) has been utilized in a double blind clinical trial. This trial was carried out in an intensive care unit on 32 patients. All patients received the same type of basic therapy, but the treatment group received an intravenous IgG preparation (with documented opsonizing capacity for a variety of bacterial pathogens), while the «control» group received placebo. Several clinical and immunological parameters were followed. Among others, serial blood

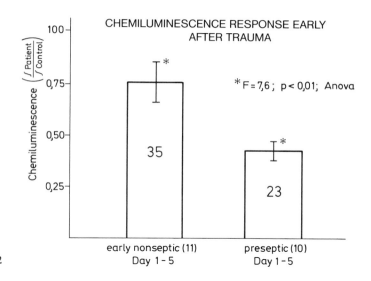

Fig. 2

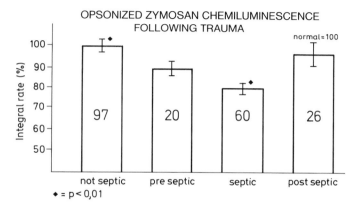

Fig. 3

and urine cultures were performed in the first two weeks after admission. Differences between the treatment and the placebo group could be observed, the most significant difference being that after the first week blood and urine cultures became negative in patients in the treated group.

In conclusion, we have tried to demonstrate the impairment of granulocyte function might be observed after trauma and in septicemia. Chemotactic defects as well as defects in the generation of oxygen radicals could be demonstrated. Defective production of oxygen radicals is not necessarily due to the granulocyte itself; it can also arise as a consequence of inadequate opsonization. Increasing the opsonizing potential in the patients' serum has been attempted in a double blind clinical trial, and the first results allow for cautious optim-

ism that this type of treatment may be of clinical benefit. These series of data, the experimental model, the ex vivo investigation to obtain insight into the capacity of host defense, and the therapeutic attempt to correct for the defects unveiled were the individual steps we tried to take.

References

1. WALDVOGEL F.A. and VASEY H. (1980) Osteomyelitis: the past decade. N. Engl. J. Med. *303*, 360
2. SNYDERMAN R. and GOETZL E.J. (1981) Molecular and cellular mechanisms of leukocyte chemotaxis. Science *213*, 830

3. ARNAOUT M.A., TODD R.F. III, DANA N., MELAMED J., SCHLOSSMAN S.F. and COLTEN H.R. (1983) Inhibition of phagocytosis of complement C3- or immunoglobulin G-coated particles and of C3bi binding by monoclonal antibodies to a monocyte-granulocyte membrane glycoprotein (Mo1). J. Clin. Invest. 72, 171

4. FEARON D.T. (1980) Identification of the membrane glycoprotein that is the C3b receptor of the human erythrocyte, polymorphonuclear leukocyte, B lymphocyte, and monocyte. J. Exp. Med. 152, 20

5. UNANUE E.R. (1981) The regulatory role of macrophages in antigen stimulation. II. Symbiotic relationship between lymphocytes and macrophages. Adv. Immunol. 31, 1

6. EIBL M., MANNHALTER J.W., and AHMAD R. (1982) Macrophagelymphocyte interaction in response to a bacterial antigen (E. coli). Clin. Exp. Immunol. 47, 260

7. PASSL R., MÜLLER CH., ZIELINSKI C.C., and EIBL M.M. (1984) A model of experimental post-traumatic osteomyelitis in guinea pigs. J. Trauma 24, 323

8. MÜLLER, C., ZIELINSKI C.C., PASSL R., and EIBL M.M. (1984) Divergent patterns of leucocyte locomotion in experimental post-traumatic osteomyelitis. Br. J. Exp. Path. 65, 299

9. MESSNER R.P., and JELINEK J. (1970) Receptors for human γG globulin on human neutrophils. J. Clin. Invest. 49, 2165

10. PETERSON P.K., VERHOEF J., SABATH L.D., and QUIE P.G. (1976) Extracellular and bacterial factors influencing phagocytosis and killing by human polymorphous leukocytes. Infect. Immunity 14, 496

11. TRUSH M.A., WILSON M.E., and VAN DYKE K. (1978) The generation of chemiluminescence (CL) by phagocytic cells. In: Methods in Enzymology, Vol. 57, M.A. DeLuca, ed., Academic Press, Inc., p. 462

12. MACLEAN L.D., MEAKINS J.L., TAGUCHI K. et al. (1975) Host resistance in sepsis and trauma. Ann. Surg. 182, 207

13. ALEXANDER J.W., HEGG M., and ALTEMEIER W.A. (1968) Neutrophil function in selected surgical disorders. Ann. Surg. 168, 447

14. MADERAZO E.G., ALBANO S.D., WORONICK C.L. et al. (1983) Polymorphonuclear leukocyte migration abnormalities and their significance in seriously traumatized patients. Ann. Surg. 198, 736

15. BJORNSON A.B., ALTEMEIER W.A., and BJORNSON S.B. (1978) Host defense against opportunistic microorganisms following trauma. Ann. Surg. 188, 102

16. KAPLAN J.E., and SABA T.M. (1976) Humoral deficiency and reticuloendothelial depression after traumatic shock. Am. J. Physiol. 230, 7

17. ALEXANDER J.W., and MEAKINS J.L. (1972) A physiological basis for the development of opportunistic infections in man. Ann. Surg. 176, 273

18. LANSER M.E., MAO P., BROWN G., COLEMAN B. and SIEGEL J.H. (1985) Serum-mediated depression of neutrophil chemiluminescence following blunt trauma. In press

19. KEUSCH G.T., AMBINDER E.P., KOVACS I., GOLDBERG J.D., PHILLIPS D.M. and HOLLAND, J.F. (1982) Role of opsonics in clinical response to granulocyte transfusion in granulocytopenic patients. Am. J. Med. 73, 552

20. OLIVERO S., MAO P., ENRICHENS F., FESTA T., SCIASCIA C., and VISETTI E. (1985) Reduced incidence of sepsis and sepsis related death in surgical intensive care unit using early administration of Ig i.v.: double blind randomized trial. In press

Authors address

Patrizio Mao, Institute of Emergency Surgery, eso Polonia 14, 10126 Turin, Italia

Diskussion: Vorträge S. 1–22

Marget W. (München): Es ist, glaube ich, ein wichtiger Gesichtspunkt, daß man, wie Herr Guggenbichler gesagt hat, zwischen Bakteriziden z.B. bei Betalaktam-Antibiotika und diesen Präparaten, die er genannt hat, kombinieren soll. Ich gebe zu, wir wissen überhaupt nicht was herauskommt. Früher war man der Meinung, daß es völlig absurd ist bakteriostatische und bakterizide Antibiotika zu kombinieren. Es hat sich aber z.B. bei der Meningitis ein erstaunlicher Effekt gezeigt. Wenn man aufgrund dieser Ergebnisse und Erfahrungen eine kontrollierte Studie machen würde, glaube ich, kämen wir weiter.

Härle A. (Münster): Wir verglichen die durch Punktion nachgewiesenen Keime unserer Klinik mit unseren intraoperativ gewonnenen Keimen. Während unsere Kinderklinik (identisch mit ihrer Statistik) 20% Staphylokokkus albus fand, haben wir intraoperativ ein einziges Mal einen Albus nachgewiesen. Verglichen mit Infektionen, die sonst chirurgisch nachgewiesen werden, z.B. bei Gelenkspunktionen, finden wir dasselbe. Auch bei ihren zwei, ich würde sagen, extravaganten Keimen Enterobacter, glaube ich nicht, daß es primäre Keime sind, sondern das sind punktionsbedingte, von der Haut mitgenommene Keime. Wir fanden aus unserem Kollektiv ganz eindeutig, daß, wenn nicht die Haut mitgestanzt wurde, Staphylokokkus albus praktisch nicht vorhanden war.

Marget W. (München): Herr Schober, Sie haben das C-reaktive Protein angegeben. War das quantitativ, ist es am ersten, zweiten oder dritten Tag der Erkrankung gemacht worden oder ist da eine Verlaufsstudie gemacht worden. Die zweite Frage ist, wieviele der Osteomyelitiden, wieviel Prozent, sind tatsächlich diagnostiziert worden, also mit Erregernachweis?

Schober P. H. (Graz): Mit Erregernachweis waren es 68%. Die restlichen Diagnosen haben sich auf Klinik, Röntgenbild, szintigraphische und szintimetrische Untersuchungen gestützt. Das CRP wurde primär, also am ersten und zweiten Tag gemacht und dann einmal wöchentlich.

Marget W. (München): Ich würde gerne Herrn Mao fragen, was ist die Konsequenz seiner Beobachtung? Ist es z.B. notwendig, von meiner Seite würde ich sagen ja, die Bakterizidie zu bestimmen bei diesen Kindern, wo doch die Differenz so groß in der Opsoninaktivität ist, usw.

Mao P. (Turin): I think it will be useful to determinate someway the opsoning power and also the fagociting power. My study was done almost to differentiate the opsoning power from the fagociting power, because there may be a defect in phagocytosis and not a defect in opsonification or there may be a defect in opsonification, without a defect in phagocytosis, the both conduce to the same result, that is an insufficient bacterial killing. The attempt we made in the clinical study was to increase the opsonification.

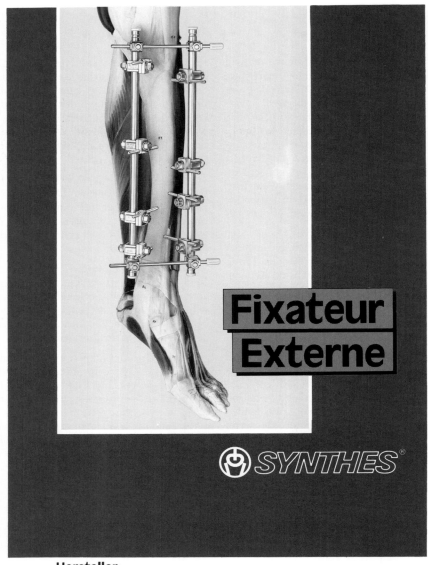

Fixateur Externe

SYNTHES®

Hersteller:

**Institut Straumann AG, Abteilung SYNTHES
CH-4437 Waldenburg, Telefon 061 97 80 80**

**Robert Mathys Co., Instrumentenfabrik
CH-2544 Bettlach, Telefon 065 54 11 51**

Verkauf:

**SYNTHES GmbH, Kröbenfeldstrasse 12A
Postfach 30, A-5035 Salzburg
Telefon (0662) 85 13 26/7, Telex 633 774**

**Mit Repräsentant in Wien: Fa. Hubert Seyrl
Triester-Strasse 9, A-1100 Wien
Telefon (0222) 62 01 92, Telex 134 755**

H. Sauer und G. Ritter (Hrsg.): Osteomyelitis und Osteitis im Kindesalter
© Gustav Fischer Verlag · Stuttgart · New York · 1986

Klinik der akuten hämatogenen Osteomyelitis

R. Kurz, Graz

1 Einleitung

Die Problematik der klinischen Diagnose der akuten hämatogenen Osteomyelitis hat bis heute nichts an Aktualität eingebüßt, weil die Heilungschance davon abhängt, wie früh die Verdachtsdiagnose gestellt wird, und wie viel Zeit bis zur Verifizierung der Diagnose bzw. zum Beginn einer wirksamen Behandlung verstreicht. Die klinische Diagnostik des praktisch tätigen Arztes muß sich vor allem auf die klassischen Entzündungszeichen Dolor, Rubor, Calor, Tumor und Functio laesa stützen. Weitere Hilfen sind Besonderheiten der Lokalisation der Erscheinungsformen und des Verlaufes in verschiedenen Altersperioden und Nebenbefunde wie Allgemeinzustand, Fieber und einfache Laborbefunde.

2 Patienten

Bei der Bearbeitung von 141 Krankengeschichten der Universitätsklinik für Kinderchirurgie Graz aus den Jahren 1976–1985 ging es um die Frage der Möglichkeiten bzw. der Problematik der klinischen Frühdiagnose. Es handelt sich nur um solche Patienten, bei denen die Diagnose radiologisch oder szintigraphisch oder chirurgisch gesichert wurde.

Die Patienten wurden aufgrund der unterschiedlichen Pathogenese (Trueta, Ritter) in zwei Gruppen eingeteilt: Die Gruppe der 61 Fälle mit Säuglingsosteomyelitis betraf Kinder zwischen der Neonatalperiode und dem zweiten Lebensjahr, die Gruppe der 84 Fälle von juveniler Osteomyelitis betraf Kinder zwischen dem dritten und 14. Lebensjahr.

Die Altersverteilung zeigte drei Gipfel, den ersten im ersten Lebensjahr mit einem Überwiegen der Neugeborenen bzw. der Säuglinge im ersten Trimenon, einen kleineren Gipfel zwischen dem dritten und fünften Lebensjahr und ein hohes Plateau zwischen dem 11. und 15. Lebensjahr (Abb. 1). Anderson zeigte 1980 einen ähnlichen Trend. Das Verhältnis zwischen Knaben und Mädchen betrug 2:1 und entspricht älteren Literaturangaben (Blockey et al.).

3 Ergebnisse

Die Zuweisungsdiagnosen lauteten bei den 61 Säuglingen und ein- bis zweijährigen Kleinkindern nur sechsmal auf Osteomyelitis, siebenmal auf Sepsis, fünfmal auf Trauma. Daneben gab es eine große Palette verschiedener Diagnosen und in ca. der Hälfte der Fälle keine Angaben. Bei den 84 älteren Kindern war nur viermal die dezidierte Zuweisungsdiagnose Osteomyelitis angegeben, 20mal wurde ein Trauma angeschuldet und 32mal erhielten wir keine Mitteilung über den Grund der Zuweisung.

Die Dauer vom Krankheitsbeginn bis zur Krankenhauseinweisung bzw. bis zur Diagnose betrug bei der Säuglingsosteomyelitis im Mittel 6,7 Tage bzw. 7 Tage, bei der juvenilen Osteomyelitis der langen Röhrenknochen 5,5 Tage bzw. 6,4 Tage, bei den kleinen Knochen dagegen 9,2 bzw. 12,1 Tage.

Die anamnestisch erhebbaren Krankheitserscheinungen, die die Eltern zum Arzt führten, waren bei den kleinen Kindern vor allem Schwellungen oder Schonhaltung bzw. Scheinlähmungen einer Extremität, bei den größeren Kindern waren es vor allem die Schmerzen der betroffenen Körperteile.

Die klinischen Symptome bei der Aufnahme möchte ich in Lokal- und Allgemeinreaktionen trennen. Von den klassischen Entzündungszeichen ist bei den Säuglingen der Schmerz ein unsicherer Parameter, er äußert sich häufig allein durch Scheinparesen mit Schonhaltung und Aktivitätsverlust der betroffenen Körperpartie. Bei fünf von neun monosymptomatischen Verlaufsformen war

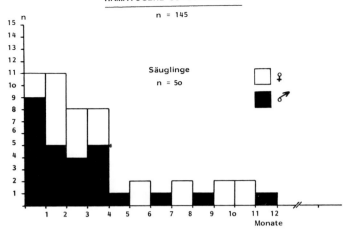

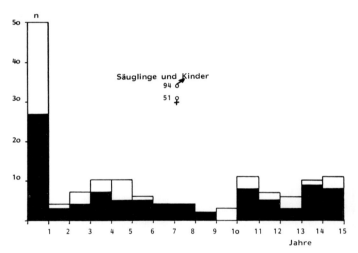

Abb. 1

die Pseudoparese das einzige Symptom. Lokale Überwärmung und Rötung lassen sich in der Hälfte der Fälle nachweisen. Fast alle Säuglinge haben bereits eine lokale Schwellung entwickelt, die sich aufgrund der früher besprochenen Pathogenese bei über 80% auf die Gelenksbereiche erstreckt, in Einzelfällen durch ein massives entzündliches Ödem auf angrenzende Körperpartien übergreift und zu venösen Einflußstauungen führt. In einem Drittel der Fälle konnte ein Gelenkserguß klinisch oder durch Punktion bewiesen werden. Trotzdem war nur bei zwei Drittel der Fälle eine sichere Bewegungseinschränkung nachweisbar.

Im Vergleich dazu wurde von größeren Kindern in allen Fällen ein spontaner Druck- bzw. Klopfschmerz angegeben. Lokale Überwärmung und Rötung betraf ebenfalls die Hälfte der Fälle. Auch bei ihnen hatte sich fast immer eine entzündliche Schwellung entwickelt, die jedoch selten die Gelenke betraf (Tab. 1).

Bei den *Allgemeinreaktionen* fiel auf, daß Fieber in beiden Gruppen ein unzuverlässiger Parameter war, weniger als die Hälfte der Kinder hatte Temperaturen über 38 Grad bei der Aufnahme. Dasselbe gilt für den septisch-toxischen Allgemeinzustand – bei Säuglingen allerdings häufiger – und für die auf das Alter bezogene Leukozytose. Mehr Verlaß ist auf die Linksverschiebung im Differential-

Tabelle 1: Hämatogene Osteomyelitis (n = 145)

	Allgemeinreaktionen Säuglingsosteomyelitis n = 61		Juvenile Osteomyelitis n = 84
Dolor	36,0 % (?)		100 %
Rubor	45,9 %		46,2 %
Calor	45,9 %		53,7 %
Tumor	88,5 %		82,5 %
Gelenkschwellung	81,9 %		9,6 %
Gelenkserguß	34,4 %		9,6 %
Functio laesa	70,5 %		67,0 %
Pseudoparese	34,4 %		
venöse Stauung	8,2 %		

	Allgemeinreaktionen Säuglingsosteomyelitis n = 61			Juvenile Osteomyelitis n = 84	
Fieber ⌀		24,6 %			14,4 %
< 38 °C		37,7 %			42,3 %
> 38 °C		37,7 %			43,3 %
septischer Zustand		26,2 %			7,1 %
Leukozytose	> 15 000/mm³	45,9 %		> 10 000/mm³	39,2 %
Linksverschiebung der Neutrophilen		78,6 %			63,4 %
BSG		83,6 %			83,3 %

Blutbild und auf die Erhöhung der Blutsenkungsreaktion (Tab. 1).

Die *Gegenüberstellung der Symptome* ließ erkennen, daß bei 85% der Säuglinge und bei 95% der größeren Kinder mindestens zwei der klassischen Entzündungszeichen vorlagen, und daß in jedem Fall mindestens ein Lokalsymptom mit einem entzündlichen Laborparameter kombiniert vorkam. Vor allem bei der Säuglingsosteomyelitis fand sich das bekannte Phänomen, daß schwere lokale Prozesse mit relativ geringen Allgemeinreaktionen einhergingen.

Hinsichtlich der *Lokalisation* war die linke Körperseite in geringem Ausmaß öfters betroffen. Die Säuglingsosteomyelitis war 62mal an den langen Röhrenknochen und 18mal im übrigen Skelett lokalisiert, bei der juvenilen Osteomyelitis betrug das Verhältnis 57:32 (Abb. 2). Ein multilokulärer Skelettbefall war bei den kleinen Kindern (18,7%) doppelt so häufig als bei größeren (10%). Die Prädilektionsstellen der Säuglinge waren die Epiphysen der großen Gelenke. Fünfmal konnte kein Knochenprozeß nachgewiesen werden, so daß wir von einer septischen Arthritis sprechen mußten. Achtmal waren aber auch die Diaphysen betroffen (Abb. 2). Bei größeren Kindern fand sich der Prozeß vorwiegend in den Diaphysen der langen Röhrenknochen. Eine reine septische Arthritis fand sich bei vier Fällen. Am übrigen Skelett kamen praktisch alle Lokalisationen in Frage (Abb. 2).

Der *Vergleich von Lokalisation und Symptomatik* bestätigte wiederum die Beobachtung, daß bei der Säuglingsosteomyelitis ein septisches klinisches Bild nur bei der Hälfte der Patienten mit multilokulärem Befall, aber mit einer Ausnahme doch immer mit Befall der großen Gelenke vergesellschaftet war. Bei der juvenilen Osteomyelitis war bei fünf von sechs septischen Zuständen eine Oberschenkelosteomyelitis die Ursache.

Als *Eintrittspforte* der Eitererreger ließ sich bei einem Drittel der 61 Patienten mit Säuglingsosteomyelitis eine Infektion der Haut oder Schleimhäute

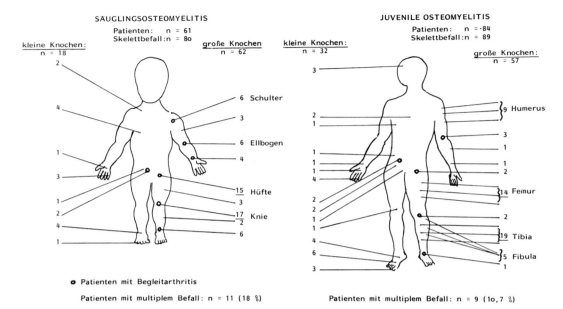

Abb. 2

nachweisen, bei den 84 Patienten mit juveniler Osteomyelitis fanden sich nur bei einem Fünftel der Fälle ähnliche Hinweise.

4 Schlußfolgerungen

1. Aus den Einweisungsdiagnosen ist eine Unsicherheit bei der Früherkennung der Osteomyelitis abzuleiten. Wenn auch vermutlich trotz fehlender Mitteilungen bei der Zuweisung wesentlich mehr Ärzte die Verdachtsdiagnose erwägten, besteht doch offenbar eine Scheu, diesen Verdacht auszusprechen. Dies wäre aber für die gezielte Frühbehandlung wichtig. Eine häufige Fehlinterpretation ist bei größeren Kindern das Trauma und die Infektarthritis, bei Säuglingen aufgrund venöser Stauungen der Verdacht auf eine Thrombose.

2. Die Zuweisung zur stationären Abklärung und Behandlung erfolgt relativ spät. Dafür sprechen ungünstige Krankheitsverläufe, wie von HAUS-BRANDT 1977 dargestellt. Es gab Extremfälle mit Intervallen zwischen Beginn und Zuweisung von 30, 40 bzw. 60 Tagen. Dich Vu-Quoc berichtete über ähnliche Zahlen bereits im Jah-

re 1975. Die Diagnose an der Klinik mit Hilfe von Röntgen und Szintigraphie bzw. Punktion erfolgte im Mittel innerhalb von 24 Stunden, gewisse diagnostische Probleme bestehen allerdings bei der Osteomyelitis der kurzen und kleinen Knochen älterer Kinder.

3. Die durch verspätete Zuweisung verzögerte Diagnose dürfte folgende Gründe haben:
Sowohl Lokalreaktionen als auch Allgemeinreaktionen sind unterschiedlich ausgeprägt. Man darf sich nicht auf die Vollständigkeit der klassischen Entzündungszeichen und schwerer Begleitreaktionen verlassen. Bei Säuglingen sind vorwiegend die Gelenke betroffen, und die Allgemeinreaktionen können gering sein. Es kommen monosymptomatische Verlaufsformen vor, wobei ein Gelenkserguß oder eine Schonhaltung einer Extremität der einzige klinische Hinweis sein können (WALDVOGEL et al., 1980).
Auch bei größeren Kindern gibt es kein klinisches pathonomonisches Zeichen, das in jedem Fall zwischen Begleitarthritis, Weichteilentzündung und bakterieller Osteomyelitis unterscheiden läßt. Hohes Fieber und septische Zustandsbilder sind seltener als erwartet. Die Leu-

kozytose läßt ebenfalls oft im Stich, mehr Wert ist auf die Linksverschiebung mit Vermehrung der unreifen Granulozyten im Differential-Blutbild zu legen. Die Blutsenkungsreaktion ist zwar meistens erhöht, aber ein sehr unspezifisches Zeichen. Auf diesen Wandel der Verlaufsformen der Osteomyelitis gegenüber früheren vorwiegend septischen Krankheitsbildern haben Waldvogel et al. bereits 1970 hingewiesen.

4. Ausgeprägte Krankheitsbilder mit akuten lokalen und allgemeinen Reaktionen sind kaum zu übersehen oder zu verwechseln, aber man müßte bereits beim Zusammentreffen von zwei klinischen Entzündungszeichen im Skelettbereich eine gezielte weiterführende Diagnostik betreiben und auch im Zweifelsfall mit einer wirksamen Behandlung beginnen. Wenn auch kein Todesfall mehr auftrat, gibt es doch einige Fälle mit dauernder Invalidität.

Literatur

1. ANDERSON J.R., ORR J.D., MACLEAN D.A., SCOBIE W.G.: Acute haematogenous osteitis. Arch. Dis. Child. *55*, 953–957 (1980)
2. BLOCKEY N.J., WATSON J.T.: Acute osteomyelitis. J. Bone Joint Surg. *52B*, 77–88 (1970)
3. DICH VU-QUOC, NELSON J.D.: Osteomyelitis in infants and children. Am. J. Dis. Child. *129*, 1273–1278 (1975)
4. HAUSBRANDT D., HÖLLWARTH M., RITTER G.: Fehler in der Diagnostik und Therapie der Osteomyelitis. Vortrag bei der Jahrestagung der Österreichischen Gesellschaft für Kinderheilkunde, Bad Ischl (29.9. 1977)
5. RITTER G.: Die Therapie der Osteomyelitis im Kindesalter heute. Wien. Med. Wochenschr. *127/1*, 10–16 (1977)
6. TRUETA J.: The three types of acute haematogenous osteomyelitis: a clinical and vascular study. J. Bone Joint Surg. (Brit.) *41*, 671–680 (1959)
7. WALDVOGEL F.A., MEDOFF G., SWARTZ M.: Osteomyelitis: A review of clinical features, therapeutic considerations and unusual aspects. N. Engl. J. Med. *282*, 198–206, 260–266, 316–322 (1970)
8. WALDVOGEL F.A., VASEY H.: Osteomyelitis: The past decade. N. Engl. J. Med. *303*, 360–370 (1980)

Anschrift des Autors

R. KURZ, Universitäts-Kinderklinik, Heinrichstr. 31, A-8010 Graz

H. Sauer und G. Ritter (Hrsg.): Osteomyelitis und Osteitis im Kindesalter
© Gustav Fischer Verlag · Stuttgart · New York · 1986

Nosokomiale Osteomyelitis (n. O.) im Krankengut der Univ.-Kinderklinik Graz

H. M. Grubbauer, W. Müller und W. Muntean, Graz

Einleitung

Die Inzidenz nosokomialer Infektionen variiert in Angaben aus amerikanischen Kinderspitälern zwischen 2,8 % und 6,5 %. Die häufigsten nosokomialen Infektionen bei Gardner, children's hospital Boston, bei einer Inzidenz von 4,6 %, waren chirurgische Wundinfektionen, Harnwegsinfektionen und Infektionen des Respirationstraktes. An 4. Stelle der Infektionen stehen Bakteriämien, von welchen die internistischen nosokomialen Osteomyelitiden (i. n. O.) ihren Ausgang nehmen. Risikofaktoren von seiten des Kindes und damit eng verbunden Risikofaktoren durch die Spitalspflege können zur Bakteriämie und damit selten auch zur n. O. führen. Hauptrisikofaktoren von seiten des Patienten sind das Alter, vor allem das Neugeborene, schwere Grundkrankheiten, Granulozytopenie, immunsuppressive Therapie und bereits bestehende Infektionen. Hauptpflegerisiko ist das Durchbrechen der normalen anatomischen Barrieren des Körpers durch Venenpunktionen, Kanülen, Intubation und Blasenkatheterismus.

Krankengut

In den Jahren 1977–1984 wurden an der Univ.-Kinderklinik 7 n. O. entsprechend einer Inzidenz von 2 ‰ diagnostiziert. Es waren dies 4 Neugeborene, 2 Säuglinge und 1 Kleinkind. Die Patientenbezogenen Risikofaktoren in der Neugeborenenperiode waren Zwillingsgeburt, Frühgeburt, Fetopathia diabetica, Lippenkiefergaumenspalte und Choanalatresie. Risikofaktoren von seiten der Intensivpflege Intubation, Nabelarterien-, -venenkatheter, -Kanülen. Patientenrisiken jenseits der Neugeborenenperiode waren Mißbildungen der ableitenden Harnwege und ein infantiler Larynx bei zwei Säuglingen und eine akute lymphatische Leukämie mit Myelodepression bei einem Kleinkind. Auch in dieser Gruppe waren an Pflegerisiken Intubation, zentraler Venenkatheter, i. v. Kanülen und Blasenkatheter. Aus dem Blut konnten Klebsiellen, Staphylococcus aureus, aus Gelenkspunktat Enterobacter aerogenes gezüchtet werden. 5 Osteomyelitiden der unteren Extremität, eine an der oberen Extremität und eine disseminierte am

Tabelle 1: Neonatale nosokomiale Osteomyelitis: Patientenbezogene Risikofaktoren Bakterien und Lokalisation

	Alter	Grundleiden	Bakterien	Lokalisation
1	21 Tage	Fetopathia diabetica Aerobactersepsis 34.SSW, GG: 2150 g	Aerobacter (Gelenkspunktat)	dist. Humerusmetaphyse prox. Ulnar- und Radiusmetaphyse re.
2	3. Tag	35 SSW, GG: 1930 g LKG-Choanalatresie	Staph. aureus	li. prox. Tibiametaphyse li. Femur
3	6. Tag	Hyperbilirubinämie	kein Erregernachweis	prox. Femur re.
4	11. Tag	Sepsis 37.SSW, GG: 2650 g	kein Erregernachweis	re. prox. Femur

Tabelle 2: Pädiatrische nosokomiale Osteomyelitis: Patientenbezogene Risikofaktoren Bakterien und Lokalisation

	Alter	Grundleiden	Bakterien	Lokalisation
5	$^7/_{12}$	VUR V Op. bds. Urosepsis	Pyocyaneus?	Schädelbasis li. Beckenschaufel
6	4 $^6/_{12}$	ALL Klebsiellensepsis Myelodepression	multiresistente Klebsiellen	li. distal. Femur
7	$^5/_{12}$	infantiler Larynx	kein Erregernachweis	distal. Femurmetaphyse bds. prox. Tibiametaphyse li.

Schädel und Becken wurden einmal nur szintigraphisch, sonst mittels Röntgen und Szintigraphie festgestellt. Bei 4 Patienten befiel die Osteomyelitis mehr als einen Knochen (siehe Tab. 1,2). Bei 2 Patienten waren chirurgische Behandlungen Inzision mit Spüldrainage, Ausräumung mit Gentamycinketten erforderlich, die restlichen Knocheneiterungen heilten mit Antibiotika und Gips oder Antibiotika allein aus.

Diskussion

Berichte über kindliche n. O. sind selten. Sie betreffen hauptsächlich das Neugeborene. Es sind dies Mitteilungen über Osteomyelitis nach Nabelarterienkatherismus (3), septischer Arthritis der Hüfte als Folge von Femoralvenenpunktionen (1) und als Komplikation neonataler Intensivpflege (4). JUPITER berichtet über einen Patienten mit Pseudomonas aeruginosa n. O. verursacht durch eine infizierte Venae sectio-Kanüle. Der Patient hatte als Grundleiden eine akute Myelomonozytenleukämie und eine Pneumocystis carini-Infektion mit notwendiger Beatmung (2).

Sämtliche Patienten in unserem Krankengut hatten Risikofaktoren, welche eine Intensivpflege notwendig machten. Von den 4 Neugeborenen waren 3 Frühgeborene mit weiteren zusätzlichen Komplikationen. Die zwei Säuglinge jenseits der Neugeborenenperiode hatten Grundleiden, welche mehrmalige Spitalsaufenthalte und viele Venenpunktionen, Intubation und Blasenkatheterismus verursachten. Sowohl beim Neugeborenen mit der Enterobaktersepsis als auch beim Kleinkind mit der Klebsiellensepsis wurde die Beobachtung gemacht, daß sich die Osteomyelitis erst nach Absetzen der Antibiotika, welche der Sepsis entsprechend ungefähr 14 Tage gegeben wurden, demaskierte. Beim Risikopatienten mit nachgewiesener Sepsis ist also die Knochenszintigraphie zum Ausschluß einer Osteomyelitis angezeigt. Zur Vorbeugung einer Bakteriämie und n. O. sollten bei allen Risikopatienten Venenpunktionen, periphere, zentrale und arterielle Kanülen unter besonders sorgfältigen Sterilitätsmaßnahmen durchgeführt werden und der Pflege der Kanülen besondere Aufmerksamkeit gewidmet werden.

Literatur

1. RUSSELL S. A., ARENDAR G. M.: Septic arthritis of the HIP: A complication of femoral venipuncture. Pediatrics 38, 837, 1966
2. JUPITER J.B., EHRLICH M.G., NOVELLINE, R.A., LEEDS H.C., KEIM D.: The association of septic thrombophlebitis with subperiosteal abscesses in children. J. Pediatr. 101, 680, 1982
3. LIM M.O., GRESHAM E.L., FRANKEN E.A., LEAKE R.D.: Osteomyelitis as a complication of umbilical artery catheterization. Am.J.Dis.Child 131, 142, 1977
4. MÜLLER W.D., URBAN CH., HAIDVOGL M., RITTER G.: Septische Arthritis und Osteomyelitis als Komplikation neonataler Intensivpflege. Päd. und Pädolog. 14, 469, 1979

Anschrift des Autors

H. M. GRUBBAUER, Universitäts-Kinderklinik, Heinrichstraße 31, A-8010 Graz

Diskussion: Vorträge S. 25–32

Leier W. (Heidelberg): Ich wollte die Aussage von Herrn Kurz bestätigen, daß erstaunlicherweise nur bei 10% der Einweisungsdiagnosen die Diagnose richtig war. Ich sehe den Grund darin, daß einem Großteil der niedergelassenen Kollegen nicht bekannt ist, daß die Frühdiagnose der Osteomyelitis vor dem Auftreten radiologischer Zeichen zu stellen ist.

Sharrard W. J. W. (Sheffield): We get less osteomyelitis now, than we did before. I attribute this to the fact that the physician in the community is diagnosing osteomyelitis in our country much better. Half of our patients, when they are sent to us, have the diagnosis of osteomyelitis already made, and appear within 48 hours. Now I think that this makes a very big difference between what I'm hearing from you. I think it may be because of the better education of students and subsequently of those going into the general practice. It's now beginning to show some features which were'nt there 20 years ago. Certainly, since I've been in my practice over 20 years, there is a very noticeable difference in the diagnosis rate and in the number coming to hospital. Quite a lot of General Practitioners, I think, treat osteomyelitis at the house of the patient, at home, and we never see them at all now. They are treating them with the antibiotics early and they never need surgery at all.

Kurz R. (Graz): Ich danke vielmals, ich glaube, das war ein wichtiger Hinweis und eine Aufforderung, die Ausbildung unserer Studenten und Ärzte zu verbessern.

Marget W. (München): Herr Kurz, ich wollte Sie noch fragen, wir haben in letzter Zeit festgestellt, natürlich erst nach den Publikationen aus den skandinavischen Ländern über die Untersuchungen mit den quantitativen C-reaktiven Proteinnachweis, daß dieses ein außerordentlich wichtiger Indikator für den Verlauf der Osteomyelitis ist. Es ist bei grampositiven Erregern weniger positiv als bei gramnegativen. Haben Sie daraus therapeutische Konsequenzen gezogen oder nicht? Meines Erachtens kann man daraus hervorragend therapeutische Konsequenzen ziehen, besser als aus der Blutsenkung, die man früher als eine der wichtigsten Indikatoren genommen hat.

Kurz R. (Graz): Leider haben wir nicht bei allen Patienten das C-reaktive Protein quantitativ bestimmt. Wir haben aber gesehen, daß ein Spiegel über 10 mg% eine sehr wichtige Aussage darstellt, wichtiger als die Blutsenkungsreaktion. Diese Untersuchung müßte man sofort bei der Aufnahme machen. In dem Moment, in dem Patienten einem chirurgischen Eingriff unterzogen werden, ist in ungefähr 30–40% der Fälle das CRP positiv, und dann hat es keine Aussagekraft mehr. Also der Anstieg nach chirurgischen Eingriffen ist dabei die Schwierigkeit.

Marget W. (München): Es ist vollkommen richtig, worauf es mir eigentlich ankommt, Herr Kurz. Man kann damit nichts anfangen, wenn vorher der Eingriff erfolgte, aber der Verlauf, der scheint mir äußerst wichtig. Wenn z.B. das CRP nach zehn Tagen abgeklungen ist, dann kann man annehmen – das ist meine Beobachtung –, daß es eine unkomplizierte akute hämatogene Osteomyelitis war.

H. Sauer und G. Ritter (Hrsg.): Osteomyelitis und Osteitis im Kindesalter
© Gustav Fischer Verlag · Stuttgart · New York · 1986

Die radiologische und szintigraphische Diagnostik der hämatogenen Osteomyelitis im Kindesalter

R. Kwasny und A. F. Schärli, Luzern

Seit den 70-er Jahren gehört die Tc 99m-Szintigraphie bei uns zur Standarduntersuchung und wird gegebenenfalls notfallmäßig durchgeführt.

Die vorliegende Studie vergleicht unsere Resultate bei der Früherkennung der hämatogenen Osteomyelitis mittels konventioneller Radiologie und der Szintigraphie während den Jahren 1979–1981 und 1982–1984.

Das Material der Jahre 1979–1981 umfaßt 45 Patienten, 25 Knaben und 20 Mädchen im Alter von 1 Monat bis 14 Jahre (Tabelle 1).

und 52 Knochenszintigraphien durchgeführt. In den Jahren 1982–1984 gelangten 41 Röntgenuntersuchungen und ebensoviele Knochenszintigramme von 41 Patienten zur Auswertung. Die diagnostische Aussagekraft der Röntgenuntersuchung und des Tc 99m-Szintigramms ergibt sich aus der folgenden Zusammenstellung der Resultate (Tabelle 2).

Die Studie umfaßt 86 Kinder mit bioptisch, resp. operativ verifizierten Fällen von hämatogener Osteomyelitis bei 46 Knaben und 40 Mädchen im Alter von 1 Monat bis 15 Jahre.

Tabelle 1

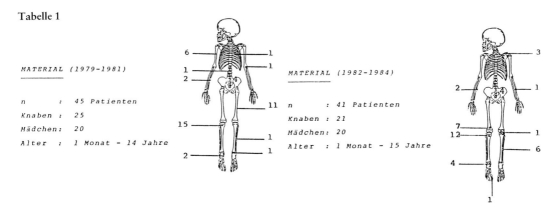

```
MATERIAL (1979-1981)

n       :   45 Patienten
Knaben :    25
Mädchen:    20
Alter  :    1 Monat - 14 Jahre
```

```
MATERIAL (1982-1984)

n       :   41 Patienten
Knaben :    21
Mädchen:    20
Alter  :    1 Monat - 15 Jahre
```

In den Jahren 1982–1984 untersuchten wir 41 Kinder u. zw. 21 Knaben und 20 Mädchen im Alter von 1 Monat bis 15 Jahre.

Bei sämtlichen Patienten versuchten wir die klinische Fragestellung nach Osteomyelitis mit beiden Modalitäten, d.h. sowohl radiologisch als auch szintigraphisch zu beantworten.

Die Verifikation der Diagnose erfolgte in sämtlichen Fällen mittels Operation oder durch Punktion und Erregernachweis.

Bei den in den Jahren 1979–1981 untersuchten 45 Patienten wurden 49 Röntgenuntersuchungen

Die Bestätigung der klinischen Diagnose wurde sowohl konventionell radiologisch als auch szintigraphisch gesucht.

Die Wertung der Studie verlief in zwei Etappen, für die Jahre 1979–1981 im Jahre 1982 und für das Krankengut der letzten drei Jahre anfangs 1985. Bei der konventionellen Radiologie besteht eine auffallende Diskrepanz zwischen den Resultaten der 1. und 2. Zeitperiode.

So konnte die Radiologie nur 45% positiver Befunde in den Jahren 1979–1981 gegenüber 73% in den Jahren 1982–1984 erzielen.

Tabelle 2

RESULTATE (1979–1981)

Pat.	n = 45
RGT.	n = 49
Szinti.	n = 52

DIAGNOSE	RTG		SZ	
	n	%	n	%
positiv	22	45	45	86
negativ	25	51	5	10
fraglich	2	4	2	4

RESULTATE (1982–1984)

Pat.	n = 41
RTG.	n = 41
Szinti.	n = 41

DIAGNOSE	RTG		SZ	
	n	%	n	%
positiv	30	73	35	85
negativ	9	22	4	10
fraglich	2	5	2	5

In den Jahren 1979–1981 waren die radiologischen Befunde in 51% falschnegativ gegenüber nur 22% in der 2. Periode.

Die Resultate der Szintigraphie waren mit 86% (1979–1981) gegenüber 85% positiven (1982–1984) und falsch-negativen Befunden in 10% für beide Perioden gleich.

Allerdings lieferte die Radiologie keine Diagnose in 4% in den Vorjahren gegenüber 5% in der neuesten Periode.

Entgegen der allgemein vorherrschenden Meinung, vermag eine minutiöse Röntgentechnik die Resultate der Radiologie in der Früherfassung der hämatogenen Osteomyelitis erheblich zu verbessern.

Bei der subakuten Osteomyelitis sind die differentialdiagnostischen Möglichkeiten der Szintigraphie gegenüber dem Röntgenbild, wegen der Unspezifität der Aktivitätsanreicherung deutlich eingeschränkt.

Trotz der Unzulänglichkeiten der Radiologie und der Szintigraphie – entsprechend der verschiedenen Krankheitsphasen – ergänzen sich beide Methoden und spielen zusammen eine entscheidende Rolle in der heutigen Diagnostik der hämatogenen Osteomyelitis im Kindesalter.

Die radiologische Diagnose einer Osteomyelitis konnte bei der Erstuntersuchung in den Jahren 1979–1981 nur in der knappen Hälfte der Fälle (22 positive Befunde) gestellt werden; die andere Hälfte (25 Fälle) stellte falsch-negative Resultate dar. In 2 Fällen war der Röntgenbefund unklar, ergab also keine Diagnose. Die Knochenszintigraphie ergab in 45 von 52 Untersuchungen bereits bei der Erstuntersuchung einen positiven Befund; in 5 Fällen lag ein falsch-negativer Befund vor, von welchen 2 bei der Zweituntersuchung nach 3 Tagen ebenfalls positiv ausfielen, so daß die falsch-negativen Ergebnisse sich auf 3 reduzierten.

Der Vergleich der beiden Methoden in der späteren Serie zeigt eine unverändert hohe Trefferquote der Szintigraphie (35 positive, 4 negative und 2 fragliche Resultate), während die Radiologie mit 30 positiven, nur 9 falsch-negativen und unverändert 2 unklaren Befunden eine markant höhere diagnostische Treffsicherheit gegenüber den Jahren 1979–1981 erzielte.

Die Diagnostik der Osteomyelitis basiert auf 2 Hauptelementen, einerseits auf den klinischen Manifestationen, anderseits auf dem Röntgenbild und der Knochenszintigraphie.

Während die klinische Diagnose – bei typischem Verlauf einer akuten, hämatogenen Osteomyelitis – allein schon auf Grund des klassischen Krankheitsbildes ohne Radiologie, welche uns in der Frühphase der Krankheit ohnehin im Stich läßt – zu stellen ist, fällt der Szintigraphie hier nur eine bestätigende Rolle zu. Leider hat die häufig unbegründete, manchmal prophylaktisch anmutende Anwendung von Antibiotika den klassischen Krankheitsablauf der akuten hämatogenen Osteomyelitis derart verändert, daß eine frühzeitige klinische Diagnosestellung zumindest problematisch wird.

Das Problem der *subakuten* Osteomyelitis ist vorwiegend ein Problem der Diagnosestellung, wobei hier der Radiologie die führende Rolle zukommt.

Aus Tabelle 3 ergibt sich, daß die Tc 99m-Szintigraphie bei der Diagnosestellung, unabhängig von der Form der Osteomyelitis, die gleich hohe Treffsicherheit und zusammen mit dem Röntgenbild eine recht hohe Spezifität aufweist (Tabelle 3).

Die frühesten, im Röntgenbild erfaßbaren Veränderungen konnten wir 3 Tage nach Beginn der klinischen Symptomatik in Form von Weichteilschwellungen und Weichteilkonturunschärfen

Tabelle 3: Haematogene Osteomyelitis
(1979–1981; n = 45)

Formen	n	%
akut	25	55
subakut	17	38
chronisch	3	7

Haematogene Osteomyelitis (1982–1984; n = 41)

Formen	n	%
akut	17	42
subakut	21	51
chronisch	3	7

feststellen, während die Tc 99m-Szintigraphie schon nach 48 Stunden einen positiven Befund erheben konnte.

Osteolysen und Periostreaktionen ließen sich erst nach 14 Tagen nachweisen.

Obwohl die Tc 99m-Szintigraphie, als unkomplizierte Untersuchungsmethode, mit schnell verfügbarer, treffsicherer Diagnose als Standarduntersuchung bei Osteomyelitisfragestellung eine weitverbreitete, bestens etablierte Anwendung gefunden hat, muß man sich der Unzulänglichkeiten der Methode bewußt sein.

Die Differenzierung zwischen Osteomyelitis und Cellulitis kann erhebliche differentialdiagnostische Probleme ergeben.

In der Frühphase der hämatogenen, akuten Osteomyelitis kann es durch Ischämie, Thrombosierung und Gefäßspasmus zu Speicherungsausfällen d. h. zu Aktivitätsdefekten kommen.

Weiter ist eine Unterscheidung zwischen einem destruktiven und einem reparativen Knochenprozeß auf Grund der Szintigraphie nicht möglich. Beide werden als Knochenumbauprozesse, ohne Unterschied von der Szintigraphie registriert. Aus diesem Grunde ist die Szintigraphie wertlos bei den Verlaufskontrollen, da sie einen heilenden Knochenprozeß von einem Osteomyelitisrezidiv nicht zu unterscheiden vermag.

In gleichem Maße trifft diese Unspezifität für die szintigraphischen Befunde bei Fraktur, Entzündung oder gar Tumor zu.

Analog zum Röntgen erfordert die Szintigraphie die Möglichkeit eines Seitenvergleichs der beiden Extremitäten, da schon kleine Seitenunterschiede in Physennähe beim wachsenden Skelett ein entzündliches Geschehen signalisieren.

Voraussetzung einer optimalen Aussagemöglichkeit ist selbstverständlich, wie bei den Röntgenaufnahmen eine fehlerlose Aufnahmetechnik, verbunden mit einer möglichst symmetrischen Lagerung des Patienten.

Zusammenfassend sind wir nach wie vor der Meinung, daß die Knochenszintigraphie, zusammen mit der Röntgenaufnahme die beiden Grundpfeiler der Osteomyelitisdiagnostik darstellen, insbesonders da – wie unser Material der Jahre 1981– 1984 darauf hinzuweisen scheint, – die Anzahl der subakuten Osteomyelitisfälle auf Kosten der akuten hämatogenen Osteomyelitis zuzunehmen scheint.

Literatur

1. BERKOWITZ ID, WENZEL W. «Normal»technetium bone scans in patients with acute osteomyelitis. Am J Dis Child 1980; 134: 828–830
2. GIEDION A. Weichteilveränderungen und radiologische Frühdiagnose der akuten Osteomyelitis im Kindesalter. Fortschr. Röntgenstr. 1960; 93: 455–466
3. GILDAY DL. Problems in scintigraphic detection of osteomyelitis. Radiology 1980; 135: 791
4. HANDMAKER H. Acute hematogenous osteomyelitis: Has bone scan betrayed us? Radiology; 1980; 135: 787–789
5. KWASNY R., JEGGE P. Die Radiologie und die Szintigraphie der Osteomyelitis im Kindesalter. Jahrbuch der Schweizer Ges. für Rad. und Nuklearmed 1982
6. LISBONA R., ROSENTHALL L. Observations in the sequential use of Tc-99m-phosphate complex and Ga-67 imaging in osteomyelitis, cellulitis and septic arthritis. Radiology 1977; 123: 123–129
7. MURRAY IPC. Photopenia in skeletal scintigraphy of suspected bone and joint infection. Clin Nucl Med 1982; 7: 13–20
8. TREVES ST. Pediatric Nuclear Medicine. Springer Verlag New York Berlin Heidelberg Tokyo, 1985

Anschrift des Autors

R. KWASNY, Kantonsspital Luzern, Röntgeninstitut, CH-Luzern

H. Sauer und G. Ritter (Hrsg.): Osteomyelitis und Osteitis im Kindesalter
© Gustav Fischer Verlag · Stuttgart · New York · 1986

Der Wert der Knochenszintigraphie für die frühzeitige Differentialdiagnose der Osteomyelitis im Kindesalter

D. BERGER, A. BISCHOF-DELALOYE et J. QUELOZ, Lausanne

Für die Prognose der Osteomyelitis oder Osteoarthritis ist eine frühzeitige Diagnose ausschlaggebend (1, 3, 9). Die klinischen Symptome und die Röntgenaufnahmen sind im Anfangsstadium oft unzuverlässig (4). Seit 6 Jahren haben wir die Möglichkeit, eine frühzeitige und schnelle Diagnose durch die 3-Phasenszintigraphie zu machen.

Das Ziel dieser Arbeit ist es, den Wert der Szintigraphie bei Kindern mit Verdacht auf akute, entzündliche Knochenerkrankungen oder Osteoarthritiden und deren verschiedenen Stadien, vom Standpunkt des Klinikers zu analysieren. Wir haben die Anfangsdiagnose bei der Aufnahme mit der Diagnose bei der Entlassung verglichen. Wir haben geprüft, welche Untersuchung zur Enddiagnose geführt hat.

Patienten und Methoden

Zwischen 1978 und 1985 wurden 57 Kinder mit Verdacht auf eine akute septische Knochenerkrankung oder Osteoarthritis aufgenommen. Aus dieser Studie haben wir alle chronischen Erkrankungen und die Kinder ausgeschlossen, die nicht innerhalb von 48 Stunden nach der Aufnahme mit einer Knochenszintigraphie untersucht wurden. Es blieben 32 Kinder für diese Studie übrig, 20 Jungen und 12 Mädchen, im Alter von 8 Tagen bis 15 Jahren (Durchschnittsalter = 6,2 Jahre).

Bei den meisten Patienten wurde eine 3-Phasen-Szintigraphie durchgeführt. Die Aktivitätsverteilung nach i.v. Injektion von Te-99m-Methylendiphosphonat (MDP) oder Dicarboxypropandiphosphanat (DPD) (0,2 m Ci/Kg) wurde während der ersten 15 Minuten dynamisch (1 Bild pro Minute) mit einem Gamma-Kameracomputersystem aufgezeichnet. Nach 3 Stunden wurde das gesamte Skelett bei besonderer Beachtung der ausschlaggebenden Bereiche untersucht.

Mit der «Regions of Interest Technik» wurde die Aktivität über dem betroffenen Bereich gemessen und mit der eines entsprechenden gesunden Knochens (meist kontralateral) verglichen. Das Verhältnis von befallenem zu gesundem Knochen wurde in Früh- und Spätphase erstellt: höhere Werte in der Früh- als in der Spätphase weisen auf eine Weichteilentzündung (Cellulitis, Synovitis) hin, während eine stärkere Anreicherung in der Spätphase im Vergleich zur Frühphase auf eine Entzündung des Knochens selbst (Osteoarthritis, Osteomyelitis) schließen läßt.

Resultate

Die Verteilung der Anfangsdiagnosen zeigt 15 akute Osteomyelitiden, 11 Osteoarthritiden, 4 Arthritiden und 2 ungewisse Diagnosen. Die Analyse der Enddiagnosen zeigt eine ganz andere Verteilung: 11 Osteomyelitiden (—4), 8 Osteoarthritiden (—3), eine septische Arthritis (—3), eine anfangs nicht vermutete rheumatoide Erkrankung, 2 Arthralgien ohne genaue Diagnose, 3 traumatische Verletzungen mit gleichzeitiger Grippe, 3 Virus-Infektionen des Hüftgelenks, 2 Cellulitiden, eine Leukämie und eine benigne Knochenerkrankung.

In 12 von 32 Fällen stimmte die Anfangsdiagnose mit der Enddiagnose überein. In allen Fällen stimmen die Klinik, die Laborergebnisse, die Röntgenuntersuchungen mit der Szintigraphie überein. Es handelte sich um 8 akute Osteomyelitiden und 4 septische Osteoarthritiden oder Arthritiden. In dieser Gruppe haben wir mit Ausnahme von 3 Fällen keine Osteolyse beobachtet, sondern ein Weichteilödem führte zur Diagnose. Jedesmal zeigte die Szintigraphie ein charakteristisches Früh- und Spätbild (Abb. 1).

In 20 von 32 Fällen (62,5%) weichen die Anfangsdiagnosen von den Enddiagnosen ab.

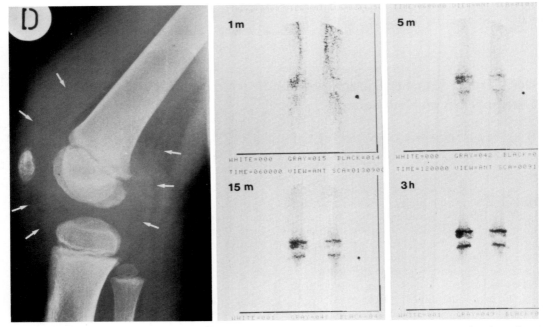

Abb. 1: Röntgenaufnahme und 3-Phasenszintigraphie bei einem 9-jährigen Kind mit akuter Osteomyelitis des rechten Condylus femoralis lateralis.

Bei 11 (55% dieser Gruppe) von diesen Kindern erlaubte die Szintigraphie, die endgültige Diagnose zu stellen. Diese Untersuchung war sehr nützlich bei besonderen Lokalisierungen, wie z. B. eine Iliaca-Osteomyelitis (2) oder eine Spondylodiscitis, die durch ein Hinken des Patienten entdeckt wurde, oder eine ausgedehnte Cellulitis (8), oder zur Demonstrierung normaler Aktivitäten bei Traumen und Grippe, oder bei einer abweichenden szintigraphischen Aktivität, wie einer viralen Hüftgelenksentzündung oder rheumatoider Erkrankung (10).

Bei 3 Kindern wurde die endgültige Diagnose durch Röntgenaufnahmen gestellt, die Szintigraphie war zu unklar. Es handelte sich um ein nicht ossifizierendes Fibrom, eine posttraumatische Osteochonditis und ein Spondylolyse. Alle 3 Erkrankungen wurden von einem banalen Fieberzustand begleitet. Bei 3 weiteren Kindern wurde die anfangs sowohl röntgenologisch, wie auch szintigraphisch unsichere Diagnose durch eine Biopsie geklärt. Bei diesen letzten 3 Kindern waren schließlich die Klinik, die Hämokultur und die Laboruntersuchungen ausschlaggebend, während die Röntgenaufnahmen und Szintigraphie negativ waren.

Diskussion

Unsere Gruppe von 32 Patienten ist ziemlich heterogen, wenn man bedenkt, daß eine Enddiagnose eine spezifische Behandlung erlaubte. Für die meisten Diagnoseänderungen war die Szintigraphie ausschlaggebend. Nach unseren Untersuchungen ist die Sensibilität der Szintigraphie 71% (23/32 Untersuchungen), während die der Röntgendiagnose bei 47% liegt. (Sensibilität = Anzahl der positiven Untersuchungen geteilt durch die Zahl der Patienten). Diese Arbeit ist weniger optimistisch als die von NELSON, der 1980 eine szintigraphische Sensibilität von 95%, einer röntgenologischen von 32%, bei einem Patientenkollektiv von 19 (8) gegenüberstellte, oder die von HOWIE, der 1983 eine Sensibilität von 89% beschrieb (5).

Analysiert man die Gruppe von Patienten, bei der sich die Diagnose verändert hatte, so stellt man fest, daß in 11 von 20 Fällen (55%) allein die Szintigraphie erlaubte, die Diagnose zu finden. In 3 von 20 Fällen (in 15%) jedoch war nur die Röntgenuntersuchung ausschlaggebend. Diese Spezifizität (Anzahl der szintigraphischen oder röntgenologischen Untersuchungen, die alleine die endgültige Diagnosestellung erlaubten, geteilt durch die Anzahl der Patienten) ist in unserer Untersuchung weniger günstig für die Szintigraphie im Vergleich mit den Zahlen von NELSON (8), HOWIE (5) oder ERASMIE (3).

Man darf jedoch nicht vergessen, daß in 6 von 32 Fällen (19%) weder die Szintigraphie noch die Röntgenuntersuchung für die Enddiagnose ausschlaggebend waren. Einige dieser Beobachtungen entsprechen 7 pseudo-«normalen» Szintigraphien von BERKOWITZ 1980 beschrieben (2). 1981 veröffentlichte JONES (6) 3 sogenannte «cold» Szintigraphien.

Einmal wurde eine Knochenszintigraphie, sowie KLOIBER (7) vorschlug, durchgeführt, um die Lebensfähigkeit des Capitis femoralis des Hüftknochens eines Kindes, das an einer Osteoarthritis der linken Hüfte litt, zu prüfen. Die fehlende Fixierung im Caput femoralis in der späten Phase ließ eine Nekrose befürchten, die dann später leider durch den Krankheitsverlauf bestätigt wurde.

1980 fand SULLIVAN (10) in einer der unseren ähnlichen Untersuchungsreihe, daß ungefähr in der Hälfte der Fälle die Szintigraphie ungewiß oder falsch positiv ist und folgt daraus, daß die Osteomyelitis bei Kindern ein breites szintigraphisches Spektrum hat, dessen Interpretierung schwierig ist, was bei uns auch bei 9 Kindern der Fall war (28%).

HOWIE untersuchte 1983 (5) 280 Kinder mit Osteomyelitisverdacht. In 88% handelte es sich um wirkliche Osteomyelitiden. 91% der negativen Szintigraphien sind gerechtfertigt. Er unterschneidet mit Sicherheit die Cellulitiden von den Osteomyelitiden, aber er diagnostiziert zu Unrecht bei einem Viertel eine Osteomyelitis bei einer isolierten septischen Arthritis.

Schlußfolgerung

1975 beschrieb BABAIANTZ (1) in einer Untersuchung von 25 Kindern mit Osteomyelitis aus unserer Abteilung bei einem Viertel ernste Folgeerscheinungen. In dieser Gruppe hatten 15% dieser Kinder eine falsche Diagnose, in der ersten Phase ihrer Krankheit. O'BRIEN zeigte 1982, daß die frühzeitige Diagnose bei 45 Kindern eine einfache konservative Behandlung erlaubt, mit einer guten Prognose in 85% der Fälle (9).

Die Sensibilität und Sensitivität der Szintigraphie sind von großer Nützlichkeit in der frühzeitigen Differenzialdiagnose bei den septischen osteoartikulären Erkrankungen. Außerdem erlaubt sie eine bessere Lokalisierung der Herde, weitere Herde zu diagnostizieren, oder einen Femurkopf zu beobachten. Jedoch hat uns unsere klinische Erfahrung gelehrt, daß trotz alledem eine noch beachtliche Ungewißheit besteht.

Literatur

1. BABAIANTZ, P.: A propos de l'ostéomyélite aiguë du nourrisson et de l'enfant. Etude catamnéstique de 25 cas. – Schweiz. Rundschau Med. 23: 706–720, 1975
2. BERKOWITZ, I.D. and WENZEL, W.: «Normal» Technetium Bone Scans in Patients with Acute Osteomyelitis. – Am. J. Dis. Child. 134: 828–830, 1980
3. ERASMIE, U. and HIRSCH, G.: Acute Hoematogenous Osteomyelitis in Children – The Reliability of Skeletal Scintigraphy. – Z. Kinderchir. 32: 360–366, 1981
4. GIEDION A.: Radiologische Aspekte der Akuten Hämatogenen Osteomyelitis im Kindesalter. – Z. Kinderchir. Suppl. zu Bd. 8: 36–48, 1970
5. HOWIE, D.W., SAVAGE, J.P., WILSON, T.G. and PATERSON, D.: The Technetium Phosphate Bone Scan in the Diagnosis of Osteomyelitis in Childhood. – J. Bone Joint Surg. 65-A: 431–437, 1983
6. JONES, D. and CADY, R.B.: «Cold» Bone Scans in Acute Osteomyelitis. – J. Bone Joint Surg., 63-B: 376–378, 1981
7. KLOIBER, R., PAVLOSKY, W., PORTNER, O. and GARTKE, R.: Bone Scintigraphy of Hip Joint Effusions in Children. A.J.R. 140: 995–999, 1983
8. NELSON, H.T. and TAYLOR, A.: Bone Scanning in the Diagnosis of Acute Osteomyelitis. – Eur. J. Nucl. Med. 5: 267–269, 1980
9. O'BRIEN, T., McMANUS, P., McAULEY, P.H. and ENNIS, J.T.: Acute Haematogenous Osteomyelitis. – J. Bone Joint Surg. 64-B: 450–453, 1982
10. SULLIVAN, D.C., ROSENFIELD, N.S., OGDEN, J. and GOTTSCHALK, A.: Problems in the Scintigraphic Detection of Osteomyelitis in Children. – Radiology 135: 731–736, 1980
11. WALD, E.R., MIRRO, R. and GARTNER, J.C.: Pitfalls in the diagnosis of acute Osteomyelitis, by Bone Scan. Clin. Pediatric 19: 587–601, 1980

Anschrift des Autors

Dr. med. D. BERGER, Kinderchirurgische Abt., CHUV, CH-1011 Lausanne

H. Sauer und G. Ritter (Hrsg.): Osteomyelitis und Osteitis im Kindesalter
© Gustav Fischer Verlag · Stuttgart · New York · 1986

Szintigraphische Untersuchungen im Verlauf der akuten hämatogenen Osteomyelitis langer Röhrenknochen

R. Aigner, G. Ritter, G. F. Fueger, Graz

Im Rahmen der Osteomyelitis treten am Knochengewebe vielfältige Veränderungen auf, deren pathophysiologische Ausprägung mit großer Empfindlichkeit durch die Knochenszintigraphie dargestellt wird. Von den seit 1978 mit juveniler Osteomyelitis behandelten und szintigraphisch untersuchten Kindern wurden jene mit akuter hämatogener Osteomyelitis langer Röhrenknochen analysiert (59 Fälle).

Als akute hämatogene Osteomyelitis wurde definiert: akuter Krankheitsbeginn mit entsprechender lokaler Symptomatik, klinisch systemische Beteiligung und Entzündungszeichen in den Laborwerten; negativer Befund im primären Röntgenbild oder nur diskrete Entzündungszeichen an den Weichteilen oder am betreffenden Knochen (metaphysäre Strukturauflockerung, zarte periostale Reaktion).

Röntgenologisch sichtbare osteolytische Herde, Destruktionen und reaktive Knochenneubildungen (deutliche periostale Reaktionen) sind Zeichen einer Knochennekrose und daher per definitionem entweder einer primär oder sekundär chronischen Osteomyelitis zuzuordnen.

Die Knochenszintigraphien wurden mit 99m-Technetium-MDP oder HMDP durchgeführt: Radionukleidangiographie der affizierten Region während des initialen Indikatortransits, Szintigraphie der «blood pool-Phase» am Ende der Radionukleidangiographie (Herdbefund während der Frühphase), statische Szintigraphie zwischen 2 und 3 Stunden p. i., Osteoszintimetrie mit Bestimmung des relativen Speicherfaktors.

Die Szintigraphie bezweckte die Bestätigung einer klinischen Verdachtsdiagnose bzw. die Beurteilung des Krankheitsverlaufes.

Wir teilten unser Krankengut in folgende Gruppen:

Gruppe I: Primäres Röntgen negativ, operative Therapie

Gruppe II: Primäres Röntgen negativ, konservative Therapie

Gruppe III: Primäres Röntgen positiv – im Sinne unserer Definition –, konservative Therapie.

Gruppe I: Primärröntgen negativ – operative Therapie

Die Erstdiagnose wurde in dieser Gruppe von Patienten überwiegend klinisch gestellt. Es handelte sich dabei um Fälle mit Vorliegen eines periostalen Abszesses, die ein sofortiges operatives Vorgehen erforderten. Bei diesen Patienten wurde die erste Szintigraphie meist postoperativ durchgeführt und danach im Durchschnitt 3–7mal über einen Zeitraum von 3–8 Monaten wiederholt, um den Verlauf der Erkrankung beurteilen zu können.

Bei Patienten, wo der Lokalbefund noch uneindeutig war, wurde die Szintigraphie präoperativ durchgeführt. Eindeutige szintigraphische Herdbefunde sicherten die klinische Verdachtsdiagnose frühzeitig (vor dem Röntgen) und beschleunigten im Verein mit dem klinischen Verlauf (Nichtansprechen auf antibiotische Therapie, Ausbildung eines subperiostalen Abszesses) die Indikation zur operativen Intervention. Die szintigraphische Symptomatik zu Beginn der Erkrankung äußerte sich in folgender Weise:

1. Arterielle Hyperperfusion des affizierten Knochens oder der periostalen Weichteile
2. Gesteigerte initiale Indikatorextraktion
3. Ausgeprägte fokale Indikatorraffung im Spätszintigramm
4. Erhöhter relativer Speicherfaktor mit Werten zwischen 1,7 und 3,0 (normal 0,9–1,1).

Niedrige relative Speicherwerte waren Ausdruck von erhöhtem intraossalem Druck bei Markphlegmone.

Trotz anfänglich negativem Röntgenbefund ergab die röntgenologische Verlaufskontrolle in dieser Gruppe durchwegs positive Befunde: grobsträhnige Atrophie, herdförmige Sklerosen und periostale Reaktionen.

Gruppe II: Primäres Röntgen negativ, konservative Therapie

Die Verdachtsdiagnose wurde klinisch gestellt. Die Allgemeinsymptome waren in der Regel ausgeprägt, die Lokalsymptome eher diffus. Die Szintigraphie wurde an dieser Patientengruppe innerhalb von 3–12 Tagen nach Erkrankungsbeginn erstmals durchgeführt und konnte in allen Fällen die klinische Verdachtsdiagnose eindeutig bestätigen. Der Verlauf der Erkrankung wurde klinisch, röntgenologisch, aber auch szintigraphisch verfolgt.

Gemeinsam war diesen Fällen die kurze Dauer der Erkrankung von 1 1/2 bis maximal 3 Monaten und die restitutio ad integrum. Die szintigraphische Symptomatik bildete sich unter der konservativen Therapie zurück, vor allem verschwand die fokale Hyperperfusion des Krankheitsherdes – und zwar innerhalb kurzer Zeit – meist bis zur ersten szintigraphischen Verlaufsuntersuchung, gewöhnlich nach 4–6 Wochen. Rückbbildungen der pathologischen Knochenumbaureaktion waren an der Verminderung der Speicherintensität – objektivierbar durch Abnahme des relativen Speicherfaktors – und an der Verkleinerung der topographischen Ausdehnung erkennbar (Abb. 1).

Diese günstigen Krankheitsverläufe sind der Frühdiagnose, der zeitgerechten, adäquaten antibiotischen Therapie, wie auch einer guten Abwehrlage zuzuschreiben.

In zwei Drittel der Fälle wurde das Verlaufsröntgen nie positiv.

Gruppe III: Primärröntgen positiv, konservative Therapie

Die klinische Symptomatik dieser Kinder bot im Gegensatz zur Gruppe 2 eine deutlicher ausgeprägte Lokalsymptomatik.* Die Allgemeinsymptomatik war unterschiedlich entwickelt, bis hin zu septischen Temperaturen.

Die Röntgenbefunde waren minimal: lokalisierte Auflockerungen – besonders metaphysär gelegen – und zarte periostale Reaktion.

Die Krankheitsverläufe waren in dieser Patientengruppe durchwegs kurz und komplikationslos. Sie dauerten zwischen 1 1/2 bis 4 Monaten, in einem Fall 7 Monate. Alle Fälle heilten defektlos ab.

Die Szintigraphie diente in dieser Gruppe vor allem zur Verlaufskontrolle sowie zum Beweis der Rückbildung der metaphysären Knochenentzündung unter alleiniger antibiotischer Therapie bis zur szintigraphischen restitutio ad integrum, die die Beendigung der antibiotischen Therapie erlaubte.

Schlußfolgerungen

Die Szintigraphie ist von großer Wertigkeit in der Frühdiagnostik der akuten hämatogenen Osteomyelitis, weil sie zu einem sehr frühen Zeitpunkt bereits die Bestätigung einer klinischen Verdachtsdiagnose ermöglicht. Dies gilt besonders für jene Fälle, wo noch kein eindeutiger klinischer Lokalbefund und ein negativer Röntgenbefund vorliegen, aber auch für jene Patientengruppe mit verschleierter klinischer Symptomatik, bedingt durch antibiotische Vortherapie.

Damit werden früheres, gezieltes therapeutisches Vorgehen und demzufolge kürzere Krankheitsdauer mit besseren Chancen für eine restitutio ad integrum ermöglicht.

Die nuklearmedizinischen Untersuchungen eignen sich auch ausgezeichnet für die Verlaufskontrolle der akuten Osteomyelitis.

Szintigraphische Befunde, die die Rückbildung des Krankheitsprozesses dokumentieren, lauten:
1. Abnahme der Hyperperfusion auf der erkrankten Seite
2. Rückbildung der topographischen Ausdehnung im Spätszintigramm
3. Abnahme der Speicherintensität – objektivierbar mittels einer semiquantitativen Bestimmungsmethode, der sogenannten Szintimetrie, mit Bestimmung des relativen Speicherfaktors.

In den szintigraphischen Verlaufskontrollen läßt sich im Verein mit der Klinik das Ansprechen auf die antibiotische Therapie beurteilen und das Abklingen der entzündlichen Knochenveränderung nachweisen.

---

* aber ohne subperiostalen Abszeß.

44

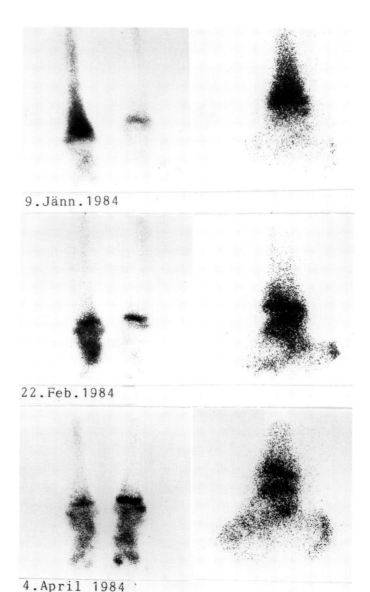

9.Jänn.1984

22.Feb.1984

4.April 1984

Abb. 1: R.S., 14a, männlich. Osteomyelitis, distale Tibia, rechts. Röntgenologisch negativ. Klinisch entzündlicher Lokalbefund rechter distaler Unterschenkel, Schmerzen, Fieber, BSG 40/72
Szintigraphie:
9. Jänner 1984: hochgradige fokale Hyperperfusion (nicht dargestellt), spätstatisch intensive dreiecksförmige Indikatorraffung; der relative Speicherfaktor: 4,6 (normal 0,9–1,1).
22. Februar 1984: Inaktivitätsatrophie der Fußwurzel. Herdrückbildung. Relativer Speicherfaktor 3,5. Klinisch noch lokaler Klopfschmerz.
4. April 1984: Der szintigraphische Herd zurückgebildet. Relativer Speicherfaktor: 1,1. Die distale Epiphysenfuge stark vermindert speichernd, vorübergehende Wachstumsverzögerung. Röntgenologisch geringe Sklerosierung.

Literatur

1. MAJD M.: Bone scintigraphy in children with obscure skeletal pain. Amer. Radiol. 22: 85–95, 1978
2. G. F. FÜGER, G. VEITH: Erscheinungsbild der unspezifischen Osteomyelitis im Szintigramm. In: U. Feine, W. Müller-Schauenburg (Hrsg.), Nuklearmedizinische Knochendiagnostik. Neuere bildgebende Verfahren. Wachholz, Nürnberg 1985

Anschriften der Verfasser:

Dr. med. R. M. AIGNER, Prof. Dr. med. G. F. FÜGER, Abteilung für Nuklearmedizin an der Univ.-Klinik für Radiologie, A-8036 Graz-LKH.
Doz. Dr. med. G. RITTER, Univ.-Klinik für Kinderchirurgie
der Universität Graz, Heinrichstraße 31, A-8010 Graz

H. Sauer und G. Ritter (Hrsg.): Osteomyelitis und Osteitis im Kindesalter
© Gustav Fischer Verlag · Stuttgart · New York · 1986

Advantage of Bone Scintigraphy (Technetium 99 M) For Earlier Diagnosis of Infantile Acute Osteomyelitis With Homozygotous Sickle-Cell Anemia

D. Bourdelat, M. Wioland, P. Gross, J. Lorilloux, R. Pages, Saint Denis

Sickle-cell anemia is an hereditary recessive hemoglobinopathy striking especially black people, mainly in Africa. Homozygotic form entails the most important visceral and bone complications.

The recent and important immigration of black african children in Europe brings a rare pathology in our countries.

If bone complications in sickle-cell anemia have been yet published (1), differential diagnosis between bone infarcts and osteomyelitis, in the young child before two years of age, remains difficult.

Development of scintigraphic bone 99 m Technetium pyrophosphate imaging helps to differentiate early these two pathological entities, before the onset of the radiological signs.

We present our first results:

Materials and Methods

All the bone scans were carried out within 48 hours following the admission of the infants and children to the hospital. The young patients were injected intravenously with radioactively labeled (99m sodium pertechnetate) methylenediphosphonate (MDP) (Byk-Mallinckrodt France; approximately 4,6 MBq Kg), and were submitted to light hyperdiuresis. Bone scans were recorded 3 hours later: The scan was first obtained by the use of a Toshiba wide field gamma camera fitted with a parallel collimator focused on the painful regions. The second one was obtained with a narrow field camera fitted with a pinhole collimator (Phogamma 3, Nuclear Chicago) because it provides a magnification with a better definition of the uptake defect and the distribution of the increased reactive uptake. The head of the detector was directed towards the regions of interest designated by the clinical symtoms and the results of the first scan (3). Each scintigraphy was made up with 150000 impulses. When the age of the patient allowed it, the scan of the total body was carried out with a scaning camera (CGR FRANCE) to detect the presence of eventual extraskeletal regions of fixation, the bone seeker being also retained by most of the necrotic tissues. All the scans requiring 45 to 60 min. to be recordered, were presented on polaroid film or on paper. In the later case, information was processed by a PDP 11 computer printing (Digital Equipment corporation). The radiation exposure from the 99m Tc-phosphonate bone scan approximates that of standard radiographic examination and does not represent a contraindication for performing this study in young patients, inasmuch as this isotopic investigation is generally required only once for patients affected with the pathology considered here (5).

Results

Two recent observations are presented. Case 1: Man... L. 20 month old black girl, born in Cameroons, has an hemoglobin SS disease, discovered in September 1983 because of bone infarcts in the feet. Arrived in France, she his admitted (84.02. 18) for fever (39 C°) and a painful, swollen, tender right arm. She has also a rhino pharyngitis, and pale conjonctiva. X-rays of the right arm and the chest are normal. The sickle-cell anemia is proved by hemoglobin electrophoresis; biology shows an infectious process (sedimentation rate: 79:119; fibrinemia: 10 g/l).

Bone 99m Technetium scintigraphy shows an increased activity in the right distal humerus and a decreased activity in the right proximal humerus, confirming a superinfection of a bone infarct (Fig). Hemocultures are positive to salmonella enteritidis. After antibiotherapy (Amoxicilline, Gentamycine then cefotaxime), correction of anemia and immobilization of the right arm, the child recovered without any fonctional trouble.

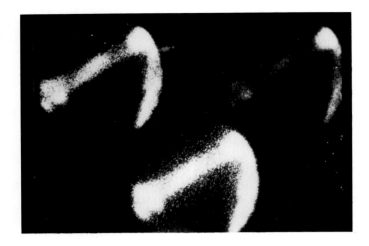

Fig. (Case 1): Increased activity in the right distal humerus and decreased activity in the right proximal humérus (polaroid film)

Case 2: Orv... C. a 7 old black boy, native of the Antilles, is admitted (85.05.04) for a painful, swollen, tender right arm with a 30 C° fever and a painful left arm. A circumferencial excruciating pain along the distal part of the right arm becomes obvious during the examination. No splenohepatomegaly. On the X-ray films, both right and left humerus were normal. The sickle-cell anemia is proved by electrophoresis of the hemoglobin and the sickling test (Emmel); infection tests are positive (CRP and fibrinemia are increased).

The 99m Technetium scintigraphy (85.05.09) shows an increased activity of the entire right humerus, which signs osteomyelitis. On the left side, decreased activity is noticed in the distal part of the humerus, representing bone infarcts.

With antibiotherapy (cefotaxime + Gentamycine) and immobilization of the right arm, improvement of general and local signs are noticed. Radiographic findings (periostal apposition) were positive 15 days after the onset of the scintigraphic findings.

Discussion

The etiology of pathologic findings during sickle-cell anemia is well known: Hemoglobin S, in anoxia, becomes a gel, then crystallizes, as a semisolid body and provokes sickling phenomenon of red cells. Red cells become stiff. Mechanical fragility and intravascular hemolysis increase blood steam viscosity. The result is vascular obstruction with infarct and ischemical necrosis. Bone infarcts, complications of the vaso-obstructive syndroms,

are frequent and precocious in the homozygotic disease.

Radiographic findings can be seen 10 to 20 days after the painful crisis.

Usually, no sequellae are noticed, osseous tissue rebuilt with a normal aspect. Growth troubles are scare.

Salmonella enteritidis in young children is often found and staphylococcus aureus in older children, when osteomyelitis is discovered. Such patients present the diagnostic dilemna of osteomyelitis versus infarct.

Radionuclide imaging can detect this dynamic processes before they are radiographically evident. Among the many radioactive substances used, 99m Tc MDP (methylenediphosphonate) appears to be the radiopharmaceutical substance that best meets the criteria established for a high quality skeletal imaging agent (2). In radionuclide imaging, lack of early bone hyperfixation suggests bone infarction. Early increased activity suggests an osteomyelitis (4). The differentiation of the bone infarct from osteomyelitis can be difficult when the increased and decreased activity of radionuclide can be demonstrated at the same time. In this case, Gallium Citrate 67 (67GA) has been used; but the results obtained are not better and more reliable than 99m Technetium.

In conclusion, 99 m TC MDP seems to be a fast, reliable, non toxic radioactive substance, and can be used in emergency cases especially in children.

References

1. BEGUE P., La maladie drépanocytaire. Sandoz edition
2. DAVIES M. A.; JONES A. G., Comparaison of 99 m TC labeled phosphate and phosphonate agents for skeletal imaging. Seminars in Nuclear Medicine 1976; 6 (1); 19–31
3. LUTZKER LG and ALAVI A., (1976): Bone and marrow imaging in sickle cell disease: diagnosis of infarction. Seminar in Nuclear Medicine 6 (1), 83–93
4. MAJD M., Radionuclide imaging in early detection of childhood osteomyelitis ad its differenciation from cellulitis and bone infarction. Ann. Radiol, 1977; 20; 9–18
5. SAENGER E. L. and KERIAKES J. C., (1975): Radiobiology and dosimetry, in HANDMAHER H. and LOWENSTEIN J. M. (Eds.), Nuclear medicine in clinical pediatrics, New York, Society of Nuclear Medicine.

Authors adress

D. BOURDELAT, Service de chirurgie pédiatrique, Centre Hospitalier Général de Saint-Denis B. P. 279, 93205 Saint-Denis, France

H. Sauer und G. Ritter (Hrsg.): Osteomyelitis und Osteitis im Kindesalter
© Gustav Fischer Verlag · Stuttgart · New York · 1986

Zur Differentialdiagnose: Das Caffey-Silvermann-Syndrom

W. Tischer, R. Stenger und G. Lorenz, Greifswald

Differentialdiagnostisch zur Osteomyelitis im Säuglingsalter ist das Caffey-Silvermann-Syndrom zu beachten, welches hinsichtlich der Symptomatik und Röntgendiagnostik Ähnlichkeiten aufweist. Wir beobachteten 5 Säuglinge mit diesem Syndrom, von denen 3 als Osteomyelitis eingewiesen wurden, wobei man auch den Verdacht auf einen Knochentumor aussprach. Unkenntnis dieses Krankheitsbildes kann zu unnötiger Therapie Anlaß geben.

Die erste Beschreibung erfolgte 1930 von Roske in Heidelberg, der gleichzeitig bei therapieloser Ausheilung die Gutartigkeit nachweisen konnte. Caffey und Silvermann beschrieben 1945 die Krankheit als Syndrom und bezeichneten sie als «infantile kortikale Hyperostose».

Inzwischen gibt es eine größere Anzahl von Synonyma in der Literatur (s. Tab. 1).

Tabelle 1: Synonyma in der Literatur

Caffey-Silvermann-Syndrom
Caffey-Syndrom
Roske-de Toni-Caffey-Smyth-Krankheit
Infantile kortikale Hyperostose
Polyosteopathia deformans corticalis regressiva
Hyperosteogenesis periosteo-enchondralis
Hyperostosis corticalis generalisata congenita
Caffey-Smyth Krankheit
Feto-infantile regressive periosteo-enchondrale
   Hyperosteogenese

Die Symptomatik des Krankheitsbildes ähnelt der einer Entzündung (s. Tab. 2), weshalb die Differentialdiagnose zur Osteomyelitis begründet ist.

Die Symptomatik beginnt durchschnittlich 2 Wochen vor Stellung der endgültigen Diagnose. Das Hauptmanifestationsalter erstreckt sich über die ersten 6 Lebensmonate mit einem Gipfel im ersten Trimenon. Mehrere Fälle wurden bereits pränatal beobachtet oder bei Geburt. Vereinzelte Fälle wurden auch jenseits des 1. Lebensjahres be-

Tabelle 2: Symptome bei Caffey-Silvermann-Syndrom

Fieber
Unruhe
Inappetenz
Schwellung der umgebenden Weichteile
Druckschmerz der betroffenen Knochen und ihrer
   Umgebung
Erhöhung der BSG
Leukozytose mit Linksverschiebung
mäßige Anämie
erhöhte alkalische Phosphate

schrieben. Etwa 14 Tage nach Krankheitsbeginn treten röntgenologische Knochenveränderungen auf. Es handelt sich anfangs um eine zarte unscharfe periostale Verschattung, die an den langen Röhrenknochen nur im Diaphysenbereich auftritt. Im weiteren Verlauf kann es zu einer monströsen Knochenneubildung und kortikalen Verdickung kommen, wobei die Begrenzung gegenüber den Weichteilen scharf ist. In den neugebildeten Knochenabschnitten werden z. T. zystische Aufhellungen beobachtet. Im Verlaufe von Monaten kommt es zur allmählichen Rückbildung dieser Veränderungen. Es können ein (monostotisch) oder mehrere Knochen (polyostotisch) befallen sein. Bei den monostotischen Formen liegen Mandibula und Scapula an erster Stelle.

Bei unseren 5 Fällen waren die Veränderungen bei 2 Kindern an der Tibia, bei 2 Kindern an der Scapula und bei einem Kind an Clavicula und Scapula lokalisiert. Der Beginn der Erkrankung war zwischen 4. und 13. Lebenswoche.

Wir haben bei 4 Kindern Probeexzisionen vorgenommen. Die histologischen Befunde zeigten, daß in verschiedenen Gewebsarealen und auch zu unterschiedlichen Zeitpunkten der Probeentnahme außerordentlich wechselnde morphologische Bilder auftreten. Es kann ein phasenhafter Verlauf der Erkrankung verifiziert werden. Zu den frühen Veränderungen (entzündliche Phase oder Periostitis) zählen ein zellreiches fibröses Gewebe. Die fibroblastenartigen Zellen gleichen zum Teil Präosteoblasten und gelegentlich auch typischen Osteoblasten. Herdförmig kommt es zur ungeordneten Osteoidbildung, wobei die Proliferate auf die angrenzenden Weichteile übergreifen. Gelegentlich beobachtete man fokal Lymphozyten sowie Leukozyten und selten Mikroabszesse. Daran schließt sich die osteoblastische Phase mit vorherrschender Bildung von Geflechtsknochen mit Osteoblastensäumen an, wobei sich die Knochenbälkchen senkrecht zur Knochenoberfläche formieren. In den Markräumen findet sich ein lockeres Bindegewebe. In der Rückbildungsphase erscheinen Osteoklasten mit beginnendem Abbau des Knochens. Gleichzeitig bieten die sinusartigen Gefäße der Markräume eine Hyalinisation.

Von STILLER (1983) wurden bei einem unserer Kinder elektronenmikroskopische Kerneinschlüsse nachgewiesen, die an eine mögliche Virusgenese denken lassen, doch waren beweisende Viruspartikel nicht zu verifizieren.

Die Symptome bildeten sich auch bei unseren Kindern spontan zurück. Es ist nur eine symptomatische Behandlung notwendig.

Literatur

1. BOLLMANN, L. und R.-D. STENGER: Die monostotische Variante der infantilen kortikalen Hyperostose Zbl. Chirurgie 104 (1979) 240–248
2. CAFFEY, J. and SILVERMANN, W. A.: Infantile cortical hyperostosis – preliminary Report on an New Syndrome Amer. J. Roentgenol. 54 (1945) 1–16
3. ROSKE, G.: Eine eigenartige Knochenerkrankung im Säuglingsalter Mschr. Kinderheilk. 47 (1930) 385–400
4. SMYTH, F. S., POTTER, A. and SILVERMANN, W.: Periostal. Reaction, Feyer and Irritability in Young Infants; a New Syndrome! Am. J. Dis. Child. 71 (1946) 333–350
5. STILLER, D.: Infantile kortikale Hyperostose Caffey – Silvermann Zbl. allg. Pathol. u. pathol. Anat. 129 (1984) 470

H. Sauer und G. Ritter (Hrsg.): Osteomyelitis und Osteitis im Kindesalter
© Gustav Fischer Verlag · Stuttgart · New York · 1986

Osteomyelitis of African Children with Sickle Cell Anaemia

J. K. Plo, Elfenbeinküste

Sickle cell anaemia is an inherited haemoglobinopathy that reaches a high prevalence in some ethnic groups and geographic areas as Africa, Saudia Arabia, Kuwait and USA among Blacks.

It is characterized by the increased appearance of haemoglobin called S in red cells in which the 6th amino-acid of B chain of globin – glutamic acid – is replaced by another amino-acid: valine. This molecular and genetic abnormality in some physiologic conditions as hypoxemia makes haemoglobin crystallized and the red cells sickled. This injury produces arteriolar and capillar obstruction and vaso-oclusives crises. This obstruction is usually a starting of infection. The other main symptoms are acute or chronic anaemia and jaundice by haemolysis, recurrent bronchitis, pneumonia and haematogenous osteomyelitis with treatment and body growth difficulties.

Pneumococcus, staphylococcus aureus and namely haemophilus and salmonella are the main bacterial germs of those injuries. A dozen diapositives illustrate these conditions.

The treatment consists of skin traction and of administration intraveinous or per os of antibiotics as gentamycin, ampicillin, chloramphenicol and trimethoprim and bed rest. For the striking osteomyelitis with heavy damage an operative treatment is undertaken.

Diskussion: Vorträge S. 35–53

Monreal P. (Kuba): I want to make a brief comment to Dr. Bourdelat's work. In Kuba we have a relative large Negro population and experience with sickle-cell anemia and its complications. We are in complete agreement with his conclusions and in fact we all perform emergency bone scintigraphy as a regular procedure which can face the possibility of sickle-cell necrosis and bone infections.

Hecker W. Ch. (München): Wir haben im diagnostischen Teil nichts über die Differentialdiagnose zum Ewing Sarkom gehört. Die szintigraphische Untersuchung kann uns hier nicht helfen. Es gibt die Standardregel: akuter Krankheitsbeginn – Röntgenbild zeigt keine Veränderungen – Osteomyelitis oder akuter Beginn – röntgenologische Knochenveränderungen sind da – Ewing Sarkom.

Die Differentialdiagnose ist an sich nur durch die Biopsie zu klären. Meine Frage nun an Herrn Kurz, der das klinische Hauptreferat hatte, wann setzen Sie die Biopsie in der Differentialdiagnose ein?

Kurz R. (Graz): Die Biopsie wird immer dann eingesetzt, wenn ein Zweifel an der Diagnose besteht.

Ritter G. (Graz): Eines würde ich bitten: vielleicht kann man aus der Literatur und aus den Referaten die Bezeichnung «falsch negative Szintigraphie» streichen. Wir bezeichnen ja auch nicht das Röntgenbild als «falsch negativ», wenn wir in den ersten 14 Tagen der Osteomyelitis keinen Befund haben. Die Szintigraphie ist kein spezifisches Diagnostikum für Osteomyelitis, aber sie ist ein wichtiges diagnostisches Hilfsmittel, indem sie uns einen Einblick in Durchblutung und Stoffwechsel des Knochens erlaubt. So gesehen kann die Szintigraphie niemals «falsch negativ» sein. Was in diesem Fall falsch ist, ist die Interpretation. Eine geringe Aktivitätserhöhung z.B. kann mit freiem Auge nicht immer gesehen werden. Nur mit der Szintimetrie erkennt man den Unterschied. Bei alleiniger Beurteilung der statischen Szintigraphie gibt es viele Irrtümer. Wenn die Durchblutung des Entzündungsherdes schlecht ist, z.B. durch Druck oder Gefäßthrombose bei einer Markphlegmone oder bei einem Erguß in ein Gelenk, kann die Szintigraphie keine erhöhte Aktivität anzeigen. Sie ist dann aber nicht «falsch negativ», sondern ein wichtiger Hinweis für eine drohende Knochennekrose. Das ist ein auch prognostisch wichtiges Zeichen in der szintigraphischen Verlaufskontrolle. Eine persistierende Aktivitätsverminderung, speziell in der Epiphysenfuge, ist immer ein prognostisch schlechtes Zeichen im Hinblick auf bleibende Wachstumsstörung.

Ehrensperger, J. (Biel): Nachdem wir das Privileg haben, einige Radiologen unter uns zu haben, möchte ich doch die Frage stellen, ob sich einer von Ihnen einmal die Mühe gegeben hat, die Gesamtstrahlendosis und die Dauer dieser inneren Bestrahlung im Bereiche des Epiphysenknorpels auszurechnen. Es gilt als gesichert, daß die Metaphyse des Kindes das Technetium bedeutend länger speichert als es beim Erwachsenen der Fall ist.

Fotter R. (Graz): Die biologische Halbwertszeit des derzeit verwendeten TE-Methylendiphosphonat ist derartig gering, daß es bis jetzt keine nachgewiesenen Schädigungen auf die osteogenetische Potenz der metaphysären Wachstumszone gibt. Seit der Verwendung dieser Substanz übersteigt der Wert der diagnostischen Möglichkeit sicher die Gefahr. Ob es Läsionen in einem Bereich gibt, den wir derzeit nicht erfassen können, das kann ich nicht beantworten. Sicher ist, daß es derzeit keine einzige Publikation gibt, die beweist, daß auch durch wiederholten Einsatz der Szintigraphie eine Hemmung oder eine Einschränkung der osteogenetischen Potenz im Bereiche der Epiphysenfuge resultiert.

Zapfe E. (Berlin): Die Strahlenbelastung beim Knochenszintigramm beträgt ungefähr 600 mlröntgen. Noch ein kleiner Hinweis zur Kinderszintigraphie: Das Kontrastmittel wird auch beim Knochenszintigramm über die Niere in die Blase ausgeschieden und man sollte die Kinder relativ viel und oft trinken lassen oder Infusionen geben, damit möglichst das Radionuklid aus der Blase entleert wird. Die enge Nachbarschaft zu den Keimdrüsen ist ungünstig.

H. Sauer und G. Ritter (Hrsg.): Osteomyelitis und Osteitis im Kindesalter
© Gustav Fischer Verlag · Stuttgart · New York · 1986

Aktuelle Fragen der Chemotherapie bei Osteomyelitis

W. MARGET, München

Die Osteomyelitis ist ein dankbares Gebiet für die Chemotherapeuten, denn die Aktualität der Behandlungsprobleme ist seit 20 Jahren die gleiche geblieben. Es sei mir ein kleiner Rückblick gestattet, um für diese Behauptung den Beweis anzutreten.

In dem von mir 1966 mitherausgegebenen Buch: «Praxis der Antibiotikatherapie im Kindesalter» schrieb HECKER (1), daß zwei Fragen beachtet werden müssen: wie lange soll bei einer Osteomyelitis antibiotisch behandelt werden und wie lange ist eine Ruhigstellung erforderlich. Er kam damals zu dem Schluß, und dies war wohl aus den noch unvollständigen, antibiotischen Erkenntnissen das einzig Richtige, daß nämlich eine Langzeitbehandlung die Methode der Wahl sei, um ein Rezidiv zu verhindern. Darunter verstand er, daß nach Abklingen des akuten entzündlichen Prozesses, vor allem Normalisierung der BSG und des Blutbildes, die Chemotherapie noch zwei Monate fortgesetzt werden solle. In der Zwischenzeit haben sich allerdings die Empfehlungen etwas geändert und sind auch durch genaue Studien besser untermauert worden.

Vor zwei Jahrzehnten wurde bereits die bakterizide und bakteriostatische Wirkung der Chemotherapeutika diskutiert. Auch diese Diskussion ist heute im wesentlichen abgeklungen, sie ist trotz allem aber immer noch ein Gesprächsthema.

Wie Sie aus einer Publikation von WITTREICH-FREUDENFELD aus unserer Klinik von 1969 ersehen können (2, Tab. 1), zeigte sich von Beginn der Chemotherapie an bis zur Publikation der hier erfaßten Fälle, kein Unterschied zwischen den Erfolgen bei bakteriziden und bakteriostatischen wirksamen Antibiotika. Dabei muß noch erwähnt werden, daß in der genannten Publikation Medikamente wie Tetrazyclin, Erythromycin, Streptomycin, Oralpenicillin und Penicillin G verwendet wurden, wobei vielfach eine zuverlässige Staphylokokkenwirkung kaum zu erwarten war. Trotz dieser, für einen Infektiologen zum Teil grauenhaften Therapie, übrigens meist ohne Erregernachweis, deren Dauer zwischen 5 und 112 Tagen lag, waren bei den insgesamt 24 Fällen nur 4 Todesfälle aufgeführt. Diese waren bemerkenswerterweise bei Kindern aufgetreten, die bereits 24–48 Stunden nach Ausbruch der Erkrankung antibiotisch behandelt wurden. Bei vorsichtiger Interpretation dieser Ergebnisse mit letalem Ausgang konnte damals nur der Schluß gezogen werden, daß die Initialtherapie insuffizient war und in diesen Fällen das Krankheitsgeschehen nicht beeinflußt werden konnte, während sonst bei völlig unsystematischer oder sogar willkürlicher Therapie gute Ergebnisse vorlagen, d. h. es ging bei dieser Art von russischem Roulette meistens gut. Offensichtlich, so schlossen wir damals aus den Beobachtungen, war die Heilungstendenz bei diesen Kindern, es handelte sich nämlich ausschließlich um Neugeborene, außerordentlich groß.

Ergänzend möchte ich noch hinzufügen, daß aufgrund der damals vorhandenen Antibiotikaeuphorie auch HECKER, wenigstens in seinem Buchbeitrag, eher sehr zurückhaltend über die chirurgischen Maßnahmen sprach. Im Gegensatz hierzu sollte heute, auch *von Seiten des Infektiologen*, betont werden, daß die allgemeine Meinung in die Richtung tendiert, daß chirurgische Eingriffe dort wo sie möglich sind, auch durchgeführt werden sollen, u. z. besteht über diesen Gesichtspunkt in der internationalen Literatur Einhelligkeit.

Gestatten Sie mir nun, auch wenn es eine Selbstverständlichkeit für Sie ist, noch einmal auf die Grundregeln der chemotherapeutischen Behandlung der Osteomyelitis einzugehen. Das eine 3wöchige Behandlung ein Kompromiß darstellt zeigt Tab. 4.

Mit diesem Grundkonzept ist allerdings eine Conditio sine qua non zu beachten: Es muß mit allen Mitteln versucht werden, die ätiologische Diagnose zu sichern, denn zwangsläufig hängen davon die therapeutischen Erfolge bzw. Mißerfolge ab. D. h. neben der Blutkultur muß, wenn nötig, eine Punktion, eine Gelenkpunktion ja sogar eine Trepanation zur Diagnostik durchgeführt werden.

55

Tabelle 1

Fallzahl	therapeut. Vorgehen	Heilung	Funktions-störungen u. Rezidive	Todesfälle
5	bakterizid	2	3	∅
14	bakteriostatisch	7	5	(2)
5	kombiniert	1	2	1 (1)

Ergebnisse der internen Abteilung

Fallzahl	therapeut. Vorgehen	Heilung	Funktions-störungen u. Rezidive	Todesfall
1	bakterizid	∅	1	∅
6	bakteriostatisch	2	3	(1)
3	kombiniert	1	1	(1)

Ergebnisse der chirurgischen Abteilung

Fallzahl	therapeut. Vorgehen	Heilung	Funktions-störungen u. Rezidive	Todesfall
4	bakterizid	2	2	∅
8	bakteriostatisch	5	2	(1)
2	kombiniert	∅	1	1

Man muß sich hierbei vor Augen halten, daß unsere Kollegen in den Staaten mit diesem Vorgehen bis zu 80% der Erreger nachweisen, während aus Europa nur Zahlen bis 70% als Maximum bekannt sind.

Ferner ist daran zu denken, daß eine ungewöhnliche Pathogenese irreführend sein kann, aber allein schon durch therapeutisch oder ätiologisch unkalkulierbare Erreger eine gefährliche Situation hervorgerufen werden kann.

Des weiteren ist insbesondere bei abwehrgeschwächten Krankenhauspatienten an ungewöhnliche Infektionen z.B. Mykosen zu denken, die mit Amphotericin B, Flucytosin und Ketoconazol u.U. schlecht erreichbar sind.

Tabelle 2

Behandlungsbeginn nach Beginn der Erkrankung	Fallzahl	Heilung	Funktionsstörung und Rezidive	Todesfall
Stunden	2	∅	1	1
1 Tag	11	5	4	2
2 Tage	5	∅	4	1
4 Tage	2	2	∅	∅
6 Tage	1	1	∅	∅
8 Tage	1	1	∅	∅
17 Tage	2	1	1	∅

Tabelle 3: Grundregeln der Behandlung

1. Staphylokokken-Chemotherapie so rasch wie möglich
   (Metastasen, rasche Proliferation der Bakterien)

2. Keine orale Initialbehandlung, weil meist wesentlich geringere Serumkonzentrationen von Antibiotika,
   die im akuten Stadium noch geringer sein können.

3. Nach Abklingen der akuten Symptomatik (3–10 Tagen) kann eine orale Weiterbehandlung nur unter bestimmten
   Bedingungen bei grampos. Erregern durchgeführt werden (nach Tetzlaff: Monitoring, Serumbakterizide 1:8) –
   also meistens nicht (3).
   Ausnahme: Chloramphenicol und Chinolone (Ciprofloxacin und Ofloxacin).

4. Behandlungsdauer nicht unter 3 Wochen (4,5)

Tabelle 4: Antibiotic Use and Duration Relative to Failure Rate in Acute Staphylococcal Osteomyelitis

Study	Nr. of Patients	Drug	Dur. Days	Failure Rate %
Green	62	Cloxacillin	35	6
Blockey/Watson	113	Cloxacillin	21	15
Feigin et al.	19	Clindamycin	42	5
Rodriguez et al.	25	Clindamycin	63	0
Tetzlaff et al.	15	Cephalexin	19	0
Dich et al.	37	Pen. class	≤ 21	19
Dich et al.	48	Pen. class	21–25	2

V. Ph. Syriopoulou et al.

Die *optimale* Wahl des Therapeutikums ist nach den Ergebnissen auch neuerer Studien und Erkenntnisse *nicht* auszumachen. Die Initialtherapie muß aber, wie bereits erwähnt, bei unbekanntem Erreger eine zuverlässige Staphylokokkenwirkung aufweisen d. h., es dürfen nur penicillinasefeste Penicilline wie Clindamycin oder vielleicht Chloramphenicol sowie die hier aufgeführten Cephalosporine verwendet werden.

Es gibt keine Untersuchung, die eindeutig den therapeutischen Vorteil irgendeines dieser, z. Teil nicht einmal gut penetrierenden Präparate sicherstellt, abgesehen von Nebenerscheinungen.

In neuerer Zeit haben sich unsere Möglichkeiten entscheidend erweitert. Durch die opportunistischen Keime in den Krankenhäusern und zunehmenden Resistenzen, insbesondere bei Staph. epid. bzw. den *koagulase-negativen Staphylokokken*, die fast ausschließlich bei immundefizienten Patienten auftreten, hat man nach neuen, für die Osteomyelitis geeigneten Antibiotika gesucht, die nicht in das allgemeine Empfindlichkeitsmuster

Tabelle 5: Ungewöhnliche Pathogenese

1. Pseudomonasinfektion:
   a) Geringe klinische Symptomatik
   b) Seltene Lokalisation: Wirbel und Becken

2. Langdauernde Dialysebehandlung:
   Osteomyelitis nach ~ 12–72 Monaten
   a) Staph. epi und Staph. aureus
   b) Seltene Lokalisation: Rippen und viele andere
   Lokalisationen

Tabelle 6: Ungewöhnliche Erreger

Actinomyces
Bacteroides spp. bes. Fragilis
Coccidioides immitis
Cryptococcus neoformans
Candida albicans
Aspergillus

Tabelle 7: Chemotherapie der Osteomyelitis

Konventionelle Therapie:	
Penicillin G:	Dosierung wie bei Endocarditis
Penicillinasefeste Penicilline:	100−200 mg/kg i. 3 tgl. G.
Clindamycin:	i.v. 40 mg/kg i. 3 tgl. G.
Chloramphenicol:	oral, i.v. −80 mg/kg i. 3 tgl. G.
Trimetoprim + Kombination:	oral, i.V. 6 mg/kg. i. 2 tgl. G.
Cephalosporine der 3. Generation:	i.V. 100 mg/kg i. 3 tgl. G.
+ Cefoperazin u. Cefuroxim:	i.V. 100 mg/kg i. 3 tgl. G.
Fusidinsäure:	oral, 30 mg/kg i. 3. tgl. G.

der bisherigen Therapeutika passen. Zudem traten noch neue Probleme dadurch auf, daß manche Bakterien, es handelt sich um die *Pseudomonas sp., Citrobacter, Enterobacter, indolpos. Proteus* und *Serratia,* sich als Träger für stabile, chromosomale Resistenzen erwiesen, die unglücklicherweise von einer Anzahl von Antibiotika induziert werden können, u. z. insbesondere der Clavulansäure sowie neueren Cephalosorinen (6, 7). Diese, zur Betalactamsebildung führende Resistenz ist stabil und die betreffenden Keime können sich bei nosokomialen Infektionen relativ rasch auf Intensivstationen verbreiten, sie können aber auch schon während der Behandlung resistent werden. Dies bedeutet, daß man mit besonderer Sorgfalt den Resistenzstatus einer Station oder eines Krankenhauses in der Zukunft überwachen muß und keinesfalls unnötigerweise Antibiotika verabreichen soll. Immerhin sind zum gegenwärtigen Zeitpunkt schon neue Therapeutika oder therapeutische Möglichkeiten mit älteren Antibiotika in Sicht oder bereits im Handel, die hervorragende Eigenschaften bei der Behandlung der Osteomyelitis aufzuweisen scheinen. Wie nachstehende Tabelle zeigt, ist als 1. Medikament, allerdings zur Tb-Behandlung (Tab. 8) schon lange bewährt, Rifampicin aufgeführt, das jedoch wegen der Resistenzbildung nur in Kombinationen mit anderen der insgesamt hiergenannten Präparate bei grampos. Keimen verwendet werden sollte. Dieses Medikament hat übrigens wegen der intrazellulären Wirksamkeit, die auch für das Clindamycin zutrifft, oft einen ausgesprochenen guten therapeutischen Effekt. Es wird in den USA meist mit Vancomycin kombiniert; wir persönlich haben gute Erfahrungen mit der Kombination Rifampicin/Fosfomycin.

Vancomycin selbst hat den großen Vorteil, daß bis jetzt praktisch keine resistenten *Staph. aureus* bekannt sind. Ein weiteres Präparat, das bereits in manchen Ländern verfügbar ist und offensichtlich eine ausgezeichnete Osteomyelitis-Wirksamkeit neben seinem breiten Spektrum aufweist, ist das Imipenem. Eine weitere Gruppe sind die Quinolone oder 4-Chinolone oder wie gelegentlich auch gesagt wird, die Gyrase-Hemmer. Von diesen sind zwei für die Osteomyelitis-Behandlung von großem Interesse. Leider sind sie bei Kindern unter 12 Jahren wegen der Veränderung an tragenden Gelenkknorpeln bei noch nicht abgeschlossenem Wachstum problematisch. Das gleiche gilt aber auch für die Nalidixinsäure aus der gleichen Gruppe, die schon seit Jahren im großen Umfang bei den Harnwegsinfektionen verwendet wird. Allerdings sind die Nalidixinkonzentrationen im Serum sehr viel geringer als von den beiden Präparaten Ciprofloxacin und Ofloxacin, jedoch zeigt sich beim Tierversuch der gleiche Effekt. Man hat angesichts der beobachteten Nebenwirkungen die unterste Altersgrenze auf 12 Jahre festgesetzt. Ob es dabei bleibt, wird sich zeigen. In diesem Fall muß man

Tabelle 8: Neuere Therapieverfahren

Rifampicin 10−15 mg/kg i. 1 tgl. G. Nur in Kombination mit den anderen aufgeführten Präparaten (Cave Nebenerscheinungen und Interaktionen)	
Vanomycin:	30−50 mg/kg i. 2−3 tgl. G. i.v.
Fosfomycin:	i.v. 250 mg/kg i. 3 tgl. G
Imipenem (Thienamycin):	i.v. 100 mg/kg i. 3 tgl. G.
Ciprofloxacin:	oral, i.v. ca. 100 mg/kg i. 2 tgl. G ab 12 Jhr.
Ofloxacin:	oral ca. 80 mg/kg i. 2 tgl. G. ab 12 Jhr.

sich allerdings fragen, inwieweit man das 12. Lebensjahr als einen Zeitpunkt bezeichnen kann, in dem das Größenwachstum abgeschlossen ist. Eines ist sicher: diese beiden Medikamente haben hervorragende Eigenschaften als Osteomyelitis-Therapeutikum. Wir konnten in wenigen Tagen eine Salmonellen-Osteomyelitis, die mäßig Chloramphenicol-empfindlich und Ampicillin-resistent war, mit Ciprofloxacin beherrschen. Wie durchschlagend der Erfolg dieses Medikamentes ist, zeigt die bisher vorhandene Sammelstatistik von Ciprofloxacin (Abb. 9), die in Kyoto beim internationalen Chemotherapiekongreß präsentiert wurde.

Tabelle 9: Ciprofloxacin – Bone and joint infection

	N	%	Total
Favourable result	44	100	44

Causative organism: (eradicated %)			
Pseudomonas aeruginosa	(89 %	n =	17)
Staphylococcus aureus	(93 %	n =	14)
Other Gram −	(91 %	n =	10)
Other Gram +	(100 %	n =	2)
Anaerobic bacteria	(100 %	n =	3)

Sammelstatistik aus den Vorträgen d. Internat. Chemotherapiekongresses Kyoto, Juli 1985 (P. Schacht)

Die aktuellen Fragen bei der Chemotherapie der Osteomyelitis liegen heute, wie ich Ihnen hoffentlich zeigen konnte, weniger in theoretischen Erwägungen, sondern in praktischen Gesichtspunkten, mit denen man sich in jeder Klinik auseinandersetzen muß. Da ist zum ersten die Verbesserung der ätiologischen Diagnostik einschl. dem quantitativen CRP, zum zweiten die sorgfältige Überprüfung der Resistenzsituation, und zum dritten die Wahl des Antibiotikums oder der Antibiotika-Kombination, die in dem betreffenden Krankenhaus die zuverlässigsten Ergebnisse liefert. Dabei wäre es sehr wünschenswert, daß, wie bei der Endokarditis, zumindest die MHK der Erreger bestimmt wird,

denn diese unterscheidet sich schon innerhalb verschiedener Antibiotikagruppen beträchtlich. Das gleiche gilt selbstverständlich auch für die anderen Osteomyelitisformen, und insbesondere die chron. Osteomyelitis. Hier verspreche ich mir entscheidende Fortschritte durch die Chinolonpräparate. Von meiner Seite besteht die nachdrückliche Forderung – und das sage ich nicht, um den Kinderchirurgen einen Gefallen zu tun, daß in jedem Fall bei der Osteomyelitis ein Kinderchirurg hinzugezogen werden muß. Es ist mir hierbei klar, daß diese Forderung an das falsche Gremium gerichtet ist, hier liegt m. E. für die Zukunft eine entscheidende Lücke, die wir zu schließen haben. Aber bei aller Bescheidenheit, umgekehrt gilt das Gleiche für die Chirurgen.

Literatur

1. HECKER, W. CH., VOLLMAR, J.-FR.: Osteomyelitis. In: Marget, W., Kienitz, M. (Hrsg.): Praxis der Antibiotikatherapie im Kindesalter. Gg. Thieme Verlag, Stuttg. 1966, S. 167–173
2. WITTREICH-FREUDENFELD, G.: Die Staphylokokken-Osteomyelitis b. Neugeborenen. Med. Welt 1969, S. 2073
3. TETZLAFF, T. R., McCRACKEN, G. H., NELSON, J. D.: Oral antibiotic therapy for skeletal infections of children. J. Pediatr. 92: 485–490, 1978
4. NORDEN, C. W.: Osteomyelitis. In: Mandell/Douglas/Bennet (eds.): Principles and Practice of Infectious Diseases. John Wiley & Sons, N. Y. 1985, S. 711
5. SYRIOPOULOU, V. PH., SMITH, A. L.: Osteomyelitis and septic arthritis. In: Feigin & Cherry (eds): Textbook of pediatric infectious diseases. W. B. Saunders Company, Philadelphia 1981, S. 550
6. MARGET, W.: Schaffen Cephalosporine Resistenzen? Münch. med. Wschr. 127 (1985) 4, 15
7. GRIMM, H., MARGET, W.: Schaffen Cephalosporine Resistenzen? Münch. Med. Wschr. 127 (1985), Nr. 24, 17 Sanders, C., dort zitiert

Anschrift des Autors

W. MARGET, Univ. Kinderklinik, 8000 München

59

H. Sauer und G. Ritter (Hrsg.): Osteomyelitis und Osteitis im Kindesalter
© Gustav Fischer Verlag · Stuttgart · New York · 1986

Lincomycine in the Treatment and Prevention of Infections in Infantile Orthopedic Surgery

J. MERCKX, Paris

Infection has always been a major problem in infantile orthopedic surgery.

Primary infections: osteomyelitis (OM), pure arthritis (AP), osteoarthritis (OA), spondylitis (SD), as well as secondary infections: post-traumatic or post-operative osteitis, do sometimes cause a very important functional handicap. The child is faced with immobilisation, pains and anxiety, and the hospital with long and expensive treatments and hospitalisations. Infection modify the flora of the hospital and is a source of contamination for the other patients.

Antibiotics are the primordial armamentarium in the treatment and prevention of infection in infantile orthopedics. We shall discuss the utility of the antibiotic therapy, now used for ten years, in the Orthopedic Department of Necker – Enfants-Malades Hospital in Paris.

Lincomycine and Therapeutic

I – Material

In our series:
- age varies between 15 days and 19 years (mean: 7 years),
- a slight masculine predominance is observed (0.54),
- the number of infections per year and their distribution is the following:

	Means	Extreme
– osteomyelisis	35	20–40
– Arthritis, osteoarthritis	30	25–33
– osteitis, spondylitis	21	16–35

- the different bacteriologic samples made it possible to isolate the responsable germe in 0.68 of the cases. The germes found were:

– staphylococcus aureus	0,65
– streptococcus	0,13
– pneumococcus	0,11
– hemophilus	0,08

If gram negative germs were found: coli, klebisiella, salmonella and proteus, as was the case in 0,03, the patients were excluded.

II – Method

The treatment is based on lincomycine $100 \, mg.kg^{-1}.day^{-1}$. This treatment was started immediately, when infection was diagnosed and after several bacteriological samples had been taken.

1 – Treatment of attack

When septicaemia was present lincomycine $(100 \, mg.kg^{-1}.day^{-1})$ was associated with gentamycine $(3 \, mg.kg^{-1}.day^{-1})$, administred for 21 days as a continuous intravenous injection through either a central or a periferic catheter.

In the less severe cases, the intravenous administration was abandoned on the second or third day. Lincomycine was then given per-os and gentamycine intramuscularly.

2 – Treatment of maintenance

Lincomycine was given orally $100 \, mg.kg^{-1}.day^{-1}$. The period of treatment varied according to the etiology, 45 days for AP and up to 7 months for chronic OM.

3 – Results

There is at present no way to be sure of the complete sterilization of bone infection. The different clinic, radiological and biological examinations are not categorical. Only iterative scintigraphies can confirm the regression or disappearing of infections.

In all cases where the above described protocol was utilized, recovery was obtained. Bacteriological samples taken when later surgical reconstruction was performed, have always been negative. The only failures have been due to diagnostic errors either bacteriological (gram negative or resistant germs) or non detected tumours.

Lincomycine and Prevention

During the last 10 years about 0,35 (35%), of the 1400 patients operated each year, have received a preventive antibiotic treatment for 24–36 operatives hours. The criteria for preventive treatment were:
- long and difficult operation (more than 3 hours),
- re-operations of infected focus,
- osteomuscular injury,
- polytraumatism,
- open fracture,
- patients at risk (denutrian, debility, etc...).

In theses cases, lincomycine was given at a dose of 100 mg.kg^{-1}.day^{-1}, parenterally before and during surgery and after wards orally. It is difficult to evaluate the results of this treatment. In all, 93 infections (less than 0,01) were observed and of these 20 patients had received a preventive antibiotic treatment.

Discussion

An antibiotic used in orthopedics must meet with several requirements:
- a high level of concentration in the serum as well as in the compact bone,
- bacteriocidal,
- low a slowly developped resistance,
- no cross resistance,
- easy to handle,
- innocuousness (neither toxic not side effects).

Lincomycine, used as in our protocol, seams to fulfill these needs. Its bone diffusion, studied with doses of 10–20 mg.kg^{-1} is among the highest of the available antibiotics. For pratical reasons, we have not been able to control plasma levels in all our patients. In those studied the plasma concen-

tration was between 10–60 μg/ml (at a dose of 100 mg.kg^{-1}.day^{-1}), which is more elevated than necessary.

The bacterial spectrum is small, but the majority of germs, responsable of a bone and joint infection in orthopedic surgery, are sensitive to lincomycine. The resistance to lincomycine is low, and as it is otherwise little used, the efficacy cas be assumed to be (even permanent). Lincomycine is easy to handle in oral as well as parenteral administration.

Concerning the toxicity, apart from rare allergic and benign hepatic reactions as seen in all long term antibiottherapy, gastro-intestinal disturbances have been described in the literature same of pseudo-membranous rectocolitis (PME); we never observed this complication in spite of our prolonged oral administration.

One hypothesis is that the clostridium difficile, which is resistant at the doses usually employed (10–40 mg.kg^{-1}.day^{-1}) may be eradicated from the intestinal flora at our higher doses? We have no bacteriological proof, but this hypothesis seems confirmed by other authors who have used high doses lincomycine (100–400 mg.kg^{-1}.day^{-1}) in the treatment of septicaemia and endocarditis.

Conclusion

Ours intentions were to find:
- a small spectred antibiotic treatment,
- an antibiotic that could be administrated by oral as well as parenteral routes,
- to limit the proliferation of multiresistant germs,
- a drug with low toxicity and without side effects.

The choice of an antibiotic is never definit. The evolution. The evolution of therapy on germs may push us to modify this protocol. However, we think, after this 10 years experience, that lincomycine is an important drug in the struggle against infection in infantile orthopedic surgery.

Authors address

J. MERCKX, Department d'Anesthesie-Reanimation, Hospital des Enfants-Malades, Paris, France

H. Sauer und G. Ritter (Hrsg.): Osteomyelitis und Osteitis im Kindesalter
© Gustav Fischer Verlag · Stuttgart · New York · 1986

Die Indikation zur operativen Behandlung der akuten hämatogenen Osteomyelitis

R. Graf, L. von Laer, Basel

Die Diskussion ist noch nicht beendet, ob es sich bei der akuten hämatogenen Osteomyelitis im Wachstumsalter primär um ein chirurgisches oder um ein internistisches Leiden handelt. Die kritische Auswertung des eigenen und eines multizentrischen Krankengutes sollte uns weniger dazu verhelfen, diese Streitfrage zu klären, als differenzierte Kriterien für die Indikation zur jeweiligen Therapie zu finden.

Nach Ausschluß aller Patienten mit atypischen Verläufen übersehen wir z.Zt. 64 Patienten mit Status nach einer akuten hämatogenen Osteomyelitis, die aus den Jahren 1969–1984 in zwei Nachuntersuchungsetappen 1982 und 1984 nachkontrolliert worden waren. Das durchschnittliche Alter bei Erkrankungsbeginn betrug 7 Jahre (mind. 9 Mte., max. 13 Jahre). Die durchschnittliche Nachuntersuchungszeit betrug 2 1/2 Jahre (mind. 4 Mte., max. 6 Jahre).

Die Diagnose der akuten hämatogenen Osteomyelitis stellten wir aus dem klinischen Erscheinungsbild. Sämtliche Patienten wiesen bei Krankheitsbeginn hohe Temperaturen über 38° auf, waren aspektmäßig schwer krank und in deutlich reduziertem Allgemeinzustand. Lokal zeigten sich meistens die klassischen Entzündungszeichen mit Schwellung, Rötung, Überwärmung und eingeschränkter Funktion. In 23 Fällen war ein Gelenk betroffen, in 41 Fällen lag der Herd metaphysär außerhalb des Gelenkes.

Insgesamt waren 25 Patienten (39%) primär oder sekundär operiert worden. 16 Patienten wiesen einen protrahierten Verlauf auf (25%). Dies hatte bei 15 Patienten eine sekundäre Operation oder Reoperationen zur Folge.

Bei zwei Patienten gelang es über Jahre hinaus nicht, die Osteomyelitis zu inaktivieren. Bei drei Patienten war es zur mehr oder weniger schweren Defektheilung im Bereich des Hüftgelenkes gekommen.

Bei der Suche nach den Parametern, aufgrund derer sich die Indikation zur operativen Behandlung stellen lassen könnte, erwiesen sich Alter, Geschlecht, Lokalisation, Dauer der durchgeführten operativen und konservativen Behandlung, Art und Dauer einer Ruhigstellung als negativ. Ebenfalls als negativ erwies sich die Dauer der Erkrankung vor Eintritt in das Krankenhaus, die stets bei etwa 15–20 Tagen lag, sowie eventuell durchgeführte antibiotische Vorbehandlungen. Weiterhin zeigten Leukozyten und deren Differenzierung ebenso wenig die Prognose der Erkrankung und des Frühverlaufes an, wie der Verlauf der Blutkörperchensenkung. Auch die Histologie ließ keine Differenzierung bezüglich der Prognose zu.

Als einzig signifikanter Verlaufsparameter in der Frühphase erwies sich bei unseren 64 Patienten der Temperaturabfall. Dieser erfolgte bei den Patienten mit problemlosem Verlauf im Rahmen der konservativen und primär operativen Behandlung in 44 von 48 Fällen (91%) innerhalb der ersten 5, durchschnittlich 1,85 Tagen nach Beginn der initialen Therapie. Bei den Patienten mit protrahierten Verläufen sank bei 14 von 16 Patienten (87%) die Temperatur erst jenseits des 5. Tages, nach durchschnittlich 12 Tagen.

Der bei 16 Patienten zu beobachtende protrahierte Verlauf, der in 12 primär konservativ behandelten Fällen sekundär zur Operation und in 4 primär operierten Fällen zur Nachoperation führte, war 8 Mal auf inadäquate Antibiotikatherapie und 6 Mal auf inadäquate chirurgische Therapie zurückzuführen. Einmal setzte die antibiotische Behandlung um 6 Tage zu spät ein, einmal spiegelte eine Katheterphlebitis einen protrahierten Verlauf vor. Retrospektiv basierte die Indikation zur primären Operation der akuten hämatogenen Osteomyelitis vornehmlich auf dem radiologischen Befund des Lyseherdes, seltener auf dem szintigraphischen Befund oder nur auf der klinischen Symptomatik. Bei Sekundäreingriffen indizierte das positiv gewordene Röntgen, die Senkungszunahme, eine Zunahme von Temperatur und des Lokalbefundes sowie der Verdacht auf einen Tumor den Eingriff.

Seit 1981 hatten wir gemäß der retrospektiv erhaltenen Erkenntnisse grundsätzlich auf eine primäre Operation verzichtet.

Als Ausnahme galten bisher immer noch befallene Gelenke. Konnten wir klinisch eine Gelenkbeteiligung feststellen, so wurde die Punktion und im Fall der Eitergewinnung sofort die operative Revision des Gelenkes mit Einlage einer Spüldrainage vorgenommen. Bei einem Patienten war es trotz sofortiger operativer Intervention zur Destruktion des Hüftgelenkes gekommen, was wir auf die peroperative Traumatisierung des kleinen Gelenkes zurückführten.

Wir sind deshalb inzwischen dazu übergegangen, befallene Gelenke lediglich zu punktieren, im Falle der Eitergewinnung die Nadel, bzw. den Veneflow liegen zu lassen und während 24 Stunden das Gelenk 1–2-stündlich durch eine liegende Nadel auszuspülen: Sinkt die Temperatur, wie zu erwarten, unter adäquater Antibiotikabehandlung innerhalb kürzester Zeit ab und bildet sich die klinische Lokalsymptomatik zurück, so wird nach spätestens 2 Tagen die Nadel wieder entfernt und wie üblich konservativ weiterbehandelt. Wir haben bisher bei 5 Patienten mit diesem Procedere den Infekt folgenlos zum Ausheilen gebracht.

Aufgrund unserer Beobachtungen möchten wir zusammenfassend folgende Schlüsse ziehen:
1. Die Diagnosestellung der akuten hämatogenen Osteomyelitis erfolgt klinisch, ebenso wie der primäre Ausschluß einer Gelenkbeteiligung.
2. Als einem septischen Geschehen bedarf die akute hämatogene Osteomyelitis in jedem Fall einer adäquaten antibiotischen Therapie. Diese hat gezielt, genügend hoch dosiert und genügend lang parenteral zu erfolgen. Im Vordergrund steht also die Keimgewinnung, um eine gezielte Therapie ausführen zu können. In unserem Krankengut war nur in 63% eine Keimgewinnung aus der Blutkultur möglich. Der Versuch einer lokalen Punktion zur Keimgewinnung ist deshalb in jedem Fall indiziert. Als blinde Initialtherapie empfiehlt sich die Gabe eines penicillaseresistenten Penicillins, da 85% der von uns gefundenen Keime aufgrund der ausgewerteten Antibiogramme auf ein derartiges Penicillin angesprochen hätten.
3. Sinkt bei adäquater konservativer Therapie die Temperatur nicht innerhalb der ersten 5 Tage nach Therapiebeginn vollständig ab, und bildet sich die klinische Symptomatik innerhalb dieser Zeit nicht vollständig zurück, so sehen wir die Indikation zur operativen Therapie, die radikal durchgeführt werden muß und sämtliche Herde erfassen sollte. Deshalb empfiehlt es sich, präoperativ ein Szintigramm durchzuführen, um klinisch noch nicht offensichtliche Herde mit zu erfassen und behandeln zu können.
4. Im Falle einer Gelenkbeteiligung werden wir unser jetzt neu versuchtes Procedere weiter durchführen und wenn immer möglich auf das Anlegen einer Spüldrainage verzichten.

Die eingangs erwähnte Diskussion sollte beendet werden. Die akute hämatogene Osteomyelitis ist weder eine chirurgische Erkrankung, die internistisch behandelt werden muß, noch eine internistische, die chirurgisch behandelt werden sollte, sondern eine Erkrankung, die von beiden, Pädiatern und Chirurgen von Anfang an gemeinsam interdisziplinär betreut werden sollte.

Anschrift des Autors

R. Graf, Kinderchirurgische Klinik, CH-Basel

H. Sauer und G. Ritter (Hrsg.): Osteomyelitis und Osteitis im Kindesalter
© Gustav Fischer Verlag · Stuttgart · New York · 1986

Indikation, Operationstechnik und Ergebnisse der lokalantibiotischen Behandlung der hämatogenen Osteomyelitis im Kindesalter

A. Härle, Münster

Bei der akuten hämatogenen Osteomyelitis, die vor der Antibiotika-Ära in etwa 30% letal endete, kommen auch heute noch foudroyante Verläufe vor, die bei multilokulärem Auftreten und in ihrer Kombination mit anderen septischen Manifestationen diagnostisch schwer einzuschätzen sind.

Hat nun die systemische Antibiotikatherapie alle früheren Probleme der hämatogenen Osteomyelitis gelöst und dem chirurgischen Erfahrungssatz ubi pus, ibi evacua seine Gültigkeit entzogen, oder sind doch noch einige Fragen und Unzulänglichkeiten übriggeblieben?

Wir halten eine alleinige systemische Antibiotikatherapie so lange für geeignet und wirksam, wie die Gefäßversorgung des Knochengewebes durch septische Thrombosierungen und Osteolysen noch nicht unterbrochen ist. Das darf man insbesondere bei Säuglingen nur in den ersten beiden Erkrankungstagen annehmen. Ist es zu einer Gewebseinschmelzung gekommen, die sich durch Osteolysen im Röntgenbild und Eiternachweis bei der Punktion dokumentiert, sehen wir die notfallmäßige Operation indiziert, bei der das infizierte und nekrotische Gewebe entfernt und der Hohlraum mit Antibiotika freisetzenden PMMA-Kugeln aufgefüllt wird. Es ist unser Ziel, die Infektion so schnell als möglich zu stoppen und die Schädigungen des Wachstums- und Gelenkknorpels – auf ein Minimum zu beschränken. Sind Röntgenbild und Punktion negativ, beginnen wir sofort mit der systemischen Antibiotikagabe und betrachten die Körpertemperatur und die BSG als die entscheidenden Erfolgskriterien. Fällt das Fieber nicht spätestens nach 2 und die BSG nach 6 Tagen, ist die Situation nochmals zu überprüfen und das Therapiekonzept eventuell zu ändern. Sind inzwischen Osteolysen aufgetreten und kommt es zu einer Plateaubildung des BSG-Verlaufes, plädieren wir nun für die Operation im Sinne eines Wahleingriffs. Daß die systemische Antibiotikatherapie in derartigen Fällen zwar schlußendlich zu einer Beherrschung der Infektion führen kann, die lokalen Entzündungen aber wochenlang weiterschwelen und dabei oft ausgedehnte Knochennekrosen und Knorpelschädigungen setzen, konnten wir bei vielen, uns von auswärts nach konservativer Therapie zugewiesenen Kindern feststellen.

Die hier vorgestellte Studie umfaßt 39 Kinder, die von Nov. 76 bis Juni 80 mit 45 Osteomyelitislokalisationen behandelt wurden. 1/3 wies ein multilokuläres Betroffensein und zusätzlich ein Gelenkempyem auf. Diese Besonderheiten müssen in der präoperativen Diagnostik erfaßt sein, da nur dann eine schnelle Beherrschung der Infektion möglich ist, wenn alle erkrankten Knochenabschnitte und Gelenke angegangen werden. Während in der Mehrzahl der Fälle die Osteomyelitis metaphysär begann, haben wir auch einige Kinder, bei denen sofort im diaphysären oder epiphysären Bereich eine Knochenzerstörung auszumachen war (Tab. 1).

Bei der Operation wird in Blutsperre ohne Auswicklung des entzündeten Bereichs über einen die Weichteile schonenden Zugang der entsprechende Knochenabschnitt sparsam mit Hohmann-Hebeln exponiert und vorzugsweise metaphysär mit Hilfe von Bohrlöchern ein ca. 6 × 1,2 cm großer Knochendeckel entnommen. Der osteomyelitische Bereich wird nun mit scharfen Löffeln ausgeräumt und dann mit einer elastischen Welle, die bei Sklerosierung über einen Kirschner-Draht eingeführt wird, der metaphysäre und diaphysäre Knochenabschnitt von innen her weiter ausgeräumt.

Mit Hilfe eines Kaltlichtspiegels, der die Betrachtung der Knochenhöhle ohne größere Fenestration erlaubt, wird der Op.-Situs überprüft. Die Leistungsfähigkeit des Instrumentariums wird durch die Farbtreue, Schärfe und gut lokalisierbare Abbildung des Knochengewebes demonstriert. Weiter ausgeräumt wird dann, wenn nach intensi-

Tab. 1

AKUTE HÄMATOGENE OSTEOMYELITIS

NACHUNTERSUCHUNG   n : 44

Nur EIN Knochen betroffen	26
ZWEI Knochen gleichzeitig betroffen	3
EIN Knochen + EIN Gelenk betroffen	7
ZWEI Knochen + ZWEI Gelenke betroffen	3

ver Ausspülung der Knochenhöhle rötliche Verfärbungen zurückbleiben, die nicht weggespült werden können. Diese Knochenverfärbungen entsprechen der entzündeten Randzone der Infektion und können sich zu Mikroabszessen entwickeln; sie sind daher zu entfernen. Die so geschaffene Knochenhöhle wird möglichst dicht mit Septopalketten aufgefüllt und eine 24-stündige Überlaufdrainage installiert. Ab dem 2. postoperativen Tag erfolgt eine Saugdrainage mit hohem Unterdruck. Kurz vor Op.-Ende, wenn die mikrobiologischen Proben entnommen sind, erhält der Patient seine erste intravenöse Gabe von Cefradin, das ab dem 5. postoperativen Tag oral verabreicht wird.

Werden postoperativ die BSG-Werte semilogarythmisch aufgezeichnet, so ergibt sich für komplikationslose Verläufe eine geradlinige Normalisierung, wobei der Erststundenwert um den 20. Tag unter 10 absinkt.

Bei einem 10jährigen Mädchen bestand nach 4-wöchiger konservativer Behandlung eine ausgedehnte, von der proximalen bis zur distalen Epiphysenfuge reichende Tibiaosteomyelitis. Entsprechend weit wurde von je einem proximalen und distalen metaphysären Corticalisfenster unter optischer Kontrolle bis zu den Fugenknorpeln ausgeräumt und die Höhle dicht mit Septopal aufgefüllt. Postoperativ normalisierte sich die BSG in einem für komplikationslose Heilungen typischen, geradlinigen Verlauf. Nach 4 Wochen wurde die Kettenentfernung und Beckenkammspantransplantation durchgeführt, und 6 Monate später war das Mädchen wieder sportfähig. 5 Jahre später sind knöchern keine Residuen der Osteomyelitis mehr erkennbar, und beide Unterschenkel weisen genau gleiche Länge auf.

Kommt es zu Plateaubildungen der BSG, so ist dies ein Hinweis der fortbestehenden Infektion, auch wenn sonst klinische Zeichen nicht vorhanden sind.

Bei diesem Mädchen war die primäre Markausräumung nicht ausreichend ausgeführt worden, und die Schichtdicke der potentiell infizierten Spongiosa in der Metaphyse lag deutlich über 1 cm, was die maximale bakterizide Penetrationsstrecke für das Gentamycin darstellt. Bei der stationären Wiederaufnahme 6 Wochen später war das Kind beschwerdefrei, die BSG mit 14/42 leicht beschleunigt und die fortgeschrittenen Osteolysen im Röntgenbild deutlich. Eine adäquate Markausräumung bei der Revisionsoperation führte zu einer Beherrschung der Infektion; bei der letzten Nachuntersuchung 6 Jahre später war die kranke Tibia röntgenologisch unauffällig und wies ein Mehrwachstum von 1 cm im Vergleich zur Gegenseite auf.

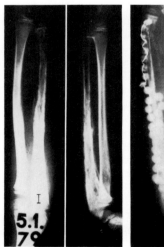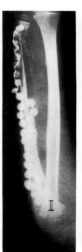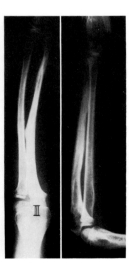

Abb. 1: I: Akute Ulna-Osteomyelitis bei einem 9-jährigen Jungen mit ausgedehnter Destruktion und Sequestration
II: Zustand nach Markausräumung, Entfernung der freien Sequester und Septopal-Einlage
III: Ausheilungsergebnis nach 1 Jahr

66

Mit diesem Behandlungsverfahren lassen sich auch bei primär desolaten Verhältnissen noch gute Ausheilungs- und Funktionsergebnisse erreichen.

Bei einem 9-jährigen Jungen bestand nach 4-wöchiger Antibiotikatherapie und dreimaliger Abszeßinzision eine fast völlige Sequestrierung der linken Ulna. Bei der notfallmäßigen operativen Behandlung wurde die in mehrere Stücke zerfallene Ulna rinnenförmig gefenstert und das

in 92% durch einen Eingriff möglich. Durch die im Rahmen der Primärbehandlung erfolgten Reoperationen konnte auch bei den übrigen 8 Kindern die Infektion beherrscht werden. Den Übergang in eine chronische Osteomyelitis haben wir bei diesem Kollektiv nicht beobachtet (Tab. 2).

Problematisch ist die operative Osteomyelitistherapie, wenn die Epiphyse primär betroffen ist,

Tab. 2: Die in Klammer gesetzten Prozentzahlen ergeben sich für die meta- und diaphysären Osteomyelitislokalisationen

AKUTE HÄMATOGENE OSTEOMYELITIS

NACHUNTERSUCHUNG   n : 44

Infektions-Sanierung durch Erstoperation	36	81,8% (92,3%)
Metaphysäre Revision erforderlich	3	6,8% (7,7%)
Epiphysäre Revision erforderlich	5	11,4%
Übergang in Chron. Osteomyelitis	0	- - -

nekrotische Mark ausgekratzt. In die Rinne und in die Abszeßhöhle der Weichteile legten wir Septopal-Kugeln ein. Obwohl einige corticale Fragmente avital aussahen, wurden sie belassen, wenn sie noch mit dem Periost verbunden waren. Die distale Ulnametaphyse wurde mit einem Faden an die Diaphysenfragmente angeschlungen. Nach einer Primärheilung und schnellen Normalisierung der BSG konnten wir am 25. Tag die Kettenentfernung und Spongiosatransplantation durchführen. 5 Monate später hatte sich die Ulna wieder bis auf einen Defekt in der distalen Diaphyse aufgebaut, der nun durch eine Fibulatransplantation überbrückt wurde. Die distale Fuge zeigte in den folgenden 5 Jahren ein ungestörtes Wachstum, und die Ellenbogen- und Handgelenksfunktionen sind ungestört (Abb. 1).

Bei der Ergebnisbewertung dieses Patientenkollektivs von 38 Kindern – 1 Junge verstarb an einer durch einen Lungenabszeß hervorgerufenen Arrosionsblutung –, das nun eine mittlere Nachbeobachtungszeit von 6,5 Jahren aufweist, fand sich eine Infektionssanierung durch 1 Operation in rund 82%; lag keine epiphysäre Lokalisation vor, war die endgültige Infektionsbeherrschung sogar

was im akuten Stadium meist nicht abgeschätzt werden kann. Wie unsere Zusammenstellung zeigt, erforderten alle epiphysären Lokalisationen eine Reoperation.

Literatur

Boland, D.L.: Acute hematogenous Osteomyelitis Orthop. Clin. N. Am. (1972) 3: 225

Härle, A.: Die Bedeutung des postoperativen Verlaufs der Blutsenkungsgeschwindigkeit. Orthop. Praxis (1979) 15: 695

Nade, S.: Choice of antibiotics in management of acute osteomyelitis and acute septic arthritis in children. Arch. Dis. Child. (1977) 52: 679

Petersen, S.; Knudsen, F.U.; Andersen, E.A.; Egeblad, M.: Acute haematogenous osteomyelitis and septic arthritis in childhood. Acta orthop. scand. (1980) 51: 451

Anschrift des Autors

A. Härle, Orthopädische Universitäts-Klinik, Münster

H. Sauer und G. Ritter (Hrsg.): Osteomyelitis und Osteitis im Kindesalter
© Gustav Fischer Verlag · Stuttgart · New York · 1986

Zur operativen Therapie der akut hämatogenen Osteomyelitis – Technik und Effekt der Spülsaugdrainage

W. E. Linhart, G. Ritter, Graz

Die akute hämatogene Osteomyelitis ist die Lokalmanifestation einer Septikämie. Der typische Verlauf ist durch die unterschiedliche Gefäßversorgung der langen Röhrenknochen in den verschiedenen Lebensabschnitten bestimmt (3). So wird eine akut hämatogene Osteomyelitis des Säuglings, des Kindes und des Erwachsenen unterschieden.

Die Indikation zur Spülsaugdrainage

Jedes Vorliegen eines Knochenabszesses beim Jugendlichen oder septischen Gelenkergusses beim Säugling stellt eine absolute Indikation zur chirurgischen Intervention dar. Diese kann meistens klinisch, selten radiologisch oder szintigraphisch gestellt werden. Röntgenveränderungen am Knochen sind erst später zwischen 8. und 10. Tag zu erkennen. Das Szintigramm kann aufgrund einer Minderdurchblutung (Knochennekrose) sogenannte «falsch negative Befunde» zeigen. Buchman und Fenton haben die akut hämatogene Osteomyelitis nach ihrer Ansprechbarkeit auf Antibiotika und der notwendigen chirurgischen Maßnahmen in vier Gruppen geteilt (1). Die Gruppen I und II sind aufgrund ihres schnellen Ansprechens konservativ, die Gruppen III und IV operativ zu behandeln (Tab. 1).

Der wesentliche Faktor bei der Behandlung jeder akut hämatogenen Osteomyelitis ist die Zeit zwischen Erstmanifestation und Behandlungsbeginn. Bei frühzeitiger adäquater Antibiotikatherapie ist es möglich, die Erreger zu zerstören, ehe sie zu einer lokalen Eiteransammlung und Knochennekrose geführt haben. In diesem Fall erübrigt sich selbstverständlich jedes chirurgische Vorgehen.

Technik der Spülsaugdrainage

Darstellen des Knochens in Esmarchscher Blutsperre. Eröffnung und Entleerung eines subperiostalen Abszesses. Danach anbohren des Markraumes, um eine Markphlegmone zu entdecken. Auch wenn kein subperiostaler Abszeß vorliegt, wird der Markraum aufgebohrt, da möglicherweise die Markphlegmone noch nicht in den Subperiostalraum fortgeleitet wurde. Entfernen eines Knochenfensters und Einbringen von zwei Spüldrains in den Markraum (Abb. 1). Zusätzlich mehrere abführende Drains, um den sicheren Abfluß der Spülflüssigkeit zu gewährleisten. Jede Druckerhöhung gefährdet die Restdurchblutung und ist unbedingt zu vermeiden. Postoperative Gipsruhigstellung, Dauerspülung mit physiologischer Kochsalzlösung unter Antibiotikazusatz. Entfernen der Spülsaugdraina-

Tabelle 1: Ansprechbarkeit auf antibiot. Therapie (Buchmann, Fenton)

Allg. Manifest. (Sepsis)	Lokale Manifest.	Rö. nach 8–10 Tg.	Chir. Th.
1. gehen zurück	gehen zurück	neg.	∅
2. gehen zurück	gehen zurück	wird postitiv	∅
3. gehen zurück	bleiben gleich oder nehmen zu	wird positiv	+
4. gehen nicht zurück	bleiben gleich oder nehmen zu	wird positiv	+

69

ge nach zwei bis drei sterilen Abstrichen aus der Spülflüssigkeit. Dies ist in der Regel zwischen 8. und 10. Tag.

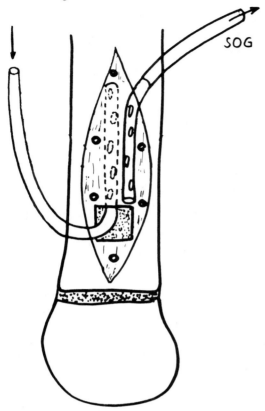

Abb. 1: Chirurgische Behandlung der juvenilen Osteomyelitis: Eröffnung des Markraumes durch Bohrlöcher und Fensterung. Einlegen von Drains in den Mark- und Subperiostalraum für die Spülbehandlung.

Ähnliches Vorgehen beim Säugling. Gelenkspunktion, Abstrich, Eröffnen des Gelenkes und Einlegen einer Spülsaugdrainage. Ein subperiostaler Abszeß wird entleert. Eine Markraumbohrung ist aufgrund der unterschiedlichen Pathogenese selten notwendig.

Ziel und Zweck der Spülsaugdrainage

1. Eröffnung und Ableitung des Abszesses, Druckentlastung und damit eine Wiederherstellung der Durchblutung oder zumindest ein Fortschreiten der Durchblutungsstörung aufzuhalten.
2. Abtransport von Eiter und nekrotischem Gewebe.
3. Heranbringen des adäquaten Antibiotikums an den bereits minder durchbluteten Entzündungsherd.
4. Schnellere Konsolidierung durch die verbesserte Durchblutung aufgrund der Reaktion auf die Knochenbohrung.
5. Verhinderung eines Chronischwerdens der Erkrankung.

Genau wie bei der Antibiotikatherapie spielt auch bei der chirurgischen Intervention die Zeit eine wesentliche Rolle (Abb. 2). Erfolgt der Eingriff zu spät, so ist die Zerstörung so weit fortgeschritten, daß der erwartete Erfolg nicht oder nur zum Teil eintritt. Immer wenn wir uns aufgrund unserer Indikationsstellung, also bei subperiostalem Abszeß oder Markphlegmone beim Jugendlichen oder bei einem Gelenkseinbruch oder subperiostalen Abszeß beim Säugling zum operativen Vorgehen entschlossen haben, hatten wir eher den Eindruck zu spät aufgemacht zu haben. Niemals haben wir zu früh oder gar unnötiger Weise operiert. Wir glauben daher, daß dem Grundsatz «ubi pus, ibi evacua» bei der Behandlung der akuten hämatogenen Osteomyelitis besondere Bedeutung zukommt.

Literatur

1. BUCHMAN J., FENTON R.L.: The role of the surgical approach in the treatment of acute hematogenous osteomyelitis with antibiotic agents. New York J. Med., Vol. 53, 1953, S. 2632
2. RITTER G.: Die Therapie der Osteomyelitis im Kindesalter heute. Wien. Med. Wschr., Vol. 127, 1977, S. 10
3. TRUETA J.: The role types of acute haematogenous osteomyelitis J. Bone Joint Surg., Vol. 41-B, 1959, 671

Anschrift des Autors

W. E. Linhart, Univ.-Klinik f. Kinderchirurgie, Heinrichstraße 31, A-8010 Graz

Abb. 2: Beispiel für frühe Behandlung einer juvenilen Osteomyelitis mit Spülsaugdrainage. Am Primärröntgen noch ▶ keine Knochenveränderung, aber massive Weichteilschwellung. Aufgrund des frühen Behandlungsbeginnes keine Knochennekrosen, bereits nach zwei Monaten Restitutio ad integrum.

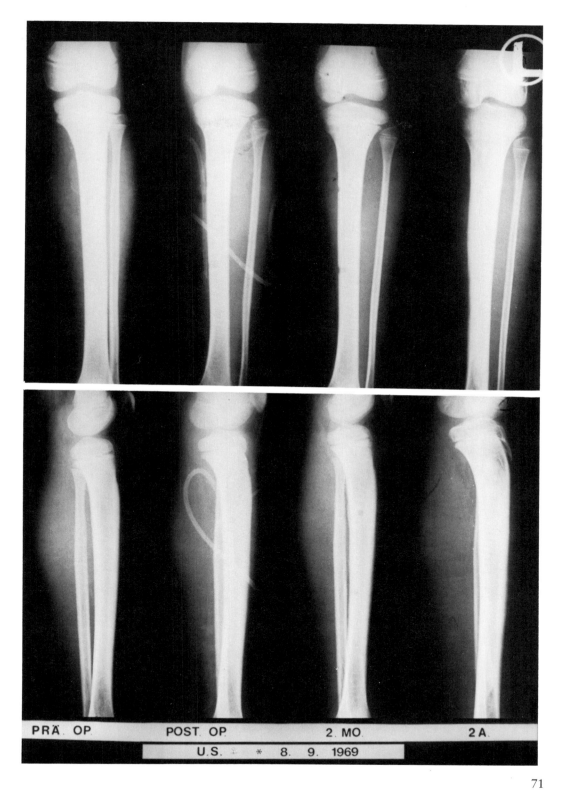

PRÄ. OP.   POST. OP.   2. MO.   2 A.

U.S. ⊥ * 8. 9. 1969

71

H. Sauer und G. Ritter (Hrsg.): Osteomyelitis und Osteitis im Kindesalter
© Gustav Fischer Verlag · Stuttgart · New York · 1986

Die Bedeutung der Ruhigstellung für die Behandlung der akuten hämatogenen Osteomyelitis

L. von Laer, Basel

Ruhigstellung bedeutet nicht immer nur Positives. Sie kann auch negative Aspekte aufweisen. Nutzen und Nachteile sind deshalb bei jedem Entscheid zu einer Ruhigstellung gegeneinander und auch gegen chirurgische Traditionen abzuwägen.

Die Zielsetzungen der Ruhigstellung im Rahmen einer Infektionsbehandlung sind unterschiedlich:

An erster Stelle steht die Schmerzbekämpfung sowie der raschere Abbau des entzündungsbedingten Ödemes. In der vorantibiotischen Ära mit sekundär chronischen Verläufen einer akuten hämatogenen Osteomyelitis diente die Ruhigstellung der Behandlung von Infraktionen oder dem Schutz frakturgefährdeter Bezirke. Zusätzlich wird angenommen, daß durch die Ruhigstellung und den dadurch bedingten Ödemabbau eine Verbesserung der Durchblutung erreicht und die indirekte Infektbekämpfung verbessert wird via vermehrte Phagozytierung von Keimen, verbesserten Medikamententansport, verstärkten Nekrosenabbau und Revitalisierung sklerotischen Knochens.

Nachteile einer Ruhigstellung bestehen nicht nur als Folgen technischer Fehler, sondern vor allem in potentiellen oder tatsächlichen Atrophieschäden der ruhiggestellten Knochen, Muskeln, Bänder, Gelenkkapseln sowie des Gelenkknorpels. Von diesen Strukturen reagiert das Gelenk mit Knorpel und Kapselbandapparat am empfindlichsten auf eine Ruhigstellung. Es sei deshalb als Parameter für alle anderen Strukturen und deren mögliche Schädigungen in den Mittelpunkt der Überlegungen gestellt.

Mögliche oder tatsächliche Gelenkschäden nach Ruhigstellungen mit erschwerter Rehabilitation bis hin zu schwersten persistierenden Funktionsstörungen sind uns im Rahmen konservativer Frakturbehandlung beim Erwachsenen zur Genüge bekannt. Experimentell wurden direkte Knorpelschäden als Folge einer Ruhigstellung von Salter und Mitarbeitern (5), Evans (2) und anderen

Autoren nachgewiesen. Derartige Schäden sind sowohl von der Dauer einer Ruhigstellung als auch vom Alter des Patienten abhängig: Je länger die Ruhigstellung und je älter der Patient, desto irreversibler der Gelenkschaden.

Im Wachstumsalter sind reine Ruhigstellungsschäden an Gelenken nicht bekannt. Einerseits wegen des Alters der Patienten und der dadurch bedingten nur kurzen Ruhigstellungszeiten. Andererseits wegen der enormen Regenerationsfähigkeit des wachsenden Skelettes und damit auch des Gelenkknorpels. Gesellt sich jedoch zu einem zumindest nur potentiellen Ruhigstellungsschaden ein intra- oder periartikulärer Infekt, so könnte eine Summierung der schädigenden Einflüsse stattfinden und dann sogar im Wachstumsalter ein irreversibler Gelenkdefekt verbleiben.

Vor der Antibiotica-Ära wurde oftmals notgedrungenerweise die Infektsanierung vor die Erhaltung der Funktion gestellt. Seitdem Infekte durch Antibiotica kausal behandelt werden können, sind jedoch Infektsanierung und Funktionserhaltung als ebenbürtige Behandlungsziele zu betrachten. Im Interesse der Funktionserhaltung müßten deshalb bei der Behandlung der akuten hämatogenen Osteomyelitis selbst nur potentielle, wie z.B. Ruhigstellungsschäden, vermieden werden.

Salters experimentelle Arbeiten aus dem Jahre 1980 geben Antwort auf die Frage nach dem «therapeutischen» Effekt einer Ruhigstellung. Unter konsequenter postoperativer passiver funktioneller Nachbehandlung heilte nicht nur ein die ganze Knorpeldicke erfassender gesetzter Gelenkknorpeldefekt, sondern auch ein zusätzlicher intraartikulärer Infekt morphologisch und funktionell signifikant besser und schneller aus als unter gelegentlicher Mobilisation oder gar unter konsequenter Ruhigstellung (6, 8).

Klinisch hatte schon 1919 Willems (9) derartige Erfahrungen gesammelt, die in den letzten Jah-

73

ren bei der Behandlung intraartikulärer Infekte in zunehmendem Maße durch BALLARD (1), SALTER (8), ZIFKO (10) und GÄCHTER (3) und andere Autoren bestätigt wurden und wie es auch unseren eigenen klinischen Erfahrungen entspricht (4). Aufgrund dieser experimentellen und klinischen Ergebnisse scheint die indirekte Infektbekämpfung via Verbesserung der lokalen Durchblutungsverhältnisse nicht durch die Ruhigstellung, sondern ausschließlich durch die funktionelle Belastung des betroffenen Skelettabschnittes optimalisiert zu werden.

SALTERS Quintessenz (7): «Since immobilization of joints have been proven to be harmful and since joints are designed to move, we as orthopaedic surgeons should keep them moving whenever it is feasible to do so.»

Da späte Folgezustände im Rahmen einer akuten hämatogenen Osteomyelitis mit Sequestrierungen, Totenladen etc., also frakturgefährdeten Situationen heute nicht mehr zu erwarten sein sollten, stellt sich die Indikation zu einer Ruhigstellung in Gips oder Schiene nur noch in der Frühphase einer Osteomyelitis zur Schmerzbehandlung. Um die indirekte Infektbekämpfung zu verbessern, sollte sobald als irgend möglich mit der funktionellen Behandlung begonnen werden, die für das Wachstumsalter in der spontanen Mobilisation der betroffenen Extremität bzw. des Patienten besteht. Bedenken, daß das Kind die ihm gewährte funktionelle Freiheit mißbrauchen könnte, sind nicht angebracht. «Vernunft» nimmt mit zunehmendem Alter ab, «Unvernunft» mit zunehmendem Alter zu. Nur Erwachsene verhalten sich ihren Verhältnissen entsprechend unvernünftig, nicht aber Kinder.

Literatur

1. BALLARD, A., BURKHALTER, W.E., MAYFIELD, G.W., DEHNE, E., BROWN, P.W. The Functional Treatment of Pyogenic Arthritis of the Adult Knee J. Bone Jt. Surg. *57-A*, 1119–1123 (1975)
2. EVANS, E.B., EGGERS, G.W.N., BUTLER, J.K., BLUMEL, J. Experimental Immobilization and Remobilization of Rat Knee Joints J. Bone Jt. Surg. *42-A*, 737–758 (1960)
3. GÄCHTER, A. Der Gelenkinfekt, Der informierte Arzt 6, 35–43 (1985)
4. VON LAER, L., WIMMERSBERGER, A., RUDIN, CH., SPÖTTL, R., ILLI, O.E., SPESCHA, H., VON LAER, M. Die Indikation zur operativen Behandlung der akuten hämatogenen, der primär chronischen und der posttraumatischen Osteomyelitis im Kindesalter. Z. Kinderchir. 39, Suppl. I: 64–66 (1984)
5. SALTER, R.B., FIELD, P. The Effects of Continuous Compression on Living Articular Cartilage J. Bone Jt. Surg. *42-A*, 31–49 (1960)
6. SALTER, R.B., SIMMONDS, D.F., MALCOLM, B.W., RUMBLE, E.J., MacMICHAEL, D., CLEMENTS, N.D. The Biological Effect of Continuous Passive Motion on the Healing of Full-Thickness Defects in Articular Cartilage J. Bone Jt. Surg. *62-A*, 1232–1251 (1980)
7. SALTER, R.B. Motion versus rest: why immobilise joints? J. Bone Jr. Surg. *64-B*, 251–254 (1982)
8. SALTER, R.B., HAMILTON, H.W., WEDGE, J.H., TILE, M., TORODE, I.P., O'DRISCOLL, S.W., MURNAGHAN, J.J., SARINGER, J.H. Clinical Application of Basic Research on Continuous Passive Motion for Disorders and Injuries of Synovial Joints: A Preliminary Report of a Feasibility Study J. Orthop. Res. *1*, 325–342 (1984)
9. WILLEMS, C. Treatment of Purulent Arthritis by Wide Arthrotomy Followed by Immediate Active Mobilization Surg. Gyn. Obstetr. *28*, 546–554 (1919)
10. ZIFKO, B. Die funktionelle Knieempyembehandlung Unfallheilk. *87*, 479–487 (1984)

Anschrift des Autors

L. VON LAER, Kinderchirurgische Klinik, CH-Basel

Hecker W. Ch. (München): Herr Marget, wir haben mit Ihren Mitarbeitern besprochen, daß die Dauer der Chemotherapie davon abhängig ist, ob auch unter Belastung die Blutsenkung normal bleibt. Sie geben uns jetzt ein Zeichen drei Wochen Chemotherapie. Die Frage: haben Sie neue Erkenntnisse oder gilt unsere alte Abmachung noch?

Marget W. (München): Ich danke Ihnen vielmals für diese Frage. Bei der Vorbereitung habe ich mir die ganze Literatur durchgeschaut, habe auch die einzelnen Ergebnisse – es gibt relativ wenige – der letzten zwei Jahre durchgeschaut. Ich muß revozieren. Die Empfehlung, daß man drei Wochen behandelt oder 20 Tage, ist einfach daraus geboren, daß es dann in hohem Prozentsatz, 95–99%, keine Komplikationen gibt.

Morger R. (St. Gallen): Herr Hecker, ich kann Ihnen dazu sagen, seit vier Jahren behandeln wir im Prinzip auch drei Wochen intravenös und wir können das, was Herr Marget gesagt hat, an unseren Fällen nur bestätigen.

Gonzalez R. (Trier): Meine Frage an Herrn Merckx: Was ist Ihre Indikation für die Erstbehandlung bei einer weniger schweren Sepsis oder Osteomyelitis? Welche Indikation stellen Sie für Gentamycin?

Merckx J. (Paris): Wir geben fast immer Gentamycin i. v. und am Anfang der Osteomyelitistherapie fast immer ein zweites Antibiotikum. Bei den septikämischen Formen wurde die i. v.-Gabe durch 21 Tage durchgeführt. Bei den mittelschweren Formen, Fieber 38–38,5, wird die i. v.-Gabe nach zwei bis fünf Tagen verlassen.

Härle A. (Münster): Zwei Fragen an Herrn Prof. Marget: Erstens, befürworten Sie die Kombination von Clindamycin und Oxacillin, z. B. in der Initialphase der Therapie aufgrund mehrerer heute dargelegter Überlegungen? Zweitens, ich habe aus Ihrer Ausführung entnommen, daß Sie ähnlich wie amerikanische Autoren die diagnostische Knochenmarkspunktion in der Frühphase unterstützen? Ist das genereller Konsens oder ist das eigentlich immer noch umstritten?

Marget W. (München): Ich glaube, die letzte Frage mit der Diagnostik ist klar. Man muß versuchen den Erreger mit allen Mitteln zu finden. Die andere Sache, es findet sich kein Therapieschema, das dem anderen überlegen ist, da kann man schauen, wo man will. Ich war der Meinung, daß ich das genügend betont hätte. Es sind einfach keine ausreichenden Kontrollen vorhanden. Wenn vergleichende Untersuchungen durchgeführt werden, dann sind sie aus anderen Gründen unzureichend, z.B. war das Antibiotikum unterdosiert usw. Wir haben keinen Anhalt, welche Medikation optimal ist. Auch die Kombination von Clindamycin oder Phosphomycin mit anderen Präparaten ist ein Versuch, aber keine Empfehlung.

Morger R. (St. Gallen): Dann wollen wir das Thema Chemotherapie abschließen und gehen über zu dem operativen Anteil.

Ritter G. (Graz): Ich möchte Herrn Graf und vor allem Herrn Härle fragen, wann beginnt für Sie die chronische Osteomyelitis, wann endet die akut hämatogene? Wenn wir nicht die gleiche Definition für die akute hämatogene Osteomyelitis haben, wird unsere Diskussion über die Art der Therapie wieder aneinander vorbeilaufen. Es besteht dadurch der Eindruck, als wäre die operative Therapie der akuten Osteomyelitis grundsätzlich verschieden. Jene Fälle mit röntgenologisch sichtbaren osteolytischen Herden, die Sie vorgestellt haben, werden von uns völlig gleich mit operativer Ausräumung und Septopalimplantation behandelt. Der Unterschied ist nur, daß wir solche Fälle – weil bereits Sequester vorliegen – nicht mehr als akut bezeichnen.

Härle A. (Münster): Die Behandlungen von den 38 Kindern bezogen sich auf Osteomyeliten im Akutstadium. Nun zum Übergang in die chronische Form. Durch Antibiotikatherapie wird die Infektion manchmal so subakut, daß sie gar nicht mehr klinisch nachweisbar ist. Wenn dann aber der Krankheitsprozeß fortschwelt, erkennbar an später auftretenden Sklerosierungsvorgängen, oder nicht vollkommenen Abfall der BSG auf Normalwerte und bleiben auf diesem Bereich, dann gehe ich von einer chronischen Verlaufsform aus.

Parsch K. (Stuttgart): Ich möchte aus persönlicher Erfahrung davor warnen mit einer Punktion ein negatives Urteil abzugeben. Man kann mit der

Punktion 1 cm oder 2 cm neben dem subperiostalen Raum liegen und eine qualifizierte chirurgische Therapie verabsäumen, weil man den Abszeß nicht punktiert hat. Man sollte sicherlich bei typischem klinischen Symptomenkomplex das Messer im Hintergrund haben, wenn man die Punktionsnadel in die Hand nimmt, z.B. bei Verdacht auf eine hämatogene Osteomyelitis am distalen Femur, weiß ich, wie natürlich andere auch, daß man bei der Punktion von vorne den dorsal liegenden subperiostalen Abszeß verpassen kann und damit auch die qualifizierte Therapie verzögert.

Pompino H. J. (Siegen): Ich würde Herrn Härle gern fragen, ob er seine 39 Kinder ausschließlich operativ behandelt hat?

Härle A. (Münster): Diese 39 Kinder wurden ausschließlich operativ behandelt, nachdem sie zum größten Teil konservativ vorbehandelt worden waren. Wir sind nur in etwa 40% die primäre Anlaufstelle, die anderen kommen zunächst in die Kinderklinik, werden aber bei entsprechender Diagnostik uns sofort zur Punktion geschickt. Ich muß sagen, daß in diesen Fällen die Punktion fast immer positiv war.

Aboulola M. (Algier): Meiner Meinung nach muß die chirurgische Therapie in der akuten Phase das selbe Ziel haben wie die Chemotherapie. Sie ergänzt die Schwäche der Chemotherapie. In der chronischen Phase ist das Ziel der chirurgischen Therapie die Abhilfe des Versagens der bisherigen Behandlung einer Knochennekrose.

Die erste Frage wendet sich an Herrn Härle: Wie lange ist die Ausheilungsdauer nach Ihrer chirurgischen Therapie, die mir etwas aggressiv erscheint? Was ist das Ziel dieser Therapie? Eine mehr konservative Therapie, die die Osteomyelitis chronisch werden läßt und dann den Sequester behandelt, scheint mir ein billigeres und schnelleres Verfahren.

Härle A. (Münster): Ich glaube, man sollte dann nochmals eine Klarstellung versuchen. Die konservative Therapie reicht bei der hämatogenen Osteomyelitis aus, wenn sie früh genug eingesetzt wird. Wenn aber eine Abszedierung eingesetzt hat, dann gilt die alte chirurgische Regel. Es sei denn, man ist bereit, einen langen Krankheitsprozeß mit zusätzlichen sekundären Schädigungen, wie Überlänge oder Achsenfehler, in Kauf zu nehmen. Beim Vergleich konservativ gegen chirurgisch haben wir das Problem, daß wir immer die negative Auswahl in der chirurgischen Gruppe haben. Operieren wir frühzeitig, kontrolliert metaphysär, dann werden wir ein Heilungsergebnis in 100% aufweisen können. Aber bei den meisten Fällen, die chirurgisch behandelt werden, liegt der Krankheitsbeginn schon 15–20 Tage zurück. Bei primär konservativer Therapie muß man engmaschig kontrollieren, ob die Osteomyelitis anspricht, d. h. 2 Tage für den Temperaturabfall und längstens 5 Tage für den Rückgang der BSG.

H. Sauer und G. Ritter (Hrsg.): Osteomyelitis und Osteitis im Kindesalter
© Gustav Fischer Verlag · Stuttgart · New York · 1986

Die septische Osteoarthritis des Neugeborenen

R. Facchini, M. Denti und G. Peretti, Mailand (I)

Die septische Osteoarthritis (S. O. A. N.) ist als intraartikuläre Infektion mit eitrigem Erguß, mit folgender Schädigung der knöchernen Metaepiphysen und einer Bakteriämie definiert. Wegen der großen Gelenksdestruktion und den sich damit ergebenden Folgen ist es besonders wichtig, so früh wie möglich eine exakte Diagnose zu stellen. In der folgenden Arbeit sollen die verschiedenen Entwicklungsphasen der S. O. A. N. und die Möglichkeiten der Frühdiagnose sowie die geeigneten Behandlungsmethoden beschrieben werden.

Die normale Entwicklung der S. O. A. N.

I. Phase: Gewöhnlich dauert es etwa acht bis zehn Tage, bis die Infektion ausbricht. Dies ist ein höchst bedrohlicher Zustand, der überwiegend durch die allgemeinen Symptome der Sepsis gekennzeichnet ist. Die am häufigsten vorkommenden klinischen Zeichen sind: lokale Schwellungen (77%), Fieber (65%), funktionelle Einschränkungen der betroffenen Gelenke (54%), Erythem (30%), Fluktuation (14%). Die Laborwerte sind nicht immer aussagekräftig, selbst die Blutsenkung und Leukozyten sind nur in etwa 70% der Fälle erhöht. Im Röntgen findet man wohl eine Weichteilschwellung im Bereich der Gelenke, aber noch keine Knochenveränderungen. Es ist besonders erwähnenswert, daß sonographisch der Gelenkserguß in dieser ersten Phase bereits nachgewiesen werden kann und das auch in Gelenken, die der klinischen Untersuchung nicht unmittelbar zugänglich sind, wie etwa die Hüftgelenke.

II. Phase: Dauer etwa acht bis zehn Tage, wobei eine Abgrenzung der Infektion charakteristisch ist. In dieser Phase geht die Temperatur zurück, doch es findet sich eine stetige Erhöhung der Blutsenkungsgeschwindigkeit sowie der Leukozytenzahl. Ebenso bleibt die Schwellung und die funktionelle Einschränkung des betroffenen Gelenkes konstant.

In dieser zweiten Phase werden die Röntgenbilder bedeutsam, die anfänglich eine diffuse Osteoporose zeigen. Im Bereich des gelenksnahen Knochens finden sich Osteolysen sowie weiträumige periostale Reaktion, dies kann die ganze Diaphyse betreffen.

III. Phase: Die Dauer von 10 bis 15 Tagen bis zu mehreren Monaten ist von der Schwere der Krankheit bzw. von der Effizienz der angewandten Therapie abhängig. Es handelt sich dabei entweder um die Phase der Heilung oder des Überganges in eine chronische Osteomyelitis. Die Allgemein- und Lokalsymptomatik bildet sich zurück und die Funktion der betreffenden Gelenke verbessert sich mehr oder weniger. Die Gelenksabszesse bilden sich zurück oder werden durch Narbengewebe ersetzt. Radiologisch findet sich nach wie vor die periostale Reaktion. Bei Chronischwerden können große Sequester auftreten.

IV. Phase: ist jene der Spätfolgen (Abb. 1). Nur wenige von diesen sind primär sichtbar wie etwa die Luxationen, ein Großteil der Folgen kann erst im Laufe der Zeit abgeschätzt werden. Eine schematische Einteilung der am häufigsten vorkommenden Veränderungen würde etwa so aussehen:

a) Gelenksschäden: Luxationen oder Subluxationen vor allem im Bereich des Hüftgelenkes, aber auch im Schulter-, Knie- oder Sprunggelenk.

b) Schäden der Epiphysen: Osteochondrosen, totales oder partielles Fehlen der Epiphysenkerne.

c) Schäden der Metaphysen: Epiphysengleiten, Wachstumsstillstand oder -verzögerung der Röhrenknochen, Achsenverschiebungen.

d) Strukturelle Schäden der Röhrenknochen: heilen meist spontan ab.

Aufgrund der Beobachtung von über 70 Patienten über eine mehr oder minder lange Zeit konnten wir ein Therapieschema der S. O. A. N.-Behandlung entwickeln:

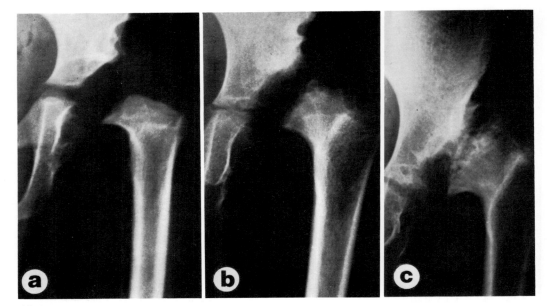

Abb. 1

I. Phase: Dabei ist besonders die Frühdiagnose bei den meist unreifen Neugeborenen schwer zu stellen, da sich die klinische Symptomatik sowie die Laborwerte von septischen Zustandsbildern nicht unterscheidet. Infolge der Häufigkeit der S.O.A.N. nach Austauschtransfusionen (eigene Statistik 0,01% bei sonst gesunden Neugeborenen, 0,09% bei kranken, aber nicht katheterisierten Neugeborenen, aber 2,4% bei katheterisierten Neugeborenen), behandeln wir solche Patienten routinemäßig mit Antibiotika. Zuerst ein breit wirkendes Antibiotikum und nach spezifischem Erregernachweis Umstellung auf ein speziell wirksames Antibiotikum. Diese Therapie wird mindestens bis zum Abklingen aller klinischen Symptome auf jeden Fall aber bis Abschluß der zweiten Phase durchgeführt.

II. Phase: Klinisch, radiologisch oder sonographisch verifizierte Gelenksergüsse werden durch Punktion und Drainage, im Fall einer Organisation des Ergusses durch eine Arthrotomie beherrscht. Zusätzlich wird lokal ein Antibiotikum instilliert. Dabei erscheint es wesentlich, den intraartikulären Druck zu entlasten, um die Durchblutung wieder herzustellen.

Immobilisierung des Gelenkes im Gipsverband ist entscheidend, da durch die Ruhigstellung das Ödem reduziert, die Durchblutung gefördert und eine Synovialreaktion begrenzt wird.

III. Phase: Bleibt eine Luxation bestehen, so ist mitunter eine offene Reposition angezeigt, wobei eine ausgiebige Gelenkstoilette durchgeführt wird. Finden sich Sequester, so müssen diese selbstverständlich auch operativ ausgeräumt werden.

IV. Phase: Dabei handelt es sich um die späte orthopädische Versorgung, die von den einzelnen Schädigungen abhängig ist.

References

1. FACCHINI R., DENTI M., MORANDI A.: L'osteoartrite settica neonatale della tibio-tarsica. Chir. del Piede, 1985, im Druck
2. GOUBERT J., LASSERRE J.: Osteoarthritis aigues et les arthritis pures du nourrisson et du nouveau-ne. Ann Chir Infant 15: 5, 1974
3. KNUDSEN F.U., PETERSEN S.: Neonatal septic osteoarthritis due to umbilical arthery catheterization. Acta Ped Scand. 66: 225, 1977
4. PERETTI, G., FACCHINI R., AROSIO B., RAMONDETTA V.: Trattamento ed esiti a distanza della Osteoartrite settica neonatale. Atti Sertot 2, 239, 1983
5. NELSON J.D., WAYNE KOONTZ Z.: Septic arthritis in infants and children: a review of 177 cases. Ped. 50: 3, 1972
6. LLOYD-ROBERTS G.C.: Septic arthritis in infancy. SICOT 2: 97, 1978

Anschrift des Autors

R. FACCHINI, 3. Orthopädische Abteilung, Universität Mailand, Italien

H. Sauer und G. Ritter (Hrsg.): Osteomyelitis und Osteitis im Kindesalter
© Gustav Fischer Verlag · Stuttgart · New York · 1986

Die Säuglingsosteoarthritiden
Folgen und therapeutische Aspekte

J. Prevot, P. Lascombes, D. Mainard und J. N. Ligier, Nancy

In einem Zeitraum von 25 Jahren haben wir 102 Säuglingsosteoarthritiden bei 82 Patienten beobachtet, von denen 52 (50%) Folgen gehabt haben. Wir präzisieren hier nach 2 bis 24 Jahren (durchschnittlich 7 Jahre) die klinischen, anatomischen und therapeutischen Aspekte dieser Folgen.

I. Allgemeine Epidemiologie

A. Umstände, unter welchen die Erkrankung auftritt

Zwei Gipfel konnten beobachtet werden: 53% der Fälle traten vor dem ersten Lebensmonat auf, 34% zwischen erstem und drittem Lebensjahr. In den ersten Tagen bestanden bei 54% multiple Herde. Bis zu einem Alter von einem Monat waren die Hüfte und die Schulter in 66% der Fälle betroffen. Zwischen ein und drei Jahren war in 75% das Knie betroffen.

B. Lokalisation

Von 102 Fällen waren 63 Hüften, 23 Kniegelenke, 7 Schultergelenke, 5 Ellenbogengelenke, 1 Handgelenk, 3 Sprunggelenke betroffen. 14 Fälle hatten mehrere Lokalisationen.

C. Möglichkeiten der Diagnosestellung

Die Initialdiagnostik ist bei allen Lokalisationen schwierig. Die Temperatur war in 55% der Fälle normal, die BSG in 27% der Fälle unter 20. Nur Funktionseinschränkung, Schwellung und Schmerzen waren pathognomisch. In vier Fällen konnte man die Diagnose erst nach mehreren Tagen stellen: Es bestand ein Cavakompressionssyndrom. Aufgrund der häufigen primären Fehldiagnosen kommen die Kinder zu spät in die Klinik. Diese Verspätung verschlechtert die Prognose:

– Diagnoseverspätung 1–7 Tage: 18 Fälle, keine Spätfolgen.
– Diagnoseverspätung 4–30 Tage: 12 Fälle, 12 Spätfolgen.

D. Therapiemöglichkeiten

Die Therapie an unserer Abteilung besteht in Punktion oder Arthrotomie, Ruhigstellung, Breitbandantibiotikatherapie mit mindestens zwei Antibiotika. Die Wahl zwischen Punktion oder Arthrotomie hängt vom Zeitpunkt der Diagnosestellung ab.

II. Studie der Spätfolgen

A. Hüftgelenke: 38 Fälle

1. *Geringgradige Wachstumsstörungen: 5 Fälle:* Coxa magna, Schenkelhalsverkürzung, Epiphysenhyperplasien ohne funktionelle Bedeutung.

2. *Operationsbedürftige Dysmorphien der Hüfte: 7 Fälle:* Deformierungen des Femurkopfes, -halses und der Hüftpfanne mit Gefahr einer bleibenden Funktionsstörung. 3 einfache Pfannendachinsuffizienzen durch Deformierung des Pfannendaches.
2 Coxa valga mit Halsverkürzung.
2 Coxa vara mit hypoplastischem Femurkopf.
Bei diesen 7 Fällen war je eine Korrekturoperation nötig.

3. *Partielle Destruktionen des Kopfes, Halses, in der Pfanne ohne Luxation: 8 Fälle:* Der Kopf-Halsteil war verbreitet, pilzförmig deformiert, aber in einer entsprechenden Pfanne mit Verdichtungen im Bereich der Belastungszone adaptiert. Die Hüftgelenke stabil, der Bewegungsumfang durch Fehlstellungen eingeschränkt. Flexion zwischen 30–40 Grad. Die durchschnittli-

che Beinverkürzung betrug ca. 3 cm. Bei beidseitigem Befall war die Differenz verringert. Zwei Patienten hatten zusätzlich das klinische Bild einer Cava-Thrombose. Bei diesen acht Patienten waren 13 Operationen nötig.

4. *Hüftluxation: 18 Fälle:*
Je nachdem ob eine oder keine Deformierung der Gelenksflächen vorlag, war die Prognose unterschiedlich. Wir beobachteten zwei isolierte Luxationen im Alter von zwei und vier Monaten, die nach Reposition keine Spätfolgen zeigten.
7 Luxationen zeigten teilweise Destruktion des Femurkopfes oder eine inkomplette Eiphysiodese des subkapitalen Wachstumsknorpels. In weiterer Folge eine Deformierung der Gelenksflächen, eine Schenkelhalsverkürzung, mit valgischem Hüftkopf, Trochanterhochstand mit Beinverkürzung und Hinken.
9 Luxationen hatten Destruktionen des Kopfes und Halses, die im Laufe des Wachstums zu schwerer Instabilität der Hüfte und in 3 Fällen zu einer Beinverkürzung von 9 cm bis zum Wachstumsende führte. In 2 Fällen bestand initial eine Beckenvenenthrombose.

B. Kniegelenk: 23 Fälle

Von 23 Patienten zeigten 7 Spätfolgen mit ausgedehnten Gelenksdestruktionen, meist des Femur, die zu einem mehr oder weniger ausgeprägten Genu valgum, varum oder verschieden starken Genu flexum, begleitet von einer massiven Verkürzung (bis 20 cm am Wachstumsende), geführt haben.

C. Schultergelenk: 7 Fälle

Bei 7 Fällen entstanden 4 Spätfolgen infolge Zerstörung des Humeruskopfes, die zu einer Ankylose, teilweise kompensiert durch die Art. scapulothoracica, und einer Verkürzung von 8–12 cm führten.
Wir haben 2 Spätfolgen im Ellbogenbereich durch Zerstörung des Condylus radialis gefunden. Eine weiter im Bereich des Sprunggelenkes durch eine mediale Epiphysiodese mit einem Varus von 25 Grad.

III. Therapie der Folgezustände

A. Die traditionelle Chirurgie

1. *Die Kapsulotomien im Hüft- und Kniebereich:* Die Indikation besteht speziell bei Beugekontrakturen. Wir haben sie viermal mit gutem, aber leider nur kurzfristigem Erfolg durchgeführt. Eine Osteotomie war letzlich stets notwendig.

2. *Die Osteotomien*
   a) *Beckenosteotomie nach Salter:* einseitig zur besseren Überdachung: 4 Fälle.
   Salterosteotomie beidseits zur Korrektur der Flexion: 3 Fälle.
   Beckenosteotomie nach Chiari: zur Stabilisierung: 3 Fälle.
   b) *Achsenkorrekturen:* An der oberen und unteren Femurmetaphyse.

3. *Die offene Reposition bei Hüftluxation:* wurde fünfmal durchgeführt, zweimal mit zusätzlicher Osteotomie nach Salter. Die Technik nach Colonna hat uns gute Ergebnisse gebracht.

B. Neue Korrekturverfahren

1. Die *Trochanterplastik* nach Weissman (Freeland 1980 17 Fälle). Die Indikation ist bei Fällen von totalen Kopf- und Halsdestruktionen gegeben. Die Operation besteht in einer Reposition des oberen Femurendes in die Pfanne nach einer Korrekturosteotomie im Bereich der oberen Metaphyse. Sie ergibt eine gute Stabilität bei total instabilen Hüften um den Preis einer Zunahme der Verkürzung. Wir haben sie in vier Fällen mit einem befriedigendem Ergebnis durchgeführt.

2. *Die Verlängerung des Femurhalses:* wurde bei vier Patienten mit kurzem Schenkelhals und Trochanterhochstand, in einer eigenen Modifikation, der Technik nach Wagner, durchgeführt (Abb. 1 und 2).

3. Die Desepiphysiodese durch Ausräumung einer Knochenbrücke und Interposition von Silastic wurde viermal durchgeführt. Einmal mit dem Versuch einer Transplantation eines knorpeligen vascularisierten Transplantates nach mikrochirurgischer Technik. Es gab zwei Mißerfolge und zwei Teilerfolge. Trotzdem, glauben wir, daß diese Technik bei Vorliegen einer Epiphysiodese immer versucht werden muß.

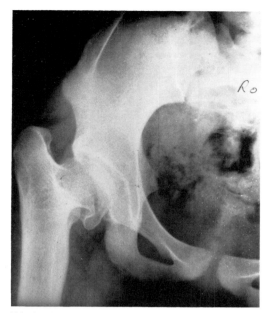

Abb. 1: Coxa vara mit Schenkelhalsverkürzung und deutlichem Trochanterhochstand

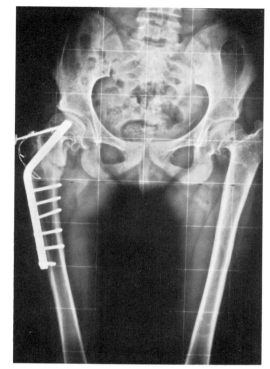

Abb. 2: Dieselbe Hüfte nach Schenkelhalsverlängerung

4. *Die Extremitätenverlängerungen:* Die Verkürzung nach Osteoarthritiden ist eine Spätfolge zumeist bei Patienten, wo das Knie betroffen ist. Sie kann bis zu 25 cm zu Wachstumsende betragen.

In unserem Krankengut wurden zwei Patienten mit einer Verlängerungs-Verkürzungsosteotomie beider Oberschenkel nach Merle D'Aubigné, wobei wir 7–8 cm gewonnen hatten, behandelt. Nach 1976 haben wir vier Oberschenkelverlängerungen und eine Oberarmverlängerung nach Wagner gemacht (ca. 4–6 cm). Nach 1984 haben wir die Technik nach Ilizarov verwendet, die uns weniger aggressiv, aber trotzdem effizient erscheint (zwei Fälle), man braucht dazu aber Geduld.

Zusammenfassung

Die Säuglingsosteoarthritiden zeigen in etwa 50% der Fälle schlechte Ergebnisse. Die Therapie ist meist chirurgisch, wenn auch so wenig aggressiv als möglich. Das Ziel ist die funktionelle Wiederherstellung der betroffenen Extremität. Manchmal sind mehrere Operationen notwendig. Die Folge ist fast immer eine ausgeprägte Funktionseinschränkung, weshalb auf eine Frühdiagnose und eine entsprechende Therapie besonders geachtet werden sollte.

Literatur

1. BARDENHEIER J.A., MORGAN H.C., STAMP W.G. Treatment and sequelae of experimentally produces septic arthritis. Surg. Gynecol. Obstet., 1966, *122*, 249–254
2. BARBIER M., BENSAHEL H., BONDONNY J., CAHUZAC P., DEBEUGNY P., DIDIER J., DURROUX R., MALLET J., MOATTI N., POUS M., SALMON M., WEISGERBER G. Symposium sur les ostéoarthrites aiguës et les arthrites pures du nourrisson et du nouveau-né (1ère partie). Ann. Chir. Inf., 1974, 15, 4, 247–363
3. BEAU A., PREVOT J. Un cas d'ostéoarthrite aiguë de hanche chez le nourrisson de diagnostic particulièrement difficile. Rev. Chir. Orthop., 1964, 50, 4, 549–553
4. BEAU A., PREVOT J., MOUROT M., BODART N., JOLLY A. Aspects actuels des ostéoarthrites aiguës du nourrisson. Etude de 40 cas. Ann. Med. Nancy, 1976, *15*, 767–775
5. BIANCHI-MAIOCCHI A. Introduzione alla conoscenza delle metodiche di Ilizarov in ortopedia e traumatologia. Edizione Medi Surgical Video 1983

6. Dick M. M., Tiltjen R. Humeral lengthening for septic neonatal growth arrest. J. Bone Joint Surg., 1978, 60 A, 1138–1139

7. Freeland A. E., Sullivan D. J., Westin G. W. Greater trochanteric hip arthroplasty in children with loss of the femoral head. J. Bone Joint Surg., 1980, 62 A, 1351–1361

8. Langenskiöld A. An operation for partial closure of an epiphysial plate in children and its experimental basis. J. Bone Joint Surg., 1975, 57 B, 325–330

9. Llyod-Roberts S. G. Suppurative arthritis of infancy. Some observations upon prognosis and management. J. Bone Joint Surg., 1960, 42 B, 707–720

10. Lunseth P. A., Heiple K. G.: Prognosis in septic arthritis of the hip in children. Clin. Orthop., 1979, 139, 81–85

11. March A. W., Riley L. H., Robinson R. A. Retroperitoneal abscess and septic arthritis of the hip in children. J. Bone Joint Surg., 1972, 54 A, 67–74

12. Nade S. Acute arthritis in infancy and childhood. J. Bone Joint Surg., 1983, 65 B, 3, 234–241

13. Prevot J. et Guillaumot M. Technique de correction des grandes inégalités de longueur des membres inférieurs en un temps. Rev. Chir. Orthop., 1970, 6, 577–581

14. Rigault P., Pinaud J.B. Les arthrites purulentes aiguës de la hanche chez le nourrisson. Problèmes diagnostiques et thérapeutiques actuels. Ann. Chir. Inf., 1968, 9, 3, 245–256

15. Salmon M., Aubrespy P., Argenson C., Conggryp N. Le traitement des luxations ostéomyélitiques de la hanche. Quelques documents. Rev. Chir. Orthop., 1972, 58, suppl. No 1, 291–312

16. Weissman S. L. Transplantation of the trochanteric epiphysis into the acetabulum after septic arthritis of the hip. Report of a case. J. Bone Joint Surg., Dec. 1967, 49 A, 1647–1651

Adresse des Autors

J. Prevot, Clinique Chirurgicale
Pédiatrique. Service de Chirurgie Infantile Orthopédique
(Pr Jean Prevot) Hospital d'Enfants de Nancy,
54511 Vandeuvre-Les-Nancy Cedex

H. Sauer und G. Ritter (Hrsg.): Osteomyelitis und Osteitis im Kindesalter
© Gustav Fischer Verlag · Stuttgart · New York · 1986

Akute hämatogene Osteomyelitis –
Erfahrungen bei 21 Neugeborenen und Säuglingen

K. ALBRECHT und H. KOLB, Bremen

In der Prof.-Hess-Kinderklinik und der Kinderchirurgischen Klinik in Bremen wurden in der Zeit von 1974 bis 1984 21 Neugeborene und Säuglinge mit einer akuten hämatogenen Osteomyelitis behandelt. Diese Kinder lagen teils in der kinderchirurgischen, teils in der pädiatrischen Klinik; die Behandlung erfolgte immer in enger Kooperation von Kinderchirurgen und Pädiatern.

Auf Grund unterschiedlicher pathologisch-anatomischer Verhältnisse läßt sich die Säuglingsosteomyelitis von der Osteomyelitis älterer Kinder abgrenzen; wegen der unterschiedlichen Immunitätslage schien es uns in diesem Referat sinnvoll, innerhalb der Säuglingszeit Neugeborene und ältere Säuglinge zu unterscheiden.

Gruppe I: 11 Neugeborene unter 6 Wochen

Ein Keimnachweis aus Blutkulturen und/oder Punktionen gelang bei allen 11 Neugeborenen (Abb. 1). Dabei fanden sich 7× Staphylokokkus aureus häm., 1x Staph. epidermidis, 2× Streptokokken der Gruppe B und 1× Enterobacter.

Gruppe II: 10 Säuglinge über 6 Wochen

Bei diesen Kindern konnte nur in der Hälfte der Fälle ein Keim isoliert werden, es wurden 2× Staph. aureus häm., 1× Pneumokokken, 1× ß-hämolys. Streptokokken der Gruppe A und 1× Salmonellen nachgewiesen.

Nur 5 der 11 Neugeborenen waren bis zum Auftreten der Osteomyelitis gesund, 6 hatten eine der folgenden Grund- oder Vorerkrankungen: Enterobacter-Sepsis bei Malrotation mit Volvulus, Staphylokokken-Sepsis bei Frühgeborenem der 35. SSW, Pyodermie, Hyperbilirubinämie, intrauterine Dystrophie und Ichthyosis congenita.

Bei den älteren Säuglingen ging der Osteomyelitis nur bei 2 von 10 Kindern eine Vorerkrankung voraus, und zwar je ein Atemwegsinfekt und eine Pneumonie.

Die klinischen Leitsymptome waren bei den Neugeborenen Schonhaltung, Berührungsempfindlichkeit, Rötung und Schwellung, bei den älteren Säuglingen trat fast immer hohes Fieber hinzu.

Die Lokalisation der Osteomyelitis zeigt die Abbildung 2.

Bakteriologische Befunde

	Gruppe I	Gruppe II
Staph. aureus häm.	7	2
Staph. epidermidis	1	-
Streptokokken Gruppe A	-	1
Streptokokken Gruppe B	2	-
Pneumokokken	-	1
Enterobacter	1	-
Salmonellen	-	1

Abb. 1

Lokalisation der akuten Osteomyelitis

	Gruppe I (n=11)	Gruppe II (n=10)
Femur	4	2
Tibia	2	1
Fußwurzelknochen	2 (1)	2 (1)
Humerus	2	4
Mittelfinger	1	–
Oberkiefer	–	1

Abb. 2

Bei der Labordiagnostik sahen wir neben Veränderungen im weißen Blutbild mit Leukozytose und

83

Linksverschiebung eine deutliche Erhöhung der Blutkörperchen-Senkungsgeschwindigkeit, die bei den Neugeborenen nach 1 und 2 Stunden im Mittel 62/88 betrug gegenüber 74/119 bei den älteren Säuglingen.

Die Röntgen-Untersuchung zeigte bei den Neugeborenen primär 6× positive Befunde, 4 Patienten ließen erst im Verlauf röntgenologische Veränderungen erkennen, 1 Patient blieb ohne pathologischen Röntgen-Befund. Die Knochenszintigraphie, der 9 von 11 Neugeborenen unterzogen wurden, ergab 5× keinen pathologischen Befund, unter den 4 Kindern mit positivem Befund waren 2, die zum Zeitpunkt der Szintigraphie noch einen negativen Röntgenbefund aufwiesen. In der Gruppe II waren im Röntgen-Bild 4 Kinder primär positiv, 4 zeigten im Verlauf röntgenologische Veränderungen, 2 blieben ohne pathologischen Röntgen-Befund. Szintigraphisch wurden 8 der 10 Kinder untersucht; 6 zeigten einen pathologischen Befund, darunter waren 2 Kinder, die auch im Verlauf keinen path. Röntgen-Befund erkennen ließen.

Bei je 2 Patienten der Gruppen I und II wurden zur Diagnostik oder Therapie Punktionen oder Incisionen durchgeführt, alle anderen wurden ausschließlich konservativ behandelt.

Die Ruhigstellung erfolgte bis zum Abklingen aller Entzündungszeichen, in der Regel etwa bis zum Absetzen der Antibiotika.

Die Antibiotika-Therapie wurde immer parenteral begonnen und nach Abklingen der akuten Entzündungszeichen oral bis zur vollständigen Normalisierung der Blutkörperchensenkungs-Geschwindigkeit fortgeführt. Die quantitative CRP-Bestimmung, die uns leider erst seit ca. 2 Jahren zur Verfügung steht, ist uns inzwischen ein wichtiger Verlaufsparameter geworden. Die antibiotische Behandlungsdauer ist aus Abb. 3 ersichtlich.

Dauer der antibiotischen Behandlung

	Mittelwert	min.	max.	
gesamt	9 1/2	3	16	Wochen
davon i.v.	4 1/2	2	8	Wochen
oral	5	–	12	Wochen

Abb. 3

Die Auswahl der Antibiotika war primär ungezielt vom Alter des Patienten und nach Bekanntwerden des Erregers von dessen Resistenz abhängig. Die Antibiotika, die am häufigsten eingesetzt wurden, waren Penicillin G, Oxacillin, Cephalosporine und Clindamycin. Wesentliche antibiotika-

bedingte Komplikationen traten nicht auf.

Bei einem Säugling sahen wir noch unter der oralen Penicillin-Therapie ein Rezidiv, das nach erneutem chirurgischen Eingriff und vierwöchiger Therapie mit Cefamandol vollständig ausheilte.

Ein Kind, das im Alter von 5 Wochen mit einer antibiotisch anbehandelten B-Streptokokken-Osteomyelitis zu uns verlegt war, entwickelte einen rasch progredienten, shunt-pflichtigen Hydrocephalus bei Aquäduktstenose, möglicherweise infolge einer Meningitis, die bei der antibiotischen Erstbehandlung nicht diagnostiziert wurde.

Bei allen anderen Neugeborenen und Säuglingen mit einer akuten hämatogenen Osteomyelitis sahen wir unter unserer weitgehend konservativen Therapie keine Rezidive, Defektheilungen oder Übergänge in chronische Verlaufsformen. Die Kinder konnten von uns in der Regel solange ambulant nachuntersucht werden, bis sich die evtl. vorhandenen röntgenologischen Knochenveränderungen deutlich zurückgebildet hatten. Einige Kinder konnten auch später noch nachuntersucht werden, wenn sie wegen anderer Erkrankungen in erneute stationäre Behandlung kamen. Beim Fehlen einer Poliklinik waren uns systematische spätere Nachuntersuchungen leider nicht möglich.

Literatur

1. EDWARDS, M.S. et al.: An etiologic shift in infantile osteomyelitis: emergence of the group B streptococcus, J Pediatr 93, 578, 1978
2. EKENGREN, K. et al.: Neonatal Osteomyelitis, Acta Radiologica Diagnosis 23, 305, 1982
3. FOX, L. et al.: Neonatal Osteomyelitis, Pediatrics 62, 535, 1978
4. v. LAER, L. et al.: Die Indikation zur operativen Behandlung der akuten hämatogenen, der primär chronischen und der posttraumatischen Osteomyelitis im Kindesalter, Z. Kinderchir 39, Suppl. I, 64, 1984
5. PARSCH, K.: Hämatogene Osteomyelitis bei Kindern, Deutsches Ärzteblatt 42, 2723, 1979
6. RITTER, G.: Die Therapie der Osteomyelitis im Kindesalter heute, Wiener Med. Wochenschrift 1, 12, 1977
7. RITTER, G.: Die Bedeutung sogenannter ‹negativer szintigraphischer Befunde› bei der akuten hämatogenen Osteomyelitis, Z. Kinderchir 39, Suppl. I, 32, 1984
8. SPOHR, H.L. et al.: Die akute Osteomyelitis im Kindesalter, pädiatr. prax. 25, 303, 1981

Anschriften der Verfasser

Dr. med. K. ALBRECHT, Prof.-Heß-Kinderklinik
Dr. med. H. KOLB, Kinderchirurgische Klinik
Zentralkrankenhaus St. Jürgen-Str., D-2800 Bremen 1

H. Sauer und G. Ritter (Hrsg.): Osteomyelitis und Osteitis im Kindesalter
© Gustav Fischer Verlag · Stuttgart · New York · 1986

Knochen- und Gelenkentzündung bei Neugeborenen und Säuglingen

Jan Grochowski, Hasan Mohamed Ahmed, Stanislaw Szklarczyk und
Wieslawa Zurek, Kraków

In den Jahren 1966–1983 wurden an unserer Klinik 84 Neugeborene und Säuglinge mit entzündlichen Veränderungen der Knochen und Gelenke behandelt.

In den einzelnen Altersgruppen wurden folgende Patientenzahlen beobachtet: 35 Neugeborene, 36 Säuglinge bis zum 6. Lebensmonat und 13 Säuglinge in der zweiten Hälfte des 1. Lebensjahres. Die Grundlage der Diagnose bildeten die klinischen Symptome und radiologische Untersuchung.

Vom entzündlichen Prozeß waren am häufigsten folgende Gelenke betroffen:

das Hüftgelenk – 33mal d.h. 48%

das Schultergelenk – 17mal d.h. 25%

das Kniegelenk – 16mal d.h. 23%

Bei 19 Kindern (22%) wurden multiple entzündliche Veränderungen festgestellt. Folgende Erkrankungen wurden vor dem Auftreten der Osteomyelitis festgestellt und als vermutliche Infektionsquelle angesehen:

– klinische Symptome der Sepsis mit manifestierender Lungenentzündung

– Abszesse der Haut

– Blutaustauschtransfusionen

– Entzündung des Mittelohrs und der oberen Atemwege

– bakterielle Diarrhoen

– Meningitis

Die bakteriologische Untersuchung durch Punktion aus dem Gelenk oder aus dem subperiostalen Abszeß ergab bei 75% der Patienten einen positiven Befund. Eine Blutkultur wurde bei 32% angelegt, sie war bei 19 Patienten positiv. Häufigster Keim war der koagulasepositive Staphylococcus, an 2. Stelle Proteus.

Die Behandlung der akuten Entzündungen der Knochen und Gelenke bestand bei den meisten Kindern aus druckentlastenden Punktionen mit allgemeiner und lokaler Verabreichung von Antibiotika, sowie Ruhigstellung. Bei 7 Kindern wurde eine operative Drainage des Hüftgelenks durchgeführt. Die Zeitdauer der lokalen Verabreichung der Antibiotika betrug 4 Wochen, der allgemeinen 6–8 Wochen. Die Immobilisation der kranken Extremität dauerte etwa 3 Monate.

Die Analyse wurde bei 79 Kindern (94%) vorgenommen, bei welchen die Beobachtung mindestens ein Jahr dauerte. Bei 49 Patienten erzielte man ein gutes Ergebnis (62%). Bei den übrigen 30 Patienten (38%) erzielte man ein mangelhaftes Ergebnis.

Bei 5 Kindern ging die Entzündung in ein chronisches Stadium über.

Schlußfolgerungen

1. In den letzten 8 Jahren hat sich die Zahl der Erkrankungen an akuter hämogener Knochen- und Gelenksentzündung im Neugeborenen- und Säuglingsalter verdoppelt.

2. Der Erreger hat wesentlichen Einfluß auf das Endergebnis.

3. Es steigt die Zahl der in der akuten Phase unerkannten Entzündungen der Knochen und Gelenke im Verlauf schwerer septisch-toxischer Zustände an. Symptome des Gelenkbefalls sind hinter dem schweren Allgemeinzustand des Kindes versteckt und werden nicht bemerkt.

4. Der operative Eingriff in der akuten Phase verkleinert die Zahl der späten osteochondralen Schädigungen.

5. Eine enge Zusammenarbeit mit den Kinderärzten bei der Bekämpfung der Osteomyelitis bei Neugeborenen und Säuglingen soll die Zahl der Knochen- und Gelenkentzündungen vermindern.

Anschrift des Autors

Prof. Dr. med. J. Grochowski, Klinik für Kinderchirurgie des Pädiatrischen Instituts der Medizinischen Akademie in Kraków

H. Sauer und G. Ritter (Hrsg.): Osteomyelitis und Osteitis im Kindesalter
© Gustav Fischer Verlag · Stuttgart · New York · 1986

Osteomyelitis in Newborn Children and Infants – Review of 98 Cases

Savo Bumbić, Belgrad

Our patients

During the last 20 years, we treated 98 children under the age of 12 months with arthritic osteomyelitis. Age distribution of the children is shown on the table 1:

Table 1: Incidence of disease after age

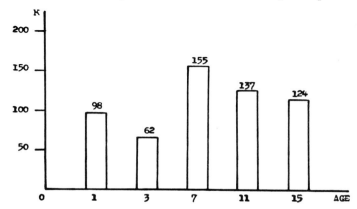

Incidence of the disease falls abruptly after first month of life. (1–3 months 23 children, 3–6 month 7, and 6–12 months 5 children). Sex incidence was nearly the same.

Most children under two weeks of age were transported directly from maternity wards, as premature infants. Joints involved are shown on Table 2:

Many of the children were admitted to the hospital lately, even a few months after the start of the disease. Usual mistake is confusion of the osteomy-elitis of the humerus for paresis of the plexus brachialis or fracture of the clavicula. Some of the children were sent for physiotherapy of the brachial plexus. This is the reason for greater preva-lence of the osteomyelitis of the shoulder in correspondence with other joints. One of the reason for mistaken diagnosis is absence of the high pyrexia in early stages of disease. On initial examination besides general and local signs (hyperemia, warmness, pain and limited mobility of the joint), on x-rays widening of the joint space is noted. Near the end of the second week of disease, destructive lesions may be noted. If treatment is adequate and effective, healing ensues with only slight deformity (p. 1). If process progresses it may lead to necrosis

Table 2: Incidence of disease according to the involved bone.

AFFACTED JOINT	SHOULDER				KNEE				HIP				ELBOW				TALO-CRURAL				FINGERS				TOTAL	
	R		L		R		L		R		L		R		L		R		L		R		L		R	L
																									53	45
SEX	M	F	M	F	M	F	M	F	M	F	M	F	M	F	M	F	M	F	M	F	M	F	M	F	M	F
	4	8	21	Ø	4	8	4	9	4	4	Ø	4	8	4	Ø	Ø	1	4	4	3	4	Ø	Ø	Ø	54	44
TOTAL	33				25				12				12				12				4				98	

of the humoral head with shortening of the limb. In one patient we made transplantation of the fibular epiphyseal cartilage in humerus (1 c), with elongation of the humerus (Ilizarov) in pubertal age. Two more children were treated with humerus elongation, after Ilizarov.

Osteomyelitis of the elbow can be also confused with birth injury (epiphysiolysis) or fracture of the humerus. If not treated, it can lead to shortening of the limb, and also cubitus varus or valgus. Late bone sequelae on upper limbs have more cosmetic than functional significance.

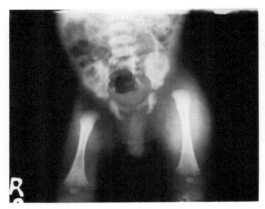

Fig. 1: Joint effusion with pathological luxation. Swelling of soft tissues of the femoral and hip region.

Undoubtedly the most severe form of the osteomyelitis in infants is hip disease. Infant usually react only during nursing, which makes mothers prone to neglect the symptoms, and report to the surgeon too lately. Except local and systemic signs

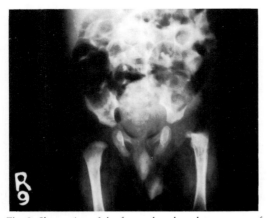

Fig. 2: Shortening of the femoral neck and upper part of femur, lesion of the neck and upper part of femur.

of illness, 2–3 days after beginning, on x-ray, widening of the joint space may be noted (picture 1 and 2) and in the second week of disease also destruction of the femoral neck and head (p. 2). If therapy is not initiated in the first week of life, great deformity appears. Later, head and neck of the femur may still be formed, but the whole hip has the megacoxa appearance (p. 3). Walking is caracteristically changed. One boy, in whom disease was

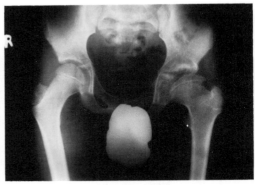

Fig. 3: 12 years later clear neck deformity, with acetabulum involvement.

discovered about 30 days after beginning was presented with clinical picture of sepsis, with pneumonia and multilocular localization (hip, wrist and shoulder), femoral neck necrosis ensued, with pathological joint dislocation. The child during the first three years of life walked with a so called Canadian protesis: After the period varisation osteotomy was performed. Today the boy is nine years old, his leg is about 2,5 cm shorter, corrected by orthopedical shoe, with slight leg hypotrophy. He leads an otherwise normal life.

In two girls, corrective osteotomies were done because of subluxation that appeared during later period of life, a sequelae of neonatal osteomyelitis. In three children, hip deformities are present due to disproportion of the femoral neck and head. Sequelae can appear after a long period of time in treated hip osteomyelitis. Neonatal osteomyelitis is an acute disease, but with long term effects, as can be seen in our material too. The disease tends to worsen if not treated effectively. Treatment of the neonatal hip osteomyelitis consists of punction or incision of the hip if exudate is present. Afterwards child is placed in Hilgenreiner apparatus, for a long period of time. When the child starts walking again, hip should be spared (walking apparatus, sitting position, bicycle riding, etc.). In knee osteomyelitis, tibia is more fequently involved than fibula. Inefficient treatment leads to shortening of the leg. Sparing of the joint and correction of the extremity we achieve with walking apparatus for knee. In a girl, aged six years, we performed successfully transplantation of the cartilage of growth, preventing shortening. In puberty, egality of the legs was achieved with technique after Prof. Radulović. Correction of the osteomyelitic sequelae of other joints is much easier. Tibia elongation is rare in this type of osteomyelitis, and in other cases axis correction was made. In talo-crural joint, the process is localized equally in tibia, fibula and calcaneus.

In 29 children, osteomyelitis was multilocular, with male prevalence. The process was localized in left knee and right elbow, right shoulder and left talocrural joint, right hip and wrist joints, knee and cervical vertebras, left hip and left knee, left hip and left humerus. With mixed staphylococcus and streptococcus infection, process was present on right humerus and both bones of right forearm, both tibial bones, left humerus, both wrists, and pneumonia was also present. In one case, two wrist bones were involved, with meningitis. Usually, there exists an association of involvement of on long bone with on long or one short bone.

Responsible agents were in over 90% staphylococcus, in two cases mixed with streptococcus, in 4 streptococcus alone, and in one patient proteus mirabilis alone. Pyogenous lesions were found in visceral organs in nine children and skin infections were much more common. Leucocytosis more than $15 \times 10^9/l$ on admittance was present in more than 75% children, and ESR slightly or moderately elevated.

We already stated main principles of therapy. We always made on x ray examination of the joint, and if widening of the joint space was present, sampling of the joint fluid was done (punction or fenestration of the joint), with microbiological characterization. With immobilization an antibiotic was employed (most commonly linkomycin), besides albumin, gamma-globulins, blood transfusion. Medical treatment should last about one month, with succeding ambulatory treatment until biological parameters return to normal levels. Controls are frequent in early post-treatment period, and after that about once a year.

We had many neglected cases, mostly sent from hospitals far away from Belgrade. Some children came for long term sequelae, though the primary disease was not known.

References

1. BUMBIĆ S., Z. NAJDANOVIĆ, R. LUCAČ et al.: Slucaj retke komplikacije hematogenog osteomijelitisa. Srpski arhiv 1977, 9, 787, 105
2. BUMBIĆ S.: Pseudarthrose osteomyelitique du tibia gauche chez un garson de neuf ans traite par un greffon du perone droit. 40e Reunion Chirurgie Infantil Francais, 12–14 decembre 1983
3. FILATIV I. V.: Protezirovanie detej s defektami konecnostej, «Medicina» Moskva 1981
4. JANKOVI LJ.: Kongenitalna pseudartroza potkolenice kao hirurski problem. Beograd 1976, Teza
5. NADE S.: Acute hematogenus osteomyelitis in infancy and childhood. J. Bone Joint Surg. Vol. 65-B, No. 2, March 1983, 109–119
6. VOLKOV V. M.: Kostnaja patologija detskogo vozrasta, Moskva «Medicina» 1968
7. VOLKOV V.M., V.A. BIZER: Gomotransplantacija kostnoj tkani u detej. «Medicina» Moskva 1969

Authors address

S. BUMBIĆ, Pediatric Surgery Hospital, Clinical Center of the Medical faculty of Belgrade, Tirsova 10, Belgrade 11000, Yugoslavia

H. Sauer und G. Ritter (Hrsg.): Osteomyelitis und Osteitis im Kindesalter
© Gustav Fischer Verlag · Stuttgart · New York · 1986

Die Neugeborenen- und Säuglingsosteomyelitis

P. Singer, H. Lothaller, D. Baumgartner, H. Altenhuber und
F. Grill (Mödling/Wien)

In einem Zeitraum von 5 Jahren wurden 16 Säuglinge und Neugeborene mit Osteomyelitis stationär behandelt (Tab. 1). Vorerkrankungen, so- wie massiv therapeutische Maßnahmen mit potentiellem Infektionsrisiko waren mehrheitlich bei Neugeborenen nachzuweisen. Die häufigste Lokalisation der Erkrankung war bei 15 Säuglingen der Femur mit Hüftgelenksbeteiligung. Staphylococcus aureus wurde bei 11 Patienten nachgewiesen (Tab. 2). Nach einem bisherigen Behandlungszeit-

Tabelle 1: Alters- und Geschlechtsverteilung, klinische Symptome und Lokalisation der Osteomyelitis

Neugeborenen- und Säuglingsosteomyelitis

		Symptome		**Lokalisation**	
N =	16				
♀ =	8	Schwellung	12	Femur	15
♂ =	8	Schonhaltung	9	Hüfte	
		Bewegungsschm.	10	2 × bds.	
Neugeborene	9	Fieber	8	Calcaneus	1
GG < 2.500 g	7				
		Sepsis	7	Tibia	1
Säuglinge	7	Toxikose	3	Humerus	1
< 2 Monate	5	Diab. Foetopat.	1	Ulna	1
> 2 Monate	2	Ngb. Diabetes	1		

Tabelle 2: Diagnose und Therapie.

Diagnose			Therapie	
Blutkultur		11/16	**Antibiotika**	
Punktion		10/12	Clindamycin	12
Pos. Röntgenbefund		15	Cefotaxim	2
< 7 Tage	7		Penicillin G	
8–14 Tage	8		Oxacillin	2
BSG (2 St.)	< 50	8	**Arthrotomie**	**5**
	50–100	8	**Ruhigstellung**	4–6 Wo.
Leuko (10^3)	10–20	9		
	20–30	7		
Staph. aureus		11		
Klebsiella pneumoniae		1		
Salmonellen		1		

raum von 7 Monaten bis zu 5 Jahren waren bei 13 Patienten Defektheilungen unterschiedlichen Ausmaßes festzustellen (Tab. 3 u. 4). Operative Eingriffe zur Zentrierung und Stabilisierung des Hüftgelenkes wurden bei 6 Säuglingen durchgeführt.

Zahlreiche Autoren bestätigen den in der Regel gutartigen klinischen Krankheitsverlauf der neonatalen Osteomyelitis mit diskreten Lokalsymptomen (4). Neben gutartigen Verlaufsformen werden von ALFVÉN et al. (1) und SPOHR et al. (11) auch auf septisch-toxische Verlaufsformen, oft disseminiert multiple Knochen betreffend, hingewiesen. Die langen Röhrenknochen sind mit ca. 63% bevorzugter Lokalisationspunkt dieser Infektion, wobei die Femurmetaphyse in der Regel mit Ge-

lenksbeteiligung in fast 1/3 aller Erkrankungen betroffen ist (11). Lokale Schwellung, Schonhaltung, Bewegungsschmerz sind als führende Symptome festzustellen. Fieber fand sich, im Gegensatz zu anderen Literaturberichten, nur bei 50% unserer Patienten (12).

Prädisponierende Faktoren sind bei einem hohen Prozentsatz der Neugeborenenosteomyelitis nachzuweisen: Risikoschwangerschaften, Probleme bei der Geburt, Frühgeburtlichkeit und vor allem postpartale Infektionen, sowie damit verbundene Maßnahmen wie Venenpunktion, Austauschtransfusion und Nabelarterienkatheter (6, 12). Fox et al. (4) fanden bei 45 Neugeborenen mit Osteomyelitis nur 6 mit unauffälliger Schwanger-

Tabelle 3: Ergebnisse und operative Korrektur der Spätfolgen.

Ergebnisse der Neugeborenen- und Säuglingsosteomyelitis					
Restitutio	3	Defektheilung	13	Rezidiv	1

Operative Korrektur der Spätfolgen	
Offene Reposition	3
Intertrochantere Osteotomie	7
Pfannenbildender Eingriff	2

Tabelle 4: Röntgenologische Klassifikation der abgelaufenen Coxitis (n = 10).

Röntgenologische Klassifikation der abgelaufenen Coxitis:		n = 10
Typ I:	Keine (minimale) Veränderungen, die Epiphysenfuge ist voll intakt.	1
Typ II:	Epiphyse und Epiphysenfuge partiell geschädigt, Fehlwachstum des coxalen Femurendes (meist metaphysär-subperiostaler Durchbruch).	5
Typ III:	Der Schenkelhals voll erhalten, der Hüftkopfkern aber völlig deformiert.	2
Typ IV:	Pseudarthrose zwischen Schenkelhals und deformiertem Hüftkopfrest.	2
Typ V:	komplette Destruktion des Hüftkopfes: abhängig von der Größe des Schenkelhalsrestes ist die Hüfte stabil oder instabil.	2
Typ VI:	komplette Destruktion bis zur Linea intertrochanterica, Dislokation.	

schaft und Geburt. Der vorherrschende Keim der Säuglingsosteomyelitis ist der Staphylococcus aureus mit einer Häufigkeit von 60 bis zu 90% (2). Weder die, von verschiedenen Autoren beobachtete zunehmende Frequenz von Streptokokkeninfektionen, noch die an Intensivstationen häufiger auftretenden Infektionen mit Gram negativen nosokomialen Erregern, konnten bestätigt werden (7). Die antibiotische Therapie mit Clindamycin, dessen gute Wirksamkeit in zahlreichen Untersuchungen dokumentiert ist, hat sich sowohl bei parenteraler als auch oraler Verabreichung bei 12 unserer Patienten bewährt (3, 10). Neben der Blutsenkungsgeschwindigkeit als therapeutischer Parameter, korreliert das C-reaktive Protein gut mit der Schwere des klinischen Krankheitsbildes und hat sich als Hilfsmittel zur Diagnose neonataler Infektionen erwiesen (5). Die frühe, bereits im Stadium der Verdachtsdiagnose einsetzende hochdosierte antibiotische Therapie, die Punktion und sofortige operative Entlastung des Gelenkes bei nachgewiesenem Exsudat, sind allgemein anerkannte Grundprinzipien der Osteomyelitis-Therapie (2, 8). Der Grund, weshalb nur bei 5 unserer Patienten eine Arthrotomie durchgeführt wurde, ist durch den hohen Anteil der Neugeborenen und Frühgeborenen in unserem Krankengut bestimmt, bei denen ein operativer Eingriff in Narkose aufgrund des schlechten klinischen Zustandsbildes nicht möglich war. Bei diesen genannten Patienten hat sich die wiederholt durchgeführte Punktion und Spülung des betroffenen Gelenkes als Sofortmaßnahme bewährt. Die Punktion, ohne zeitliche Verzögerung, hat bezüglich des Ausmaßes der Defektheilung relativ gute Ergebnisse gezeigt. Unsere Behandlungsergebnisse bei 16 Patienten zeigen eine hohe Defektheilungsrate. In vergleichbaren Untersuchungen von WEISSBERG et al. (12) und LINDBLAD et al. (6) werden Defektheilungen zw. 68–80% angegeben. Neben dem Zeitpunkt der operativen Entlastung wird die Prognose einer septischen Coxitis beim Säugling von prädisponierenden Faktoren und der Lokalisation der septischen Arthritis am Hüftgelenk mitbestimmt (12). Die Behandlung der Osteomyelitis im Säuglingsalter stellt hinsichtlich der prompten Diagnose und des frühzeitigen Behandlungsbeginns einen pädiatrisch-orthopädischen Notfall dar. Dies umsomehr, als die Ergebnisse der Behandlung der Spätfolgen der Säuglingscoxitis zeigen, daß eine zufriedenstellende Funktion nicht immer erreicht werden kann, und daß dazu oft aufwendige und komplizierte rekonstruktive Eingriffe notwendig sind.

Literatur

1. ALFVÉN G., BERGGVIST G., BOLME P. and ERIKSON M.: Longterm follow-up of neonatal septicemia. Acta Paediatr. Scand. (1978), 67, 769–773
2. DICH V., NELSON Q. J. and HALTALIN K. C.: Osteomyelitis in infants and children. A review of 163 cases. Am. J. Diss. Child (1975), 129, 1273–1278
3. FEIGIN R. D., PICKERING L., ANDERSON D., KEENEY R. E. and SHACKLEFORD P. G.: Clindamycin treatment of osteomyelitis and septic arthritis in children. Pediatrics (1975), 55, 213–223
4. FOX L. and SPRUNT K.: Neonatal Osteomyelitis. Pediatrics (1978), 62, 535–542
5. KÜNZER W. und UHLIG H.: Zur Bedeutung des C-reaktiven Proteins (CRP) im Serum bei bakteriellen Infektionen von Frühgeburten. Mschr. Kinderheilk. (1984), 132, 572–575
6. LINDBLAD B., EKENGREN K. and AURELIUS K.: The prognosis of acute haematogenous osteomyelitis and its complications during early infancy after the advent of antibiotics. Acta. Paediatr. Scand. (1965), 54, 24–32
7. MÜLLER W. D., URBAN CH., HAIDVOGEL M. u. RITTER G.: Septische Arthritis u. Osteomyelitis als Komplikation neonataler Intensivpflege. Pädiatr. u. Pädol. (1979), 14, 469–475
8. NADE S.: Choice of antibiotics in management of acute osteomyelitis and acute septic arthritis in children. Arch. Dis. Child. (1977), 52, 679–682
9. OGDEN J. A. and LISTER G.: The pathology of neonatal osteomyelitis. Pediatrics (1975), 55, 474–478
10. RODRIGUEZ W., ROSS S., KHAN, W., MC KAY D., MOSKOWITZ P.: Clindamycin in the treatment of osteomyelitis in children. Am. J. Dis. Child (1977), 131, 1088–1093
11. SPOHR H. L., GADNER H. und WALDSCHMIDT J.: Die akute Osteomyelitis im Kindesalter. Pädiat. prax. (1981), 25, 303–315
12. WEISSBERG E. D., SMITH A. L. and SMITH D. H.: Clinical features of neonatal osteomyelitis. Pediatrics (1974), 53, 505–510

Anschrift des Autors

P. SINGER, A. Ö. NÖ. Landeskrankenhaus, Mödling/Wien

93

Marget W. (München): Wenn man die verschiedenen Referate gehört hat, so wird man, schlicht gesagt, als Pädiater dadurch völlig verunsichert. Der eine sagt, die Spülsaugdrainage bringt nichts, die anderen sagen, sie wird konsequent durchgeführt. Mich würde es als Pädiater interessieren, welche Erfolgsstatistiken es gibt.

Ritter G. (Graz): Ich hoffe, Sie sind so entsetzt wie ich über die Ergebnisse, die wir offenbar alle haben. Es gibt kaum jemanden, der auch nur 50% Heilungen ohne bleibende Defekte vorweisen kann. Der erste wesentliche Punkt ist die Frühdiagnose. Bei allen Referaten sahen wir, daß die Frühdiagnose schlecht war. Wenn wir bereits eine röntgenologische Manifestation bei Diagnosestellung haben, dann kommt die Behandlung sicher viel zu spät. Wenn wir aber von Frühbehandlung sprechen, dann meinen wir eine Behandlung in den ersten Tagen, zu einem Zeitpunkt also, wo noch keine röntgenologische Manifestation vorhanden ist. Zu diesem frühen Zeitpunkt ist das einzige und entscheidende Zeichen für eine notwendige Intervention der Gelenkserguß. Wenn wir rechtzeitig punktieren, dann entlasten wir das Gelenk und stellen die Durchblutung wieder her und das ist ein ganz wesentlicher Faktor. Nur wenn klinisch und röntgenologisch kein Erguß nachweisbar ist – also bei ganz früher klinischer Diagnose – genügt die regelrechte antibiotische Therapie. Aber immer unter genauer klinischer und eventuell röntgenologischer Kontrolle, um einen eventuell doch noch auftretenden Gelenkserguß rechtzeitig punktieren zu können. Bei Gelenksergüssen, wie wir sie teilweise in den gezeigten Bildern – regelrechte Luxation – gesehen haben, würde ich nicht zögern, sofort zu arthrotomieren und den Eiter herauszuspülen, das sind nämlich dann schon richtige Fibrinmassen, die das Hüftgelenk mit Sicherheit zerstören.

Preier L. (Wien): Zu den radiologischen Zeichen möchte ich noch einiges ergänzen. Ich glaube, es wird zu wenig auf die Weichteilschwellung Wert gelegt, die man im Röntgen auch schon sehr frühzeitig sehen kann.

Zu der Frage, Spüldrainage ja oder nein, die vorhin angeklungen ist: Ich glaube, das allerwichtigste ist, daß ein Abszeß oder ein akutes Gelenk entlastet und eine Drainage eingelegt wird. Ob Spülen ja oder nein ist eine andere Frage. Wir spülen auch nicht.

Prevot J. (Nancy): Zu der Frage: Punktion oder Arthrotomie bei den Säuglingsosteoarthritiden wurde in Paris eine Studie durchgeführt. Es zeigte sich kein großer Unterschied zwischen der Punktion und der Arthrotomie. Ich glaube, man muß für die Wahl der Therapie weiterdenken. Wenn die Hüftosteoarthritis in den ersten 48 Stunden gesehen wird, meistens bis dritten Tag, dann genügt die Punktion noch, denn der Eiter ist noch flüssig. Wenn die Hüftosteoarthritis – wie in den meisten Fällen bei Diagnostikfehlern – aber zu spät gesehen wird, ab dem vierten bis fünften Tag, manchmal erst nach 10 bis 15 Tagen, muß man eine Arthrotomie durchführen. Meistens auch dann, wenn die Hüfte wegen der Eiterverwachsungen luxiert ist. In diesen Fällen muß man unbedingt Nekroseherde ausräumen, obwohl sie keine virulenten Keime mehr enthalten.

Parsch K. (Stuttgart): Ich möchte Herrn Kollegen Ritter in seiner Aussage noch unterstützen und vielleicht ein bißchen modifizieren. Das Warten auf eine Distension möchte ich nicht gerne sehen. Wenn man beim Kleinstkind den klinischen Verdacht auf eine septische Arthritis hat, dann sollte man punktieren bzw. arthrotomieren und nicht auf die Distension warten. Die Distension des Hüftkopfes gibt bereits einen Hinweis, daß soviel Druck im Gelenk ist, daß der Hüftkopf herauswandern konnte. Dieser Druck aber kann schon den Knorpel geschädigt und auch die Metaphyse gestört haben. Noch ein kleiner Zusatz zur Punktion oder Arthrotomie: Wenn tatsächlich, wie wir das aus den pathologischen Studien ersehen, beim Säugling die Durchblutung von der Metaphyse her erfolgt und die eitrige Arthritis von der Metaphyse ausgeht, dann müssen wir auch verstehen, daß bei einem Teil dieser Säuglinge der Hüftkopf selbst betroffen ist und das können wir mit der Punktion wahrhaftig nicht so gut behandeln wie durch die Arthrotomie. Wenn wir zwar das Gelenk gespült haben, aber der Hüftkopf noch seine Infektion behält, dann behalten wir auch diese Sequaelen, die wir gesehen haben, die uns dann über Jahrzehnte beschäftigt.

Sharrard W. J. W. (Sheffield): I'm worried too as my friend Prof. Parsch is, but people should hesitate at any time to open the joint because the problems come nearly always from not doing enough and then regretting it afterwards when there are sequelae. So if there is any doubt at all it is better to open the joint. Puncture is like people used to do in the days of Lister, in 1800. We are not in that situation nowadays. If the child is well enough to have an anaestetic, then we ought to do a proper piece of work not half a piece of work.

Graf R. (Basel): Ich möchte zu den Anführungen von Herrn Ritter noch ergänzen, daß die Ultraschalluntersuchung der Hüfte sehr früh und sehr gut auch kleine Ergüsse zeigt. Wir haben damit sehr gute Erfahrung gemacht und kommen dementsprechend in der Frühphase lediglich mit der Punktion zu guten Erfolgen.

Frischhut B. (Innsbruck): Zur Saugspüldrainage noch eine Bemerkung. Wir haben bei einigen unserer Fälle gesehen, daß es zu Sekundärbesiedelungen gekommen ist und insofern sind zwei Dinge bemerkenswert. Das erste ist, daß ganz grundsätzlich die Häufung von Sekundärbesiedelungen bei der Saugspüldrainage im Vergleich zu allen anderen Methoden wesentlich höher ist. Das zweite ist die Zeitdauer. Wir überschreiten in Vereinbarung mit unserem Bakteriologen die Liegedauer von vier Tagen eigentlich nie.

Sauer H. (Graz): Ich möchte auf einen Umstand hinweisen, vielleicht nur ein kleines Detail, das mir aber wichtig erscheint. Durch die Spülung darf keine Druckerhöhung entstehen, denn sonst erreicht man unter Umständen einen gegenteiligen Effekt.

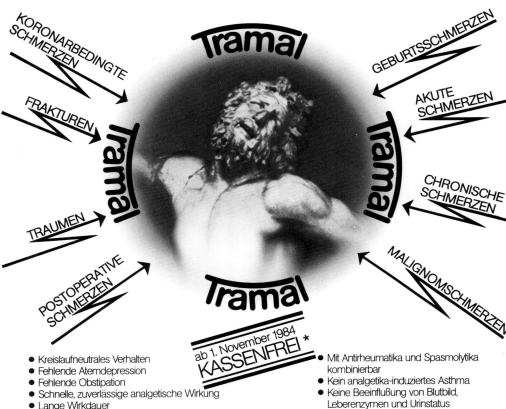

H. Sauer und G. Ritter (Hrsg.): Osteomyelitis und Osteitis im Kindesalter
© Gustav Fischer Verlag · Stuttgart · New York · 1986

Die Osteomyelitis der Säuglingshüfte und deren Spätfolgen

L. Preier, O. Hochberger, Wien

An der Chirurgischen Abteilung des Gottfried von Preyer'schen Kinderspitales der Stadt Wien konnten wir vom Jahre 1963–1984 201 Kinder mit Osteomyelitis beobachten. Davon entfallen 86 Kinder in die Altersgruppe bis zu 2 Jahren und 115 Kinder in die Altersgruppe darüber. 20mal war die Hüfte betroffen, davon 8 Mal in den ersten vier Lebenswochen, weitere 8 Mal bis zum Ende des ersten Lebensjahres. Das jüngste Kind war 1 Tag alt und das älteste 18 Monate.

In der ersten Hälfte des Berichtszeitraumes haben wir die Hüften ausschließlich konservativ behandelt. In den letzten 10 Jahren sind wir bei ausgeprägtem Krankheitsbild mit septischen Temperaturen zusätzlich chirurgisch vorgegangen. Der Eingriff hat nicht allein die Inzision des Subperiostalabszesses sondern auf Vorschlag von F. End-

ler auch die Entlastung des Gelenkempyems in Form einer Kapsulotomie mit anschließender Drainage zum Ziel, wobei wir bei älteren Säuglingen zusätzlich eine Metallkanüle in den Schenkelhals einbrachten.

Seit wir bei der akuten Coxitis im Säuglingsalter dazu übergegangen sind, frühzeitig, das ist am 2.–5. Tag das Gelenk operativ zu entlasten und gegebenenfalls bei Kleinkindern auch eine Metallkanüle in den Schenkelhals einzubringen, haben wir weniger folgenschwere Defektheilungen an der Hüfte beobachtet.

Anschrift des Verfassers:

Prim. Dr. Leopold Preier, Gottfried von Preyer'sches Kinderspital, Schrankenberggasse 31, 1100 Wien

H. Sauer und G. Ritter (Hrsg.): Osteomyelitis und Osteitis im Kindesalter
© Gustav Fischer Verlag · Stuttgart · New York · 1986

Endresultate nach Osteomyelitis im ersten Trimenon

BORGWARDT, G. und K. GDANIETZ, Berlin/DDR

Dieser Bericht beruht auf den Erfahrungen, die bei 25 Säuglingen in einem Zeitraum von 20 Jahren gesammelt wurden, die im ersten Trimenon an einer Osteomyelitis erkrankten. Dabei sind mehrere Patienten nicht mitgezählt, deren Krankheit bei sicherer klinischer Diagnose infolge frühzeitiger Einweisung und Behandlung geheilt werden konnte, ohne daß jemals röntgenologisch Zeichen erkennbar wurden.

Unter Langzeitergebnissen wollen wir solche verstanden wissen, bei denen ein Endzustand erreicht ist, selbst wenn noch keine fünf Jahre vergangen sind.

Die befallenen Knochen sind in Tabelle I ablesbar. Bei 3 Patienten griff die Entzündung auf die Epiphysenfuge bzw. den Kern über.

Tabelle 1: Lokalisation der Osteomyelitis bei 25 Trimenon-Säuglingen.

OSTEOMYELITIS 1. TRIMENON

n = 25

LOKALISATION

FEMUR	10
HUMERUS	8
TIBIA	5
OS METATARSALE	2
ALA OSSIS ILEI	1
ULNA	1
RADIUS	1
KALOTTE	1

In 8 Fällen ließ sich die Eintrittspforte vermuten. Es handelte sich um Pyodermien, Otitis media, Paronychien, eine Austauschtransfusion, Mastitis der Mutter. Ein Kind erkrankte im Alter von 14 Tagen nach der Operation eines Ladd-Syndroms, eins hatte gleichzeitig eine abszedierende Pneumonie, bei einem weiteren näßte der Nabel.

Insgesamt 18 Mal konnten Keime gezüchtet werden. Erwartungsgemäß überwog der Staphylococcus aureus mit 9 positiven Befunden die Einzelfälle von Proteus, Klebsiellen, Pseudomonas, Coli, Enterokokken, Streptococcus viridans, Pyocynaeus, und beta-hämolysierenden Streptokokken. Die Befunde stammen aus Blutkulturen, häufiger jedoch aus bei Punktionen oder Inzisionen gewonnenem Material. Es bleibt also eine gewisse Zahl von Patienten übrig, die ungezielt behandelt wurden.

Das Spektrum der verwendeten Antibiotika hat sich naturgemäß im letzten Dezennium im Vergleich zum davor vergangenen verändert. Während von 1965–1974 oft Chloronitrin, auch Terramycin und Methicillin verabreicht wurden, geben wir seither nahezu ausschließlich Oxacillin und Ampicillin – eine gegen gramnegative und -positive Keime wirksame und stärker gegen penicillinasebildende Staphylokokken resistente Kombination. Eine nennenswerte Verkürzung des Krankenhausaufenthaltes konnten wir dadurch allerdings nicht erzielen. Danach setzen wir für längere Zeit mit Albiotic fort – unter wiederholten Kontrollen der Transaminasen, da die Toleranz der Säuglingsleber gegenüber Lincomycin noch nicht hinlänglich klar ist. In Einzelfällen wurden bei Sensibilität auch Gentamycin und Colistin gegeben.

Hinsichtlich der Resultate können wir die z.T. bekannten Feststellungen bestätigen:
- Reiner Meta-Diaphysenbefall kann in den meisten Fällen auf lange Sicht folgenlos ausheilen. Hierbei scheint die statische Belastung der Femora und Tibiae unter den physiologischen Wachstumsbedingungen induzierend zu wirken.

- Operative Maßnahmen beschränkten sich fast immer auf Punktionen oder Inzisionen mit Drainage. Nur bei einem Kind wurde der osteomyelitische Herd in der proximalen Tibiametaphyse nahe der Fuge ausgeräumt (das Material war steril!). Auch bei Nachweis von Sequestern war deren Entfernung niemals notwendig. Nach Jahren sind kaum noch Folgen erkennbar.
- Entscheidend für orthopädische Folgezustände, also Verkürzungen und Verkrümmungen, ist das Befallensein der Epiphysenfuge oder der Epiphyse. 3 unserer 25 Patienten sind deshalb in orthopädischer Betreuung. Ein anderes Kind, bei dem die Epiphysenfuge möglicherweise nicht geschädigt war, erfuhr eine erstaunliche spontane Restitution (Abb. 1 und 2).

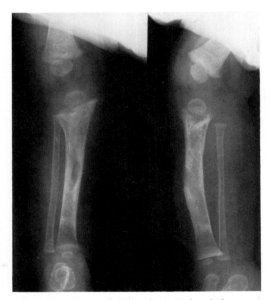

Abb. 1: 5 Wochen nach Erkrankung Einbruch der proximalen Tibiametaphyse nach fibular, Epiphysenkern eingesintert.

Ein Therapiekonzept würde von unserer Seite folgendermaßen lauten:
1. Ruhigstellung und Antibiotika bei Verdacht. Am günstigsten scheint zur Zeit noch die Kombination von Oxacillin und Ampicillin zu sein, sofern eine Testung nichts anderes nahelegt. Bei schweren septischen Zuständen ist die mehrtägige Verabreichung von Penicillin-G (1 Mio E/kg KG) anfangs oft sehr wirksam, diese Behandlung wird ergänzt durch Gammaglobulin und Transfusionen.

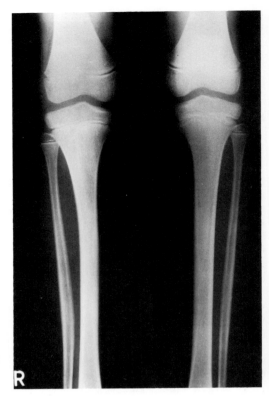

Abb. 2: Gleicher Fall wie Abb. 1. Normaler Zustand nach 10 Jahren

2. Umsetzen der Antibiotika bei Nichtansprechen innerhalb von wenigen Tagen – hier sind Cephalosporin oder Gentamycin zu berücksichtigen – oder nach einem eventuellen Antibiogramm.
3. Antibiotische «Akutbehandlung» und Immobilisierung bis zur annähernden Normalisierung der BSG, und bis röntgenologisch eine Konsolidierung sichtbar wird.
4. Ambulante Weiterführung der Behandlung mit Lincomycin (Kontrolle der Leberwerte!) für mindestens 3 Monate.
5. Bei Befallensein der Epiphysenfugen oder Epiphysen (der Verdacht entsteht schon bei Gelenksempyemen) frühzeitige orthopädische Betreuung.

Anschrift des Autors

G. Borgwardt, Kinderchirurgische Klinik im Klinikum Berlin-Buch, DDR-1115 Berlin-Buch, Karower Straße 11

100

H. Sauer und G. Ritter (Hrsg.): Osteomyelitis und Osteitis im Kindesalter
© Gustav Fischer Verlag · Stuttgart · New York · 1986

Falldemonstration von Spätfolgen bei Säuglingsosteomyelitis und deren Behandlungsmöglichkeiten

B. FRISCHHUT, Innsbruck

Es handelt sich um ein am 30. 05. 1979 in der 36. Schwangerschaftswoche geborenes Mädchen mit einem Geburtsgewicht von 2300 g. Bei der Geburt fanden sich Klumpfüße beidseits, die, wie üblich, mit redressierenden Gipsverbänden behandelt wurden. In der 3. Lebenswoche entwickelte sich eine Septikämie und eine Osteomyelitis mit Manifestation in der rechten Ferse, der rechten Hüfte und am linken Kniegelenk. Die Behandlung erfolgte mit Ticarpen, Gammavenin und Humanalbumin. Auf Grund eines späteren Keimnachweises wurde noch zusätzlich Mandokef verabreicht. Nach einem neuerlichen Keimnachweis aus einer Punktion aus dem linken Kniegelenk wurde das Antibioticum auf Chloromycetin und Dalacin C umgestellt. Eine Röntgenkontrolle der Hüfte und am Kniegelenk zeigte eine fast vollständige Destruktion des coxalen Femurendes auf der rechten Seite, die bis etwa auf Höhe des Trochanter minors reicht. Im Bereiche des linken Kniegelenkes fanden sich Destruktionen des lateralen Femurcondyls.

Bei der Erstuntersuchung an unserer Klinik im Alter von 2 1/2 Jahren, zeigte sich ein beträchtlicher Entwicklungsrückstand, das Mädchen war nicht steh- und gehfähig. Es konnte selbständig knien. Beide Hüftgelenke waren frei beweglich, das rechte Kniegelenk war klinisch unauffällig. Am linken Kniegelenk fand sich eine Valgusfehlstellung von etwa 70 Grad (Abb. 1).

Diese Fehlstellung war durch die Physiotherapeutin als Beugekontraktur interpretiert worden, die Bewegungsbehandlung war in der falschen Ebene durchgeführt worden. Diese Fehlinterpretation ist durch die starke Außendrehtendenz des ganzen Beines und durch die Adduktionsstellung des Fußes begünstigt worden.

Nach exakter Einstellung am Röntgentisch konnte das Ausmaß der Valgusfehlstellung dokumentiert werden, es betrug 65 Grad bedingt durch die vollständige Destruktion des lateralen Femur-

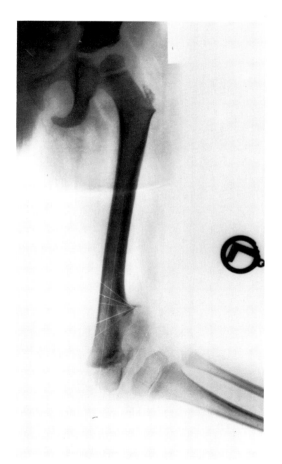

Abb. 1

kondyls. Gemessen an der Beinganzaufnahme betrug die Beinlängendifferenz 2,5 cm zu Ungunsten der rechten Seite. Sie war auf dem Oberschenkel begrenzt.

Um gleichzeitig die Beinlängendifferenz und die Achsenfehlstellung auszugleichen, wurde eine zuklappende suprakondyläre Femurosteotomie links durchgeführt (Abb. 2).

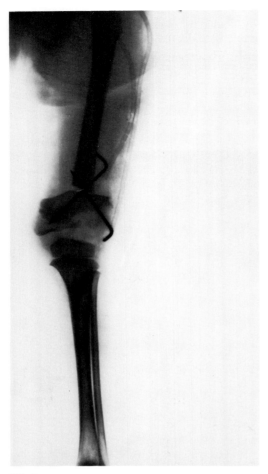

Abb. 2

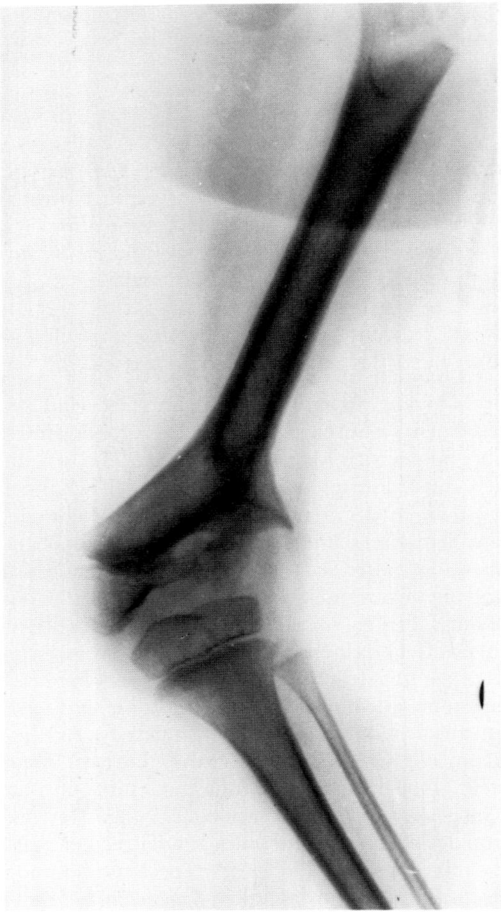

Abb. 3

Die Beinachse konnte vollständig korrigiert werden, Gipsruhigstellung für 8 Wochen, im Anschluß daran Mobilisierung mit Hilfe eines Gehapparates. Innerhalb von 3 Monaten war das Kind selbständig gehfähig. Im Laufe der weiteren Kontrollen zeigte sich eine neuerliche Zunahme der Valgusfehlstellung (Abb. 3).

Es wurde neuerlich die Indikation zur Korrekturosteotomie gestellt. Bei der neuerlichen Umstellung wurde eine Überkorrektur von etwa 15 Grad durchgeführt um im Laufe des weiteren Wachstums eine neuerliche Zunahme der Fehlstellung hinauszuzögern.

Zusammenfassung

Bei der letzten Kontrolle zeigte sich eine Längendifferenz von 1,5 cm, dies ist um 1 cm weniger als zum Behandlungsbeginn. Durch die zweimalige zuklappende Osteotomie konnte der Wachstumsüberschuß auf der linken Seite ausreichend gebremst werden. Das Behandlungsziel Achsenkorrektur und Längenausgleich konnte auf diese Weise zufriedenstellend erreicht werden.

Anschrift des Autors

B. FRISCHHUT, Univ.-Klinik für Orthopädie, Anichstr. 35, A-6020 Innsbruck

Diskussion: Vorträge S. 97–102

Sharrard W. J. W. (Sheffield): I'd like to go back just one moment to this problem of the adversory state between the paediactrician and the orthopaedic surgeon or the paediatric surgeons vis-a-vis the patient. I think it is a problem and I think if it is a problem it is probabely the orthopaedic surgeon's fault. The paediatricians, some of them, I'm sure feel they are protecting their child against those dread surgeons, and they mustn't let him go to them until it's absolutely necessary for them to be cut. If you say this is a wrong approach by the paediatricians, it is a wrong approach, because the orthopaedic surgeon or paediatric surgeon hasn't been to talking to him, to tell him when he wants them, and why, and that the cut he is going to make if he does it early will be much smaller, much more beneficial and will save multiple cuts and operations later. So, it is probably a question of communication between the two, and I say once again also if it is any fault it may well be the surgeon who is not telling the physician what exactely he wants and what exactely he can do, and we should do that and keep better relations between us!

Kurz R. (Graz): Darf ich dazu einen Kurzkommentar geben. Ich glaube, dieses Problem existiert dann nicht mehr, wenn Pädiater und Chirurgen gemeinsam das Kind anschauen – am 1. Tag.

103

H. Sauer und G. Ritter (Hrsg.): Osteomyelitis und Osteitis im Kindesalter
© Gustav Fischer Verlag · Stuttgart · New York · 1986

Die akute hämatogene Osteomyelitis im Säuglings- und Kindesalter in der vor- und nachantibiotischen Ära

J. ENGERT, W. CH. HECKER, A. M. HOLSCHNEIDER, D. D. ADAM, H. KLUMPP, Herne

Geschichtlicher Überblick

Hämatogene Osteomyelitis und posttraumatische Osteitis sind so alt wie die Menschheit. Typische Veränderungen finden sich sowohl am 500 000 Jahre alten Femur des Java-Menschen als auch in den Überresten des Neandertalers (5). Im alten Ägypten waren Knocheneiterungen und -Karies bekannt. Frustrane Behandlungsversuche durch lokale Applikationen von Schlangen-, Fröschen- und Pflanzenextrakten, allerdings in Kombination mit Schienungen der betroffenen Extremitäten, sind aus dem Ägypten des 5.–3. vorchristlichen Jahrtausends bekannt (8). HIPPOKRATES schlug im 3./2. Jahr. v. Chr. das Abwarten einer Selbstabstoßung von Sequestern vor, und CELSUS (1. Jahr. n. Chr.) wie ANTYLLUS (ca. 3. Jahrh. (n. Chr.) empfahlen das Aufbohren, Ausglühen und die Resektion im Gesunden (15). 1545 gab VESALIUS (59) die Eröffnung von subperiostalen Abszessen als die Methode der Wahl an und AMBROISE PARÉ bevorzugte fast um die gleiche Zeit das Auslösen des erkrankten Knochens und die Wundreinigung durch Maden (9): Insgesamt Therapieansätze, die unter besseren Voraussetzungen erst in der Neuzeit erfolgreich werden sollten.

1655 beschrieb SCULTETUS die Eröffnung des osteomyelitischen Herdes, das Anbohren des Markraumes und die eventuelle Exstirpation des gesamten Knochens verbunden mit einer Hochlagerung und Ruhigstellung (52). JOHN HUNTER (1728–1793) erarbeitete die Pathophysiologie der Sequesterentstehung und vertrat die Immobilisation (23).

Durch HEY (1836–1819) wurde die Eröffnung des Knochens mit Sequestrektomie und die offene Wundbehandlung eingeführt, und auf die Cauterisation verzichtet (20). Nach der Entdeckung der Bakterien durch PASTEUR (1869) und der Bedeutung der Mikroorganismen für die Wundinfektion durch Lord LISTER (1827–1912), (10) empfahlen 1873 KÖNIG und 1880 MARKOE eine lokale, antiseptische Behandlung mit geschlossener Spüldrainage (24, 34). In Einzelfällen wurden mit den angegebenen Maßnahmen in der Tat Erfolge erzielt.

Neben den verfeinerten, im Prinzip jedoch unveränderten Operationsverfahren der ersten 40 Jahre des 20. Jahrhunderts mit Ausmuldung der Knochenhöhle (OLLIER 1867, RIEDEL 1890, LÜKKE, BIER 1892, BEUBER, AF SCHULTEN 1896), Defektausgleich mit Kautschuk-Platin-Iridium-Prothesen (PÉAN 1894), Thierschung der Knochenwunde (MANGOLD 1903), einer Periostlappenplastik (MOSKOWIECZ 1917), einer primären Knochentrepanation (NAEGELI 1921), Periosteröffnungen, Metaphysenbohrungen und Drainagen (STARR 1922) – erbrachten Bluttransfusionen (STARR 1922), Austauschtransfusionen (ROBERTSON 1927), Markraumdrainagen und Spülungen (CARRELL-DAKIN (46), ORR. W. 1927), Instillationen lokalwirksamer chemischer Substanzen (STUART 1934) wie die autogene Vaccination (MERCER 1937), der Einsatz von Bacteriophagen (ALBEE 1937) und die autologe Spongiosa – Transplantation (MATTI 1931) begrenzte, aber deutliche Fortschritte.

Osteomyelitis in der vorantibiotischen Aera

Jedoch erst durch die Erkennung der infektiösen Genese (LÜCKE 1884, LEXER 1894) und durch den Beginn der «Chemotherapeutischen Neuzeit» (DOMAGK 1935) erfuhr die hämatogene Osteomyelitis mit dem Einsatz der Antibiotika den wohl stärksten Wandel aller chirurgischen Krankheitsbilder.

Letalität

Dies galt sowohl für die Letalität in allen Altersstufen, die aus zweistelliger Höhe (60% bis 1930) in den 50er Jahren auf Null absank (2, 6, 13, 14) wie auch für die Morbidität und bleibende Schäden. Dieser Wandel galt besonders für die Säuglinge, bei denen PASCHLAU noch 1933 eine Letalität von 38% gefunden hatte. Schon in den 50er Jahren (1, 6, 11, 19) lag sie unter 10%; in den 60er Jahren wurden keine Todesfälle mehr berichtet (13, 14, 18, 19, 37). 1965 wies LENNERT in seinem Sektionsgut für die akute hämatogene Osteomyelitis eine Abnahme um den Faktor 5 und für die chronische Verlaufsform um den Faktor 3 nach.

Gleichzeitig wurde eine relative Zunahme der chronischen Osteomyelitis wie auch eine Verschiebung in der Altersverteilung, zumindest im 3.–5. Lebensjahrzehnt offenbar.

Häufigkeit und Altersverteilung

Nach zunächst deutlicher Abnahme der Osteomyelitis-Morbidität, wie sie im eigenen, untersuchten Krankengut nach 1953 (n = 409) sichtbar wurde, scheint sich seit den 60er Jahren eine relativ konstante Erkrankungshäufigkeit per Anno zu zeigen. Bezüglich der Altersverteilung ergab sich keine grundlegende Änderung, nach wie vor ist das 1. Lebensjahr mit bis zu 50% bevorzugt (HECKER et al. 1935–1948, 26%/CONTZEN 1969–63, 25,6%/FLACH 1945–69, 28,2%/HARTL 1959–62, 25%/MAYER 1964, 37,1%/SIMON et al. 1955–72, 37%/ENGERT + KLEWAR 1953–74, 19,2%, ADAM + LINKE 1968–82, 22,4%/ENGERT + KLUMPP 1979–84, 50%).

Der erste Lebensmonat ist sogar mit bis zu 3/4 der Fälle betroffen (HECKER et al. 1935–48, 35,0%/CONTZEN 1949–63, 8%/SIMON et al. 1955–72, 17%/ENGERT + KLEWAR 1953–74, 36,8%/ADAM + LINKE 1968–82, 26,3%/ENGERT + KLUMPP 1979–84, 75%).

Wenn auch nicht repräsentativ, so spielen die eigenen Kollektive in der vor- und nachantibiotischen Zeit 1935–48 (19) und 1953–84 (12, 13) diese Besonderheiten im Prinzip gleichartig wieder.

Lokalisation, Erregerspektrum

Ein Wandel in der Lokalisation hat sich in den letzten 100 Jahren ebenfalls nicht erkennen lassen.

Prädilektionsorte sind nach wie vor die langen Röhrenknochen Femur, Tibia und Humerus (2, 12, 17, 19, 21), wenngleich prozentuale Unterschiede mit Zunahme im Bereich des Humerus und des Femur und einer Abnahme im Bereich der Tibia nachzuweisen sind (eigenes Krankengut 1935–1984).

Eine Untersuchung der Literaturangaben von 1904 bis 1983 ergibt für alle Altersstufen eine Erreger-Dominanz der hämolysierenden Staphylokokken mit bis zu 90% (2, 16, 19, 27, 53, 54, 58).

Vereinzelte Angaben über einen größeren Anteil von Streptokokken (GROSSMANN 1930, 25%/WILENSKY 1935, 30,6% wie auch FLACH 1945–69, 13%) haben spezifische Ursachen, z.B. bei Scharlach-Epidemien. Andere Erreger finden sich möglicherweise in zunehmender Zahl (ENGERT u. KLEWAR 1951–74, 18%/FLACH 1945–69, 14%), allerdings in unterschiedlicher Zusammensetzung.

Der sehr hohe Erregeranteil von Streptokokken, wie er von SHANNON und NIEDERECKER 1936 mit 63% und TRUETA 1955 mit 53% (57a) gefunden wurde, ist aetiologisch unklar. Ab Ende der 40er Jahre ist auch im 1. Lebensjahr ein deutliches Überwiegen von Staphylokokkus aureus festzustellen. Angaben mit nur 41% (ADAM u. LINKE 1968–82) wie auch der relativ geringe Anteil im eigenen Krankengut (57%, 1953–84) sind auf die große Zahl anbehandelter Patienten zurückzuführen. Ohne Zweifel spielen aber im Säuglingsalter Streptokokken und Staphylokokkus albus eine größere Rolle wie auch möglicherweise zunehmend Mischinfektionen.

Keimnachweis

Der Keimnachweis ist nach wie vor ein Problem geblieben. Einerseits, weil es in vielen Fällen verabsäumt wird, primär eine oder mehrere Blutkulturen zu entnehmen oder Material vom Primärherd zu gewinnen; andererseits, da der Erregernachweis bei anbehandelten Patienten ohnehin problematisch ist. Auf diese Ursachen ist es zurückzuführen, daß es ADAM und LINKE in nur 47% aller Fälle gelang, den Erreger zu identifizieren. Insgesamt ist die Keimerfassung prozentual betrachtet als insuffizient anzusehen; allein KIENITZ (1964) war durch wiederholte Blutkulturen in 80% erfolgreich. In Bezug auf die einzuschlagende Therapie ist dies aber von besonderer Bedeutung und daher neben wiederholten Blutkulturen umgehend Material aus dem Primärherd zu gewinnen!

Verweildauer

Obwohl nur wenige Angaben über die Dauer des stationären Aufenthaltes in der vor- und nachantibiotischen Aera verfügbar sind, ist eine Verkürzung der Liegedauer seit 1953 nachweisbar (HEKKER 1935–1967: Rückgang von 15 auf 9 Wochen; ENGERT und KLEWAR 1953–1974: 36 Tage, 1984 32 Tage). Bemerkenswert ist die Tatsache, daß im rein pädiatrischen Krankengut aller Altersstufen eine durchschnittlich höhere Liegezeit resultiert, für die Säuglinge (GREEN + SHANNON 1936, 6 Wochen; ADAM + LINKE 1962–82, 6, 7 Wochen) ist jedoch die Dauer des stationären Aufenthaltes nahezu unverändert geblieben.

Chirurgische Eingriffe

Wenn man in der vorantibiotischen Aera von einer ausschließlich chirurgischen Behandlung der Osteomyelitis ausgehen kann, so sind die operativen Eingriffe in der Antibiotika-Aera zahlenmäßig deutlich geringer geworden. Von sehr hohen Operationsanteilen abgesehen, die sich vornehmlich aus orthopädischen Kollektiven ergeben (LINDEMANN 1953–63, 65%, HÜNER 1964, 82%) wurde durchschnittlich nur noch in 10–20% chirurgisch interveniert (2, 19). Dies scheint sich jedoch möglicherweise zu ändern. Im eigenen Krankengut, welches vornehmlich Säuglinge aufweist, wurde in 46% ein operatives Procedere erforderlich.

Rezidive und Defektheilungen

Die Häufigkeit der Rezidive hat sich nur unwesentlich verändert (HECKER 1937–69: 12,7%, FLACH 1945–69: 10%, ADAM + LINKE 1968–82, 11,5%), doch hat die antibiotische Therapie die Anzahl der Defektheilungen drastisch reduziert. Das ergibt sich aus der vorantibiotischen Aera mit bis zu 34% Defektheilungen (19). Auf der anderen Seite wird aber schon in den 50er Jahren deutlich, daß die alleinig antibiotische Behandlung häufiger als in Kombination mit chirurgischen Maßnahmen zu einer Defektheilung führt. Neben einer durchschnittlichen Defektheilungsquote von etwa 25% (WILSON und MCKLEEVER 1936: 21%, FLACH 1945–61: 18%, HECKER 1964: vorantibiotisch 34%, antibiotisch 17%, KUNTZE u. KRÄMER: 25%) sind die Angaben rein pädiatrischer Kollektive unseres Erachtens als zu niedrig anzusehen, was sowohl für den Zeitraum 1955–72 SIMON et al.

(7,5%) als auch 1968–82 ADAM u. LINKE (7,9%) gilt.

Allein im letztgenannten Kollektiv konnte in Kontrolluntersuchungen nur in 53,3% eine Heilung festgestellt werden, während 34,5% der Patienten nicht mehr zur Kontrolle erschienen. Hier ist zu argwöhnen, daß sie inzwischen Patienten anderer Kliniken geworden waren.

Diese Interpretation kann bezüglich einer sekundär chronischen Osteomyelitis entsprechend wiederholt werden. Die Anzahl der sekundär chronischen Osteomyelitiden, welche AXHAUSEN für die vorantibiotische Ära noch mit 60–70% beziffert, zeigt eine deutliche Abnahme in der antibiotischen Ära.

Seither hat sich dieser Anteil jedoch nicht mehr entscheidend verändert, bzw. ist sogar in einigen pädiatrischen Kollektiven noch gestiegen (LINDEMANN 1953–63: 19%, AXHAUSEN 1963: 10–20%, ENGERT + KLEWAR 1953–74, 40,4%).

Schlußfolgerung

In der Rückschau auf fast 40 Jahre antibiotischer Therapie der kindlichen Osteomyelitis und im Vergleich der vorantibiotischen Ära mit ihren in der Tat schlechten Ergebnissen erscheinen die Erfolge bei akuter, hämatogener Osteomyelitis unter den derzeitigen Behandlungsmöglichkeiten noch unbefriedigend. Eine Restitutio ad integrum – das eigentliche Ziel der Therapie – wird günstigenfalls in 80–90% der Fälle erreicht (ENGERT + KLEWAR 1953–74: 91,5%, SIMON 1975: 81%, ENGERT + KLUMPP 1984: 75%). Berücksichtigt man die pathophysiologischen Besonderheiten einer akuten hämatogenen Osteomyelitis im Säuglings- und Kindesalter, kann die konservative Therapie, d. h. vornehmlich die antibiotische Behandlung nur innerhalb der ersten 3 Tage zu einem akzeptablen Ergebnis führen. Liegen erst venöse Thrombosen und Thrombarteritiden, wie sie LAUCHE 1939 bereits am 3. Krankheitstag patho-histologisch nachwies, vor, wird die Wirksamkeit der Antibiotika – selbst bei noch offenem arteriellem Kapillarschenkel – immer schlechter. Nur die rechtzeitige Kombination mit chirurgischen Maßnahmen kann die Ergebnisse entscheidend verbessern, wobei zu berücksichtigen ist, daß die Zeit bis zur Einweisung selbst nach günstigen Statistiken noch bei durchschnittlich 5 Tagen liegt.

Daraus folgt, daß schon zum Zeitpunkt einer verspäteten Klinikaufnahme das therapeutische

Ziel allein mit einer antibiotischen Therapie nicht mehr erreicht werden kann. Das gilt besonders für die Entlastung subperiostaler Abszesse und Markraumphlegmonen, mehr aber noch für die Entlastung eines Pyarthros und hier wiederum besonders für die Entlastung des Hüftgelenkes bei proximaler Femurosteomyelitis bzw. putrider Coxitis. Wie wir aus der Traumatologie wissen, kann die Durchblutung des Hüftkopfes allein durch ein Hämarthros mit erhöhtem Druck im Gelenk so entscheidend gesenkt werden, daß es zur Kopfnekrose kommt. Dies gilt gleichermaßen für die Säuglingsosteomyelitis, bei der neben der Infektion der Metaphyse und teilweisen Zerstörung der Epiphyse auch der Durchbruch des Eiters in das Hüftgelenk zur Durchblutungsverminderung und in vielen Fällen zu einer Hüftkopfnekrose führt. Lediglich die sofortige, allenfalls kurzfristige Entlastung des Hüftgelenkes kann hier eine entscheidende Besserung der insgesamt schlechten Ergebnisse erbringen.

Es ist an der Zeit, die Behandlung der kindlichen akuten hämatogenen Osteomyelitis, mehr noch der Osteomyelitis im Säuglingsalter, auf die pathophysiologischen Vorgänge sowie die Dauer und das Ausmaß der Infektion abzustimmen, und die Behandlung nicht etwa davon abhängig zu machen, ob die Therapie in der Pädiatrie oder in der Chirurgie stattfindet. Eine optimale Behandlung beginnt immer zum frühestmöglichen Zeitpunkt mit einer umfassenden Diagnostik, dem Erregernachweis aus wiederholten Blutkulturen und vom Herd, einer umgehenden Ruhigstellung und antibiotischen Therapie sowie in Abhängigkeit vom Krankheitsablauf in zusätzlichen chirurgischen Maßnahmen. Andernfalls wird sich eine entscheidende Besserung dieses Krankheitsbildes nicht erreichen lassen.

Literatur

1. ALBEE: zitiert nach P. P. Rickham, Zschr. f. Kin. Chr. Supplement zu Band 8, 1970, S. 5–9
2. ADAM + LINKE: Osteomyelitis im Säuglings- und Kindesalter. Katamnestische Untersuchungen am Krankengut der Jahre 1968–1982 des Dr. von Hauner'schen Kinderspitals Inaugural-Dissertation, München 1983
3. AXHAUSEN, W.: Wo stehen wir heute mit der Behandlung der akuten hämatogenen Osteomyelitis? Med. Welt 39, 1955 (1963)
4. BIER, A.: Osteoplastische Nekrotomie nebst Bemerkungen über die an der Kieler Chirurgischen Klinik ausgeführten Methoden der Nekrotomie. Arch. klin. Chir. 43, 121, 1892
5. BISHOP, W. J.: The early history of surgery, Hale London 1960
6. BLANCHE, D. W.: Osteomyelitis in infants. J. Bone Jst. Surg. 34-A, 71 (1952)
7. BOYES, J., BREMNER, A. E. and NELIGANG, G. A.: Haematogenous osteitis in the newborn. Lancet 1957 I, 544
8. BREASTED, J. H.: The Edwin Smith Surgical Papyrus: published in facsimile and hieroglyphic transliteration with transation and commentary in two volumes. Univ. Chicago Pr., Vol. 1, Chicago 1930
9. BURRI, C.: Posttraumatische Osteitis, 2. Auflage Verlag Hans Huber, Bern, Stuttgart, Wien 1979
10. CHEYNE, SIR W. W.: Lister and his Achievement, Longmans Green, London 1925
11. CONTZEN, H.: Die akute hämatogene Osteomyelitis im Kindesalter. Frühdiagnose – Verlauf – Therapie. Chirurgische Praxis 12, 469–477, (1968) S. 54 des Supplementbandes Zeitschrift für Kinderchirurgie
12. DENNISON, W. M.: Haematogenous osteitis in the newborn. Lancet 1955 II, 474
13. ENGERT + KLEWAR: Osteomyelitis im Säuglings- und Kindesalter. Katamnestische Untersuchungen am Krankengut der Jahre 1953–1974 des Dr. von Hauner'schen Kinderspitals, Inaugural-Dissertation, München 1978
14. FLACH, A.: Die Osteomyelitis aus der Sicht des Kinderchirurgen. Zeitschrift für Kinderchirurgie und Grenzgebiete, Supplement zu Band 8, (1970) S. 54–60, Hippokrates Verlag Stuttgart
15. FRANK, E., ZITTER, H.: Metallische Implantate in der Knochenchirurgie Springer, Berlin/Heidelberg/New York 1971
16. GREEN, W. T. and SHANNON, J. G.: Osteomyelitis in infants. Arch. Surg. 32, 462, (1936)
17. HAAGA, P.: Beitrag zur Statistik der akuten spontanen Osteomyelitis. Bruns Beitr. Klin. Chir. 5, 49 (1889)
18. Hartl, H.: Akute hämatogene Osteomyelitis, Bakteriologie und Therapie im Kindesalter. Pädiat. Prax. 6, 255 (1967)
19. HECKER, H. CH., SCHUSTER, H., BUCHHOLZ, R.: Analyse und Behandlungsergebnisse bei 329 Fällen von akuter und chronischer hämatogener Osteomyelitis im Kindesalter aus der Vorantibiotika- und Antibiotikaära. Zeitschrift für Kinderchirurgie 7, 534–554 (1969)
20. HEY, W.: Practical Observations in Surgery, illustrated with Cases. Cadell and Davies London 1803
21. HÜBSCHMANN, P.: Über Osteomyelitis. Münch. med. Wschr. 80, 1057 (1942)
22. HÜNER, H.: Ätiologie und Pathogenese der akuten hämatogenen Osteomyelitis. Dtsch. med. Wschr. 89, 942 (1964)

23. HUNTER, J.: Lectures on the Principles of Surgery from the Works of John Hunter. Ed. by James F. Palmer, Longmann, London 1835
24. KÖNIG, F.: Der Vorgang der rarefizierenden Osteitis unter der Einwirkung von Riesenzellen. Dtsch. Zeitschr. f. Chir., II S, 1873
25. KUNZE, H. + KRÄMER, D.: Antibiotisch-enzymatische Lokalbehandlung der chronischen Osteomyelitis. Med. Klin. 64, 1608 (1969)
26. LAUCHE, A.: Die unspezifischen Entzündungen der Knochen. In Handbuch der Speziellen pathologischen Anatomie und Histologie, Band IX, 4. S. 1. J. Springer, Berlin 1939
27. LENNERT, K.: Pathologische Anatomie der Osteomyelitis. Sonderdruck aus den Verhandlungen der Deutschen Orthopädischen Gesellschaft 51. Kongreß, Frankfurt a. M., 22. bis 26. September 1964, F. Enke, Verlag, Stuttgart 1965 S. 27–65
28. LEXER, E.: Experimental production of osteomyelitic foci. Arch. f. klin. Chir. 48, 181, 1894
29. LEXER, E.: Die freien Transplantationen. Enke Stuttgart 1924
30. LÜCKE, G. A.: Die primäre infektiöse Knochenmark- und Knochenhautentzündung. Dtsch. Z. Chir. 4, 218 (1874)
31. LÜCKE, A.: Zur osteoplastischen Nekrotomie. Zbl. Chir. 19, 993, 1892
32. MANGOLDT, F. v.: Zur Behandlung der Knochenhöhlen in der Tibia. Arch. klin. Chir. 69, 82, 1903
33. MARGET, W., KIENITZ, M.: Praxis der Antibiotikatherapie im Kindesalter. Thieme, Stuttgart (1966)
34. MARKOE, T. M.: Thorough drainage in the treatment of wounds. Am. J. Med. Sc. 79, 305, 1880
35. MATTI, H.: Über freie Transplantation von Knochenspongiosa. Arch. klin. Chir. 168, 236, 1932
36. MAYER, J. B.: Erfahrungen mit der konservativen Behandlung der Osteomyelitis aus der Sicht des Kinderarztes. Z. Orthop. Beitr. z. Bd. 100, 160 (1965)
37. MAYER, J. B.: Die Osteomyelitis im Säuglings- und Kleinkindesalter. Mschr. Kinderheilk. 112, 4, 1964, 153–158
38. MERCER, W.: Orthopaedic Surgery. London; Edward Arnold 1937
39. MOSKOWICZ, I.: Die Operation der Osteomyelitis, eine Periost- und Hautplastik. Bruns Beitr. klin. Chir. 107, 36, 1917
40. NAEGELI, TH.: Dtsch. med. Wschr. 78, 462 (1953)
41. NEUBER, G.: Zur Behandlung starrwandiger Höhlenwunden. Arch. klin. Chir. 51, 683, 1896
42. OLLIER, L.: Traité expérimental et clinique de la regeneration des os et de la production artificielle du tissue osseux. Masson, Paris 1867
43. ORR, H. W.: The treatment of osteomyelitis and other infected wounds by drainage and rest. Surg. Gynec. Obstet. 45, 446 (1927)
44. PASCHLAU, G.: Die Besonderheiten der Osteomyelitis im frühen Kindesalter. Mschr. Kinderheilk. 55, 280 (1932)
45. PÉAN, J.: Des moyens prothétiques destinés à obtenir la reparation de parties osseuses. Gaz. des hôpitaux 1894, Nr. 32. Ref.: Zbl. Chir. 21, 743, 1894
46. PICKETT, J.: A short historical sketch of osteomyelitis. Ann. med. Hist. N. S. 7, 183, 1935
47. RIEDEL, B.: Die Sequestrotomie und Eröffnung von Knochenabszessen. Berl. klin. Wschr. 27, 461, 1890
48. ROBERTSON, D. E.: Acute hematogenous osteomyelitis. J. Bone and Joint Surg. 9, 8 (1927)
49. ROBERTSON, R. C.: J. Am. Med. Ass. 107, 1193 (1936)
50. AF SCHULTÉN, M W.: Über osteoplastische Füllung von Knochenhöhlen, besonders der Tibia. Arch. klin. Chir, 52, 145, 1896
51. AF SCHULTÉN, M. W.: Eine Methode, um Knochenhöhlen im Femur und im Humerus durch plastische Operation auszufüllen. Arch. klin. Chir. 54, 328, 1897
52. SCULTETUS, J.: Armentarium Chirurgicum. Ulmae Suevorum impl. B. Bühnemann, 1655
53. SIMON, C., WIEDEMANN, J., HAVEMANN, D.: 1975. Zur Klinik und Therapie der kindlichen Osteomyelitis. Mschr. Kinderheilkunde. 123: 740–744
54. SIMON, C.: Zur Klinik und Therapie der kindlichen Osteomyelitis. Mschr. Kinderheilk. 123, 11, 1975, 740–744
55. STARR, C. L.: Acute hematogenous osteomyelitis. Arch. Surg. 4, 567 (1922)
56. STEWART, M. A.: A new treatment of osteomyelitis. Surg. Gynec. Obstet. 58, 155 (1934)
57. TRUETA, J.: Die drei Typen der akuten haematogenen Osteomyelitis. Schweiz. Med. Wschr. 93, 306–312 (1963)
58. TRENDEL, E.: Beiträge zur Kenntnis der akuten infektiösen Osteomyelitis und ihre Folgeerscheinungen. Bruns' Beitr. Klin. Chir. 41, 607 (1904)
59. SINGER, C.: Science, Medicine and History, London: Oxford University Press 1953
60. WILENSKY, A. O.: Osteomyelitis, Its Pathogenesis, Symptomatology and Treatment. MacMillan Comp., New York 1934
61. WILSON, J. C. and McKEEVER, F. M.: Bone growth disturbance following hematogenous acute osteomyelitis. J. Amer. Med. Ass. 107; 1186 (1936)

Anschrift des Autors

J. Engert, Herne

H. Sauer und G. Ritter (Hrsg.): Osteomyelitis und Osteitis im Kindesalter
© Gustav Fischer Verlag · Stuttgart · New York · 1986

Die akute hämatogene Osteomyelitis im Kindesalter bei einer homogenen Serie von 224 Fällen

L. Verstreken, M. Dassonville, J. Lamoureux, Brüssel

In der Zeit von 1967 bis 1982 behandelten wir 224 Kinder im Alter von 0 bis 15 Jahren an akuter hämatogener Osteomyelitis. Die Diagnostik beruhte auf klinischem, radiologischem und biologischem Befund. Was die Klinik betrifft, zeigte das Kind eine schmerzhafte Bewegungseinschränkung der betroffenen Gliedmaßen, oft begleitet mit hohem Fieber und schlechtem Allgemeinzustand. Anfänglich zeigte das Röntgenbild der betroffenen Metaphyse nur ein Ödem der tiefen Weichteile (1). Immer bestand eine erhöhte BSG und Leukozytose. Durch die Blutkultur und eine subperiostale Punktion kann die Diagnose gestellt und der ursächliche Keim isoliert werden.

Je jünger der Patient, um so häufiger ist die Osteomyelitis (2); mehr als die Hälfte der Kinder waren jünger als vier Jahre. In Bezug auf das Alter besteht ein Kurvenabfall* der Erkrankung und sie kommt so gut wie nie im Jugend- und Erwachsenenalter vor (Abb. 1). Alle Metaphysen können befallen sein, insbesondere aber jene der langen Röhrenknochen an der unteren Extremität (Tab. 1). Knaben sind häufiger betroffen als Mädchen (55% : 45%) mit Ausnahme der Patienten unter vier Jahren, bei denen ein ausgeglichenes Verhältnis dieser Erkrankung vorliegt. 26% der Kinder zeigten vorausgegangene Infektionen (5%) oder frische Traumata (21%). Die Symptomatologie dauerte in 70% der Fälle 3 Tage oder weniger. Bei der Aufnahme bestand eine Beeinträchtigung des Allgemeinzustandes (56%) und eine Temperaturerhöhung von 38,2 ± 1 Celsius, die Blutsenkung war auf 57,1 ± 27,8 mm/h erhöht und die Leukozytose belief sich auf 13 850 ± 9380.

Die Blutkultur ist in 35% der Fälle positiv (Tab. 2).

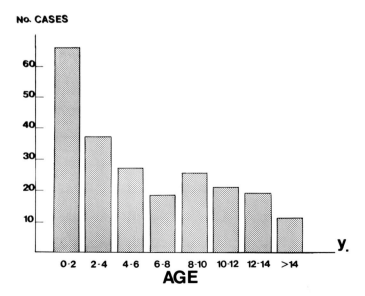

Abbildung 1

* No = $50,26\,e^{-1,76.\text{Alter}}$, mit $R^2 = 0,85$

Tabelle 1: Lokalisation (n = 224)

Femur proximal	44
Femur distal	45
Tibia proximal	14
Tibia distal	29
Fibula proximal	1
Fibula distal	6
Humerus proximal	10
Humerus distal	9
Radius proximal	1
Radius distal	7
Fuß	28
Wirbelsäule	6
Rippe	4
Becken	4
Clavicula	2
Hand	3

Tabelle 2: Keime aus Blutkultur (n = 60)

Staphylococcus aureus	48
Salmonellen	3
Staphylococcus epidermidis	3
Haemophilus influenzae	2
Pneumokokken	2
β-hämolytische Streptokokken	1
Escherichia coli	1

Die subperiostale Punktion wurde in Zweifelsfällen oder vor einer Drainage durchgeführt, und zwar in 81% der Fälle, davon wurde in 41% der ursächliche Keim gefunden (Tab. 3). Die Röntgenaufnahme ist in 93% der Fälle pathologisch. Sehr oft besteht nur ein Ödem der tiefen Weichteile (66%), was auf einer Standardröntgenaufnahme diagnostiziert werden muß, denn dieses Ödem ist der einzige frühzeitige radiologische Hinweis. Für die spätere Diagnostik bestehen periostale oder knöcherne Reaktionen (27%).

Tabelle 3: Keime aus subperiostaler Punktion (n = 74)

Staphylococcus aureus	55
β-hämolytische Streptokokken	5
Salmonellen	4
Pneumokokken	4
Staphylococcus epidermidis	3
Haemophilus influenzae	1
Escherichia coli	1
Klebsiellen	1

Nach gestellter Diagnose wurden alle Kinder mit Antibiotika und Gipsruhigstellung behandelt. Die primäre antibiotische Therapie besteht in der Gabe von Cloxacillin (100 mg/kg/die) bei Kindern über zwei Jahren. Zumal der Haemophilus influenzae (Tab. 1 und 2) nie bei Kindern über zwei Jahren isoliert werden konnte, wohl aber in 10% der Fälle bei Kindern unter diesem Alter, kombinieren wir Ampicillin und Cloxacillin in der selben Dosierung bei Kindern unter zwei Jahren. Anfänglich wird das Antibiotikum intravenös verabreicht, sobald aber der Allgemeinzustand gebessert (Aussehen, Temperaturerhöhung und Blutsenkung) erfolgt die perorale Gabe, um eine ambulante Behandlung zu ermöglichen. Die Antibiotikatherapie richtet sich nach dem Antibiogramm und die Dosierung wird dem serologischen Antibiotikaspiegel angepaßt. Verbessert sich der Allgemeinzustand in den ersten Tagen, ist die subperiostale Punktion positiv oder ist die Hüfte befallen, wird eine Ausräumung und Drainage durchgeführt, wie es in 48% der Fälle erfolgt ist. Die Drainage wird so lange als möglich erhalten, ca. 2,2 ± 3,0 Wochen. Dank der frühzeitigen oralen Antibiotikagabe hat sich der Krankenhausaufenthalt auf 4,0 ± 6,0 Wochen verringert und ist in jenen Fällen, bei denen keine Drainage notwendig war, um zwei Wochen kürzer. Die Blutsenkung scheint uns ein sicherer therapeutischer Anhaltspunkt zu sein. Der rasche Abfall (Abb. 2), der nur bei fortschreitendem Heilungsverlauf auftritt, erfolgt im Sinne einer linearen Kurve (Abb. 3). Die Antibiotika werden abgesetzt und die Ruhigstellung wird 15 Tage nach Normalisierung der Blutsenkungswerte entfernt bzw. nach 5,0 ± 5,8 Wochen.

70% der Fälle wurden frühestens drei Monate nach Krankheitsbeginn, im Mittel 19 ± 22 Monate später nachuntersucht. 86% der nachuntersuchten Fälle zeigten keine Spätfolgen. Als Komplikationen fanden wir Wachstumsstörungen von weniger als 15 mm (5 Fälle), Rezidivneigung oder Entartung in chronische Osteomyelitis (10 Fälle), vorzeitige Arthrosen oder Bewegungseinschränkungen (6 Fälle) oder eine pathologische Fraktur. Als Todesfall haben wir einen Säugling mit irreversiblen septischen Schock.

Dank der Sulfonamide, späterhin der Antibiotika, ist die Mortalität und Morbidität der akuten hämatogenen Osteomyelitis beträchtlich abgefallen. Nichts desto weniger muß bei Vorliegen aller Kriterien einer schweren Erkrankung die Ausräumung bzw. Drainage so schnell als möglich durchgeführt werden. Eine frühzeitige Diagnose, eine

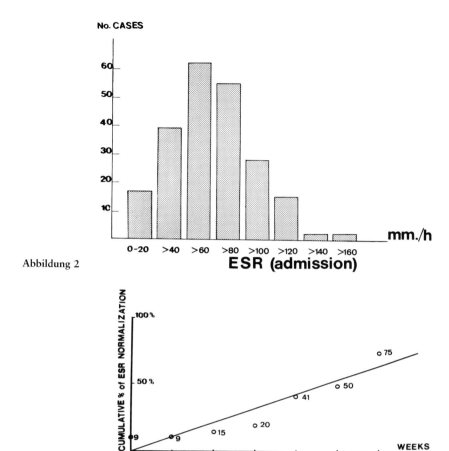

Abbildung 2

ESR (admission)

Abbildung 3 **ESR NORMALIZATION AFTER ONSET**

gezielte und lang anhaltende Antibiotikatherapie, eine konsequente Ruhigstellung und eine frühzeitige Ausräumung bzw. Drainage scheinen uns bei Vorliegen eines ungünstigen Krankheitsverlaufes der Garant für eine Herabsetzung der Mortalität und der Komplikationen zu sein.

Literatur

1. FR. MOYSON, J. C. BROMBART & FR. WITTEK: Ostéomyélitis de l'enfant. Signes radiologiques précoces. J. Belge de Radiographie, 1972, 55, 6, 645–653
2. FR. MOYSON & R. TOCKERT: Les arthritis et les ostéoarthritis du nouveau-né du nourrisson. Acta Paediat. Belg. 1972, 26, 205–224

Anschrift des Autors

L. VERSTREKEN, Kinderchirurgische u. orthopädische Abteilung, Universitätskrankenhaus Brugmann, Place van Gehuchten 4, B-1020 Bruxelles

H. Sauer und G. Ritter (Hrsg.): Osteomyelitis und Osteitis im Kindesalter
© Gustav Fischer Verlag · Stuttgart · New York · 1986

Akute hämatogene Osteomyelitis – Erfahrungen bei 65 Kindern jenseits des Säuglingsalters

H. Kolb und K. Albrecht, Bremen

Wir möchten über unsere Erfahrungen berichten, die in einem 10-Jahreszeitraum, von 1974 bis 1984, an insgesamt 65 Kindern mit akuter hämatogener Osteomyelitis jenseits des Säuglingsalters gemacht wurden. Die Kinder wurden in der Kinderchirurgischen- und Prof.-Hess-Kinderklinik in Bremen in enger interdisziplinärer Zusammenarbeit behandelt.

Mit 35 Knaben und 30 Mädchen ergab sich bei uns nur ein leichtes Überwiegen des männlichen Geschlechtes. Aufgenommen in die Statistik wurden nur Kinder, bei denen sich die Diagnose neben der entsprechenden Klinik durch einen eindeutigen Röntgenbefund, einen positiven szintigraphischen Befund oder durch den Nachweis des Erregers im Blut oder Punktat sichern ließ.

Lokalisationen: am häufigsten (44mal) waren die unteren Extremitäten befallen, es folgten bei 9 Kindern die oberen Extremitäten, bei 5 Kindern das Becken, je 2× Clavicula, Wirbelsäule und Rippen und 1× die Scapula.

Bei 21 Kindern ließ sich anamnestisch eine Vorerkrankung eruieren, die zeitlich mit der akuten Osteomyelitis in Zusammenhang zu bringen war: 7× ging der Osteomyelitis ein Infekt der oberen Luftwege, 2× eine Otitis und 1× eine Enteritis voraus, bei 6 Kindern bestand eine Pyodermie als mögliche Eintrittspforte, und bei 5 Kindern war ein Bagatelltrauma wenige Tage vorausgegangen.

Zur Diagnosesicherung wurden bei 57 Kindern ein oder mehrere Blutkulturen entnommen, in 9 Fällen wurde im Bereich der Entzündung punktiert.

Bei einem Kind mit Befall der unteren Brustwirbelsäule konnten die Staphylokokken auch im Liquor nachgewiesen werden. Insgesamt wurden folgende Erreger gefunden: 31× Staphylococcus aureus hämolyticus, 4× Streptokokken der Gruppe A, 3× Salmonellen, die allerdings zweimal nur im Stuhl, einmal auch im Blut, nachgewiesen werden

konnten, einmal Hämophilus influenzae, bei einem Kind nach der Milzexstirpation. Auch die Candida-Erreger wurden nur im Stuhl beobachtet, bei eindeutig positivem Antikörpernachweis.

Röntgenologisch sichtbare Veränderungen, die erfahrungsgemäß bei Kindern jenseits des Säuglingsalters erst in der 3.–4. Woche nach Erkrankungsbeginn auftreten, wurden bei 48 von 65 Kindern gesehen. Die übrigen Kinder zeigten zu keinem Zeitpunkt des Krankheitsverlaufes einen positiven Röntgenbefund.

Das Knochenszintigramm ergab bei 43 Kindern eine Aktivitätsanreicherung. Seit etwa einem Jahr steht uns neben dem bisher üblichen Technetium-Szintigramm eine Leukocytenmarkierung sowie ein Gallium-Szintigramm zur Verfügung. Hiermit können floride Prozesse von chronischen Verlaufsformen deutlich besser abgegrenzt werden.

Da nach wie vor der Staphylococcus aureus der dominierende Keim der Osteomyelitis ist, hat die seit über 15 Jahren bewährte Standardtherapie mit Penicillin G und Oxacillin ihren festen Platz behauptet. Wir haben 48 Kinder primär mit dieser Kombination behandelt. Mindestens ebenso gute Ergebnisse wie mit Penicillin machten wir mit dem Clindamycin, das auch von Adam wegen der geringeren notwendigen Substanzmenge und der niedrigeren Behandlungskosten besonders empfohlen wird. Die bei Erwachsenen gefürchtete Nebenwirkung einer pseudomembranösen Enterocolitis konnten wir bei unseren Kindern nie beobachten.

Über den Zeitpunkt, wann die parenterale Therapie auf die orale Gabe umgestellt werden sollte, gibt es diverse Angaben. Wir haben den Zeitpunkt der Umstellung bisher abhängig gemacht vom Abklingen der Entzündungserscheinungen, von der Normalisierungstendenz der BSG, wir haben aber in allen Fällen wenigstens 3 Wochen parenteral behandelt. Otte wies kürzlich darauf hin, daß die qualitative Bestimmung des C-reaktiven Proteins eine gute Beurteilung der entzündlichen Aktivität der Osteomyelitis erlaubt, und er schlägt vor, die parenterale Antibiotikatherapie bis zur Normalisierung des CRP durchzuführen, die orale Behandlung bis zur Normalisierung der BSG.

Neben der medikamentösen Behandlung wurden die betroffenen Glieder immer langfristig ruhiggestellt, solange bis sich BSG und Leucocytenzahl normalisierten, bis röntgenologisch ein Ruhestadium erreicht war. Nach unseren Erfahrungen handelte es sich dabei um Zeiträume von 3 bis maximal 6 Monaten.

Bei der Auswertung unserer Ergebnisse zeigt sich, daß unter der rechtzeitig begonnenen konservativen Therapie kaum noch chirurgische Eingriffe notwendig waren. Insgesamt haben wir bei 65 Kindern nur 2 Rezidive bzw. Übergänge in ein chronisches Stadium mit verzögerter Ausheilung beobachtet. In 2 Fällen entleerte sich der Abszeß spontan nach außen, in 2 Fällen wurde durch Incisionen und Drainagen Entlastung geschaffen. Frühzeitige Entlastungsoperationen – und das möchte ich hier betonen – mit Knochenfreilegung, Periostspaltungen und Spüldrainagen wurden in keinem Fall angewandt.

Bei einem 10-jährigen Jungen mit einer Osteomyelitis der 6. Rippe mußte später eine Rippenteilresektion durchgeführt werden. ENGERT wies darauf hin, daß man sich bei osteomyelitischen Herden in platten Knochen eher zu einem aktiv chirurgischen Vorgehen entschließen sollte, wir können diese Erfahrung bestätigen.

Kommt der Patient früh zur Behandlung, erübrigt sich fast immer jegliche chirurgische Intervention, kommt er später, bilden sich bereits durch Einschmelzungen Abszeßhöhlen aus, genügt meist die Punktion zur Entleerung und Entlastung, selten ist eine Incision und Drainage erforderlich.

Literatur

V. LAER, L. et al. Die Indikation zur operativen Behandlung der akuten, hämatogenen, der primär chronischen und der posttraumatischen Osteomyelitis im Kindesalter. Z. Kinderchir. 39, Supplement I: 64–66 (1984)

OTTE, J. et al. Steuerung und Antibiotika – Therapie bei hämatogener Osteomyelitis durch Bestimmung des C-reaktiven Proteins. Vortrag auf der 34. Tagung der Nordwestdeutschen Gesellschaft für Kinderheilkunde in Braunschweig, 21.–23. 6. 85

RITTER, G. Die Therapie der Osteomyelitis im Kindesalter heute Wien. med. Wschr. 127, 10–16 (1977)

RITTER, G. Die Bedeutung sogenannter «negativer szintigraphischer Befunde» bei der akuten hämatogenen Osteomyelitis. Z. Kinderchir. 39, Supplement I: 32–34 (1984)

SCHÄRLI, A. Osteomyelitis. In BETTEX, M., N. GENTON u. M. STOCKMANN (Hrsg.) Kinderchirurgie, Stuttgart – New York 1982

SPOHR, H. L. Die akute Osteomyelitis im Kindesalter. pädiat. prax. 25, 303–315 (1981)

Anschrift des Autors

H. KOLB, Kinderchirurgische Klinik, Zentralkrankenhaus, St. Jürgen-Straße, 2800 Bremen 1

H. Sauer und G. Ritter (Hrsg.): Osteomyelitis und Osteitis im Kindesalter
© Gustav Fischer Verlag · Stuttgart · New York · 1986

Hämatogene Osteomyelitis im Kindesalter – Behandlungsprobleme

Krzysztof Wronecki, Jan Slowikowski, Andrzej Szmida,
Jerzy Czernik, Wrocław

Die Universitätsklinik für Kinderchirurgie in Wroclaw beschäftigt sich mit der Behandlung chirurgischer Krankheiten bei Kindern vom südwestlichen Polen, das unter dem Begriff Niederschlesien bekannt ist. In den Jahren 1960–1984 wurden an der Klinik 132 Kinder mit der Osteomyelitis behandelt, was 1,2% aller in dieser Zeit an der Klinik behandelten Kinder beträgt.

Die gründliche Anamnese hat es erlaubt, in 32% der Fälle in der Zeit vor der Erkrankung eine Infektion festzustellen, die die Ursache der hämatogenen Osteomyelitis sein könnte. Es waren Infektionen der oberen Atmungswege, des Harnsystems sowie entzündliche Hautveränderungen. Von Eltern und Kindern wurden zu 15% in der Anamnese ein Trauma direkt vor der Erkrankung angegeben. 42% der behandelten Fälle waren Säuglinge.

Meistens waren die Knochen der unteren Extremitäten befallen. Der Femur in 34,5% Fälle, die Tibia in 28,5% Fälle. An 3. Stelle in 8,9% war der Humerus befallen. Die restlichen Knochen waren in 28,1% der Fälle betroffen.

Die routinemäßig durchgeführten bakteriologischen Untersuchungen haben gezeigt, daß die Erkrankungen am häufigsten durch Staphylococcus aureus (82%) und dann durch Streptococcus (13%) ausgelöst werden.

Die Diagnose wurde auf Grund des klinischen Bildes, der Laboruntersuchungen und der radiologischen Befunde gestellt.

Das klinische Bild zeigte meistens einen raschen Krankheitsbeginn ohne Vorerkrankung. Die Kinder hatten hohe Temperaturen, manchmal mit Schüttelfrost. Lokal dominierte zunehmender Dauerschmerz, zunehmende Schwellung, zu der später Hautrötung und Bewegungseinschränkung der betroffenen Extremität kam (3, 4).

Die radiologischen Untersuchungen haben erst nach 12–29 Tagen (im Durchschnitt nach 18,9 Tagen) Veränderungen gezeigt.

Die Behandlung bestand in einer unverzüglichen Ruhigstellung der betroffenen Extremität und in Gaben von großen Dosen von Antibiotika, entsprechend dem Bakteriogramm. Diese Behandlung hat bei der Mehrheit der hospitalisierten Kinder Erfolge gebracht. Die Dauer der Therapie war jedoch verhältnismäßig lang und oszillierte von einigen bis zu zehn Monaten. Durchschnittlich dauerte die Ruhigstellung 2 Monate und die Antibiotika wurden während der ganzen Ruhigstellungszeit angewendet.

24 Kinder mußten chirurgisch behandelt werden. Die Indikation dazu wurde gestellt, wenn es nach einer 4–5-tägigen resistenzgerechten Therapie und Ruhigstellung nicht zur Besserung des Allgemeinzustands kam und wenn die Lokalmanifestationen nicht zurückgingen.

Die chirurgische Therapie bestand in:
1. der Inzision der Haut, der Subkutis und der Bohrung des Markraumes;
2. der Dauerspüldrainage des Markraumes;
3. der Implantation der Gentamycin PMMA-Kugeln im Markraum.

Die durchschnittliche Behandlungszeit betrug in den einzelnen Gruppen 16, 12 und 9 Wochen. Daraus resultiert, daß die Gentamycinkugelnanwendung die deutlich kürzeste Behandlungszeit bewirkte (5). Zwei Fälle mit Diabetes mellitus bereiteten uns die größten Schwierigkeiten. Die Behandlungszeit dieser Kinder betrug fast zwei Jahre.

Nachdem wir zur Osteomyelitisbehandlung die Gentamycinkugeln eingeführt hatten, wendeten wir die Spüldrainage nicht mehr an, die übrigens mit recht vielen technischen Schwierigkeiten verbunden war. Obwohl wir zur Drainage speziell konstruierte Schrauben angewendet haben, kam es häufig zum Ausfall dieser Schrauben aus den Knochen und zur Undurchgängigkeit des Spülsystems. Die Gentamycinkugelnanwendung in den Fällen, wo die chirurgische Therapie notwendig war, hat eine Verbesserung des Krankheitsverlaufes gebracht. Sie wurden 2–3 Wochen im Knochen gelassen. Wenn keine Besserung eintrat, haben wir nach drei Wochen neuerlich Kugeln implantiert. In allen Fällen waren die Keime gentamycinempfindlich.

Es scheint uns, daß die Gentamycinkugelnanwendung einen gewissen Fortschritt in der chirurgischen Behandlung der hämatogenen Osteomyelitis gebracht hat.

Literatur

1. BEMBERGER H., GUGLER E.: Die akute Osteomyelitis im Kindesalter, Schweiz med. Wschr., 113, 1219–1228, 1983

2. ENDLER F.: Behandlungsprobleme bei hämatogener Osteomyelitis, Chir. Praxis, 21, 273–300, 1976
3. JANUKOWICZ A.: Zapalenie kości i stawów u noworodków i niemowlat, Pol.Tyg.Lek., 29, 1629–1631, 1974
4. MUSIL H.E.: Diagnostische und differentialdiagnostische Erwägungen bei der Osteomyelitis, Wien. klin. Wschr., 88, 588–590, 1976
5. POLITOWSKI M., GRANICZANY A., JONKISZ J., HAŃCE J.: Leczenie przewleklego zapalenia kości za pomoca kul gentamycynowych, Pol.Przegl.Chir., 50, 677–683, 1978
6. RITTER G.: Die Therapie der Osteomyelitis im Kindesalter heute, Wien. med. Wschr., 110, 10–16, 1977

Anschrift des Autors

K. WRONECKI, Klinika Chirurgii Dziecięcej, 50-369 Wrocław, Polen

H. Sauer und G. Ritter (Hrsg.): Osteomyelitis und Osteitis im Kindesalter
© Gustav Fischer Verlag · Stuttgart · New York · 1986

Subakut-hämatogene Osteomyelitis im Kindesalter

K. B. Brülhart, E. Rumlova, A. F. Schärli, Luzern

Einleitung

Das Krankheitsbild der hämatogenen Osteomyelitis im Kindesalter hat unter dem Einfluß neuerer therapeutischer Maßnahmen eine eindrucksvolle Wandlung erfahren. Die Osteomyelitis war früher eine gefürchtete Krankheit, die oft zum Tode führte oder mit monate- bis jahrelangem Krankenlager und skelettären Schäden oder Defektheilungen einherging. Je nach Infektionsmodus, je nach Virulenz der Erreger und Resistenz des Organismus ändert sich der Verlauf einer Osteomyelitis (Ritter 1977, Schärli 1979), so daß wir heute 3 Verlaufsformen unterscheiden können: eine akute, eine subakute und eine chronische. Diese Untersuchung befaßt sich mit der subakuten Gruppe und setzt sie in Vergleich mit der akuten und chronischen.

Material und Methode

In den Jahren 1971–1984 gelangten 107 Kinder mit hämatogener Osteomyelitis zur Behandlung. 44% wiesen eine akute, 50% eine subakute und 6% eine chronische Verlaufsform auf. Für die Nachuntersuchung haben wir Patienten mit primären Immunitätsstörungen und mit exogener Osteomyelitis ausgeschlossen. Wir waren besonders interessiert an anamnestischen Gesichtspunkten, klinischen, radiologischen, bakteriologischen und histologischen Untersuchungen, sowie dem therapeutischen Vorgehen. Es wurde versucht, die subakute Form nach diesen Gesichtspunkten in Vergleich mit der akuten und chronischen Gruppe zu setzen.

Resultate

Im Vergleich zur akuten hämatogenen Osteomyelitis hat die subakute in unserem Krankengut um das 3-fache zugenommen. Sie war charakterisiert durch ein mehrwöchiges Intervall zwischen Krankheits- und Behandlungsbeginn, das im Durchschnitt 6 Wochen betrug. Signifikante Unterschiede in der Geschlechtsverteilung ergaben sich nicht.

Das Durchschnittsalter betrug bei der subakuten Form 7,5 Jahre, bei der akuten 5,5 Jahre und bei der chronischen 12 Jahre (Tabelle 1).

Die klinischen Symptome äußerten sich zunächst schleichend durch Schmerzen an einer Extremität, die über Monate persistierten. Bei der Eintrittsuntersuchung war der Allgemeinzustand der Patienten meist gut, die Temperatur höchstens leicht erhöht; Schmerzen und eine lokale Schwellung war bei zwei Dritteln aller Fälle vorhanden, der Funktionsverlust war meist gering (Tabelle 2).

Bei mehr als zwei Dritteln der Kinder war bei der subakuten Osteomyelitis die untere Extremität befallen. Dasselbe traf auch für die akute und chronische Osteomyelitis zu. Der Häufigkeit nach war die Tibia in 33%, der Oberschenkel in 15%, die Fibula in 9% und das Fußgelenk in 7% betroffen. Die obere Extremität, der Schultergürtel, die Wirbelsäule und das Becken machten insgesamt 33% aus (Abb. 1).

Als charakteristischer Hinweis für eine subakute Osteomyelitis darf auch gelten, daß die Blutsenkungsreaktion bei zwei Dritteln der Kinder erhöht war, währenddem die Leukozyten im Normbereich lagen (Tabelle 3). Radiologisch war in 80% der Fälle ein positiver Befund bereits in den Nativ-Aufnahmen zu erhalten. Wir sind der Einteilung nach Gledhill gefolgt und konnten feststellen, daß der Typ 1b mit 37% und der Typ 2 mit 31% am häufigsten vertreten waren.

Die wichtigste Abklärungsuntersuchung ist nach unserer Erfahrung die Szintigraphie mit Technetium-Phosphat. Bei der subakuten Form war ein lokalisierter Befund in 98% der Fälle vorhanden, und nur einmal blieb das Resultat falsch negativ.

Die bakteriellen Kulturen waren in mehr als der

Tabelle 1: Hämatogene Osteomyelitis (n = 107). Anamnese

Haematogene Osteomyelitis (n = 107)
Anamnese

		akut (47)	subakut (53)	chronisch (7)
Vorgeschichte	Trauma	—	8/53 (15%)	2/7 (29%)
	Akuter Infekt	6/47 (13%)	4/53 (7%)	0/7 (0%)
	Chronischer Infekt	1/47 (2%)	2/53 (4%)	0/7 (0%)
Intervall: Krankheits-Therapiebeginn		5 Tage	6 Wochen	11 Monate
Geschlechtsverhältnisse Knaben : Mädchen		1 : 1	1 : 1	1 : 2
Durchschnittsalter		5,5 Jahre	7,5 Jahre	12 Jahre
Säuglinge		16/47 (34%)	7/53 (13%)	0/7 (0%)
Antib. Anbehandlung		1/47 (2%)	7/53 (13%)	2/7 (28%)

Tabelle 2: Hämatogene Osteomyelitis (n = 107). Status bei Eintritt.

Haematogene Osteomyelitis (n = 107)
Status bei Eintritt

	akut (47)	subakut (53)	chronisch (7)
Allgemeinzustand	stark reduziert (47%)	normal (89%)	normal (100%)
Fieber > 38,5°C	31/47 (66%)	4/53 (7%)	0/7 (0%)
Schmerzen lokalisiert	stark 39/47 (83%)	gering 34/53 (64%)	gering 4/7 (57%)
Schwellung	46/47 (98%)	30/53 (56%)	4/7 (57%)
Funktionsverlust	schwer	gering	gering

Hälfte positiv. Bei zwei Dritteln der Untersuchungen handelte es sich um Staphylococcus aureus, bei den übrigen in 25% um gram-positive und in 9% um gram-negative Erreger.

Die histologische Untersuchung bestätigte in 96% das Vorliegen einer subakuten Osteomyelitis. Therapeutisch wurde in allen Fällen eine Knochentrepanation sowie Kürettage durchgeführt und eine Spüldrainage angelegt. Die keimspezifische antibiotische Therapie wurde während vier bis acht Wochen fortgesetzt. Wir haben in allen Fällen eine Heilung erzielt, wenn auch dreimal ein Rezidiv eine erneute Drainage notwendig machte. Während bei den akut-hämatogenen Osteomyelitiden vorzeitige Epiphysenverschlüsse, Epiphysennekrosen und partielle Ankylosen im Hüftgelenk in 8% vorkamen, haben wir diese Komplikationen bei der subakuten Gruppe nie erlebt. Allerdings mußte fünfmal eine erneute Spüldrainage wegen eines lokalen Abszesses durchgeführt werden.

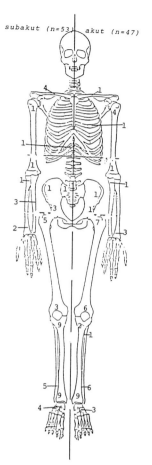

subakut (n=53)   akut (n=47)

Abb. 1: Lokalisationen bei der subakut- und akut-hämatogenen Osteomyelitis

Diskussion

Es ist nicht klar, weshalb eine hämatogene ossäre Infektion bei einem Kind einen fulminanten, bei einem anderen einen leichten Verlauf nimmt. Verantwortlich für einen subakuten Verlauf mögen die reduzierte Virulenz der Erreger, die erhöhte Resistenz der Patienten oder eine vorgängige Antibiotikaeinnahme sein (GLEDHILL 1973, SEASON und MILLER 1976, ROBERTS 1982). Ein Gleichgewicht zwischen bakterieller Virulenz und körperlicher Resistenz ist darin zu sehen, daß eine lokale Entzündung zwar besteht, ohne daß Zeichen einer allgemeinen Septikämie erscheinen. Unter diesen Bedingungen ist es verständlich, daß bei der subakuten Form die Krankheit schleichend ist und über Wochen bis Monate persistiert. Das Charakteristische an der subakut-hämatogenen Osteomyelitis ist geradezu das Uncharakteristische. Im Gegensatz zur akuten Form sind die Symptome leicht bis mittelschwer, der Funktionsverlust bleibt gering. Systemische Reaktionen werden selten beobachtet, im Blutbild wiederspiegeln sich nicht die Zeichen einer akuten Infektion, lediglich die Senkung ist massiv erhöht. Unseres Erachtens ist die radiologische Klassifikation nach GLEDHILL sowie die Szintigraphie für die Beurteilung und das therapeutische Vorgehen maßgebend. Ein solcher Knochenprozeß ist jedoch nicht immer mit Sicherheit von einem Knochentumor abzugrenzen. Schon aus diesen Gründen ist eine Punktion oder operative Eröffnung für die Biopsie und bakterielle Kultur nicht zu umgehen. Das chirurgische Vorgehen mit Trepanation, Kürettage und Spüldrainage hat zudem den Vorteil, daß die Diagnose gesichert wird, und die Infektion lokal bekämpft werden kann. Unseres Erachtens ist das Krankheitsbild der Osteomyelitis ein Problem der Therapie eines lokalen Prozesses, so daß sich eine sinnvolle Kombination zwischen chirurgischer Trepanation und systemischer Antibiotika-Therapie durchgesetzt hat.

121

Tabelle 3: Hämatogene Osteomyelitis (n = 107). Objektive Daten

Haematogene Osteomyelitis (n = 107)
Objektive Daten

	akut (47)	subakut (53)	chronisch (7)
Blutsenkungsreaktion	43/47 (91 %)	34/53 (64 %)	2/7 (29 %)
Linksverschiebung	32/47 (68 %)	8/53 (15 %)	0/7 (0 %)
Röntgen positiv	9/47 (19 %)	40/50 (80 %)	6/7 (86 %)
Klassifikation nach Gledhill	—	40/50 (80 %)	—
Szintigraphie positiv	31/34 (91 %)	41/42 (98 %)	4/4 (100 %)
Bakteriologie positiv	41/47 (87 %)	27/52 (52 %)	3/7 (43 %)
Histologie positiv	15/15 (100 %)	47/49 (96 %)	7/7 (100 %)

Literatur

1. CAMANELLA M. E.: Franklin H. Sim, John W. Beabout, David C. Dahlin, Rochester, Minn. Osteomyelitis appearing as neoplasma. Archives of Surgery, 109: 68, 1974
2. GLEDHILL R. B.: Subacute osteomyelitis in children. Clinical Orthopaedics and Related Research, 96: 57, 1973
3. GLEDHILL R. B.: Various phases of pediatric osteomyelitis. Instructional Course Lectures. 22: 245–269, 1973
4. HELLNER H.: Die hämatogene Osteomyelitis. Zeitschrift für Allgemeinmedizin, 43, 45, 1967
5. HÜNER H.: Die Bedeutung der unspezifischen Resistenz und ihre Steigerung in der Ätiologie der akuten hämatogenen Osteomyelitis. Langenbecks Arch. klin. Chir. 309, 83 1965
6. MAYER J. B.: Die Osteomyelitis im Säuglings- und Kleinkindesalter. Monatsschrift für Kinderheilkunde, 112, 153, 1964
7. RITTER G.: Die Therapie der Osteomyelitis im Kindesalter heute. Medizinische Wochenschrift, 1: 10, 1977, Wien
8. RITTER G.: Die heutige Therapie der chronischen Osteomyelitis (Osteitis) im Kindesalter. Zeitschrift für Kinderchirurgie, 37: 106–111, 1982
9. ROBERTS J. MARK: Denis S. Drummond, Alan L. Breed, and Joan Chesney, Journal of Padiatric Orthopedics, 2: 249–254, 1982, Raven Press, New York
10. SCHÄRLI A. F.: Osteomyelitis. In: Bettex, Genton, Stockmann: Kinderchirurgie, S. 11.124–11.135, 2. Auflage, begründet von M. Grob. Thieme, Stuttgart, New York, 1982
11. SCHÄRLI A. F.: Akute hämatogene Osteomyelitis. In Bachmann, K.-D., H. Ewerbeck, G. Joppich, E. Kleinauer, E. Rossi, G. Stalder: Pädiatrie in Praxis und Klinik, Bd. II, Thieme/Fischer, Stuttgart, S. 15.92–15.95, 1979
12. SEASON E. H., PAUL R. MILLER: Primary Subacute Pyogenic Osteomyelitis in Long Bones of Children, Journal of Pediatric Surgery, Vol. 11, No. 3, 1976
13. WEBER B. G.: Die Osteomyelitis aus der Sicht des Orthopäden. 2. Kinderchir. 8, Suppl. 61, 1970

Anschrift des Autors

K. B. BRÜLHART, Kinderchirurgische Klinik des Kinderspitals Luzern, Schweiz

H. Sauer und G. Ritter (Hrsg.): Osteomyelitis und Osteitis im Kindesalter
© Gustav Fischer Verlag · Stuttgart · New York · 1986

Diagnostik und Indikation zur operativen Behandlung bei der septischen Arthritis im Kindesalter

A. Härle, Münster

Die septische Arthritis hat auch in der Antibiotika-Ära ihre fatalen Auswirkungen nicht verloren. Stehen heute die sich nach der Beherrschung der akuten Infektion während des Wachstums ausbildenden sekundären Veränderungen mit Gelenkdestruktionen und Achsfehlern im Vordergrund des Interesses, so kommen aber auch heute immer noch schwerste Allgemeinerkrankungen mit tödlichem Ausgang vor; die Ursachen dafür liegen neben patientenspezifischen Faktoren vor allem in einer verzögerten Diagnosestellung und Fehlinterpretation der vorliegenden Krankheitssymptome. Auch das multilokuläre Auftreten und die Kombination mit anderen Erkrankungen (Tab. 1) erschweren die diagnostische Beurteilung und Einleitung einer adäquaten Therapie:

Tabelle 1

KOMBINATION MIT ANDEREN ERKRANKUNGEN

PERICARDITIS

PNEUMONIE → LUNGENABSZEß → LUNGENBLUTUNG

PLEURA-EMPYEM

HIRN-ABSZEß → HALBSEITEN-LÄHMUNG

SEPSIS → 3-MONATIGE INTENSIV-BEHANDLUNG

KRAMPF-LEIDEN

FEMORALIS-THROMBOSE

HÜFTGELENKS-LUXATION

OSTEOMYELITIS

Ein 13jähr. Junge erkrankte Mitte Januar 78 mit hohem Fieber und Schmerzen im Bereich der re. Hüfte und des li. Ellenbogens. Am 29. 1. 78 wurde eine subfasciale Abszeß-Drainage im Trochanterbereich und eine Pleura-Drainage durchgeführt, aus der Enterokokken nachgewiesen wurden. Wegen fortbestehendem hohem Fieber und starken Hüftschmerzen erfolgte am 10. 2. 78 bei ausgeprägter Pneumonie eine Arthrotomie des Hüft- und Ellenbogengelenks sowie eine Femurmarkausräumung, wobei in allen Operationswunden Staph. aureus nachgewiesen wurde. Postoperativ wurde der Junge in der Kinderklinik weiter betreut, wo er sich vom Eingriff gut erholte. Die Gelenkschmerzen und das Fieber gingen zurück, bis am 28. 2. 78 eine tödlich verlaufende Arrosionsblutung bei Lungenabszeß auftrat.

Diese auch unter hochdosierter Antibiotikatherapie weiter schwelenden Gewebeeinschmelzungen sind es, die im Bereich des Knochen- und Knorpelgewebes die Spätfolgen wie Wachstumsstörungen, Gelenkdeformierungen und frühzeitige Arthrose induzieren.

In der Pathogenese der septischen Arthritis sind zwei Infektionswege möglich. Bei Kleinkindern und Säuglingen dürfte in den meisten Fällen das Eindringen der Keime aus den metaphysären, intrakapsulär liegenden Knochenabschnitten erfolgen, d. h., daß eine Osteomyelitis vorausgeht (Abb. 1). Da in diesem Alter die metaphysäre Corticalis weniger kompakt ist und so der bakteriellen Durchwanderung kaum Widerstand entgegensetzt, kann es früh zu einer Keimeinwanderung ins Gelenk und gleichzeitig zu einer Dekompression des entzündeten Knochengewebes kommen, die wiederum die Heilung der Osteomyelitis begünstigt. Unsere histologischen Untersuchungen des metaphysären Femurs bei Kleinkindern mit Coxitis ohne röntgenologische Osteomyelitiszeichen unterstützen diese Theorie. Bei älteren Kindern ist aber auch eine alleinige und primäre septische Arthritis möglich, die dann wiederum sekundär bei langer Krankheitsdauer zu einer metaphysären Osteomyelitis führen kann.

Wie bei der hämatogenen Osteomyelitis findet sich auch bei der Arthritis ein Überwiegen des männlichen Geschlechtes, das mit zunehmendem

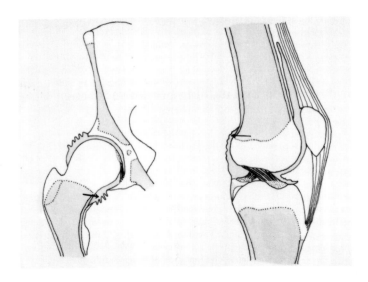

Alter deutlicher wird. Die häufigste Lokalisation stellt die Coxitis dar, der dann das Knie- und Ellenbogengelenk folgen. Dies korreliert sehr gut mit der Verteilung der hämatogenen Osteomyelitis, die in rd. 70% aller Fälle im Bereich von Femur und Tibia angetroffen wird. Für Hüft- und Kniegelenk errechnet sich in unserer Zusammenstellung von 65 Arthritiden eine Häufigkeit von 72%. In rd. 2/3 aller Fälle war eine eindeutige Osteomyelitis mit einer oder mehreren Lokalisationen gleichzeitig vorhanden. Von den 59 Kindern wiesen 54 den Befall eines Gelenkes und 4 den von 2 Gelenken auf, während bei einem Jungen beide Sprunggelenke und das li. Kniegelenk betroffen waren (Tab. 2). Der multilokuläre Befall kann sowohl primär auftreten oder aus einer septischen Metastasierung stammen, wenn die Diagnose verzögert gestellt wird. Die daraus resultierenden, schwersten und irreparablen Funktionsstörungen dokumentiert der folgende Fallbericht:

Ende April 78 traten bei dem 12-jähr. Jungen erstmals Schmerzen im prox. Oberschenkel und hohes Fieber auf; nach wenigen Tagen stationäre Einweisung und dann Verlegung auf die Intensivstation wegen der schweren Allgemeinreaktion mit tägl. Fieberspitzen über 39 C, die bis Juli 78 auftraten. Das Röntgenbild, das Anfang Mai noch unauffällig war, wies im Juni 78 deutliche Zeichen der Femurosteomyelitis auf, die aber als Ewing-Sarkom mißgedeutet wurden. Eine Hüftgelenkspunktion Ende Juni brachte Staph. aureus zum Nachweis, und die Antibiotikabehandlung wurde daraufhin auf Oxacillin umgestellt. Unter dieser Medikation dann langsame Entfieberung und Besserung des Allgemeinzustandes. Die Diagnose war rd. 3 Monate nach Erkrankungsbeginn end-

gültig gestellt und eine geeignete Therapie eingeleitet worden. Zum Jahresende 78 war die schwere Schädigung des Hüftgelenkes erkennbar, und bei der Vorstellung in unserer Klinik im Oktober 79 lag eine Beinverkürzung von 6 cm mit vollkommener Auflösung des Hüftkopfes sowie eine persistierende, diaphysäre Femurosteomyelitis vor. Wenn der Junge auch zum damaligen Zeitpunkt noch nicht über Hüftschmerzen klagte, so ist die frühzeitige Coxarthrose ein unausweichliches Schicksal.

In der Diagnostik gibt es außer den lokalen Entzündungszeichen und Schmerzen kaum spezifische Parameter, die auf eine eitrige Arthritis hinweisen. Wie bei allen abszedierenden Gewebsinfektionen ist die BSG stark erhöht. Steigt die BSG im Erststundenwert über 50 in wenigen Tagen bei Kindern an, so ist an eine Osteomyelitis bzw. Arthritis zu denken, wenn zusätzlich entsprechende, lokale Symptome vorliegen wie Schwellung, Venenzeichnung, Überwärmung, Rötung und functio laesa.

Das Röntgenbild stellt den nächsten diagnostischen Schritt dar. Neben den erst nach einigen Erkrankungstagen erkennbaren, osteomyelitischen Knochenveränderungen sind vor allem die Weichteilstrukturen von Interesse, die durch ihre entzündliche Aufquellung neben einer Verbreiterung auch eine verwaschene Konturierung aufweisen. Bei der Coxitis ist oft im Seitenvergleich eine Verbreiterung des Gelenkspaltes und eine Vorwölbung der Gelenkkapsel auszumachen.

Die wichtigste diagnostische Maßnahme ist die Punktion, die leider viel zu selten frühzeitig eingesetzt wird. Hier empfiehlt sich die Zusammenarbeit des Pädiaters mit einem erfahrenen Orthopä-

Tabelle 2

EITRIGE ARTHRITIS IM KINDESALTER

N : 65

	♂	♀	GESAMT
HÜFTE	20	16	36
KNIE	9	2	11
ELLBOGEN	6	2	8
SPRUNGGELENK	2	2	4
SCHULTER	1	2	3
HANDGELENK	2	1	3

den oder Chirurgen, der die Punktion beim Säugling notfalls auch ohne Narkose durchzuführen vermag.

Das Punktat kann schon mit dem bloßen Auge beurteilt werden. Ist es eitrig oder trüb, so liegt eine bakterielle Arthritis vor. Sind Blutbeimischungen vorhanden, hilft die Bestimmung der Leukozytenzahl weiter. Normal sind Leukozytenwerte unter $1000/\mu l$; bis 25 000 ist von einem sympathischen Erguß, z.B. bei benachbarter Osteomyelitis, auszugehen. Liegt die Leukozytenzahl über $25\,000/mm^3$, so ist eine septische Arthritis wahrscheinlich und eine operative Behandlung angezeigt. Eine alleinige, systemische Antibiotikatherapie mit Gipsruhigstellung vermag zwar im Verlauf von Wochen zu einer Beherrschung der Infektion führen, zwischenzeitlich ist es aber meist schon zu den fatalen Knorpelschädigungen gekommen, die tückischerweise erst nach Jahren in ihrem ganzen Ausmaß erkennbar werden. Viele konservative Behandler sehen diese Folgeschäden nicht mehr, da die Pa-

tienten nun den Orthopäden und nicht den Pädiater aufsuchen. Wird bei der Punktion nichts oder nur Blut gewonnen, ist unter Bildwandlerkontrolle eine Kontrastmittelgabe sinnvoll, um die Kanülenlage zu überprüfen; ev. ist die Punktion in Narkose zu wiederholen, um diagnostische Umwege, wie im folgenden Fall zu vermeiden:

Bei einem fiebrigen Säugling bestand am 8. Lebenstag eine Nabelentzündung, als eine geringere Spontanbewegung des li. Armes auffiel, die man für eine Erb'sche Lähmung hielt. Als dann wenige Tage später auch das li. Bein weniger bewegt wurde, und das Fieber trotz abgeheilter Nabelschnurentzündung fortbestand, dachte man an eine poliomyelitische Halbseitensymptomatik. Bei der Vorstellung des nun 4 Wochen alten Säuglings in unserem Klinikum fanden wir eine eingeschränkte Beweglichkeit li. Armes und Beines. Da die BSG stark erhöht war, wurde in Operationsbereitschaft punktiert. Das aus dem überwärmten Schultergelenk gewonnene Punktat war trüb und wies eine Leukozytenzahl von über $50\,000/\mu l$ auf. Die Hüftgelenkspunktion erbrachte nur wenig und klare Synovia mit einer Zellzahl unter $1000/\mu l$. Das positive Barlow-Zeichen und die Arthrographie ließen eine instabile Hüfte diagnostizieren. In gleicher Narkose eröffneten wir das Schultergelenk, spülten Eiter und Fibrinbeläge aus und legten Septopal-Mini-Ketten in das Gelenk und die Humerus-Metaphyse ein. Zusätzlich gaben wir i.v. Cefradin, lagerten den Arm in Thorax-Arm-Gipsschale, bis die Ketten am 8. postoperativen Tag gezogen wurden und gaben dann den Arm für Spontanbewegungen frei. Die li. Hüfte wurde mit einer Beugebandage behandelt. Bei der letzten Nachuntersuchung im Alter von 3,5 Jahren waren das Schulter- und Hüftgelenk normal entwickelt und aktiv frei beweglich (Abb. 2).

Das Te-Szintigramm ist kein geeignetes Verfahren in der Diagnostik der eitrigen Arthritis, ein negatives Szintigramm manchmal sogar die Ursache für eine Verzögerung in der Diagnosestellung

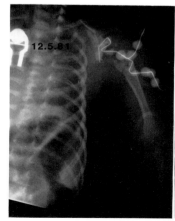
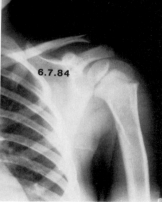

Abb. 2: Akutes Schultergelenksempyem mit Humerus-Osteomyelitis bei einem 8 Tage alten Säugling; Behandlung mit Fibrin- u. Markhöhlenausräumung und Septopal-Einlage, in der Folgezeit normale Entwicklung des Gelenkes und Längenwachstums

und sollte nur bei bestimmten Fragestellungen (begleitende Osteomyelitis) eingesetzt werden. Dagegen sind Szintigraphien mit Indium markierten Leukozyten geeignet, eitrige Arthritiden zu dokumentieren, aber meist für die Diagnosestellung entbehrlich und stellen keineswegs eine Alternative oder einen Ersatz der Gelenk-Punktion dar.

Literatur

BOLAND, D.L.: Acute hematogenous osteomyelitis. Orthop. Clin.N.Am. (1972) 3: 225

HOWIE, D. W.; SAVAGE, J.P.; WILSON, T.G.; PATERSON, D.: The Technetium phosphate bone scan in the diagnosis of osteomyelitis in childhood. J. Bone and Jt. Surg. (1983) 65-A: 431

PATERSON, D.: Acute suppurative arthritis in infancy and childhood. J. Bone and Jt. Surg. (1970) 52-B: 474

PETERSEN, S.; KNUDSEN, F.U.; ANDERSEN, E.A.; EGEBLAD, M.: Acute haematogenous osteomyelitis and septic arthritis in childhood. Acta orthop. scand. (1980) 51: 451

Diskussion: Vorträge S. 105–126

Sharrard W.J.W. (Sheffield): Now, it seems to me that we have got to discuss what exact surgery is appropiate to do and when should it be done. And now I would like anybody to present any discussion particularly on those matters. Finally may I just by way of a challenge say to you everybody says immobilisation. Some people are saying immobilisation for one week and some people are saying immobilisation for 3 to 6 months. Do we in fact need immobilisation at all? Except for pain, why do you immobilize? Is there any real need for it, why not let there be movement. The child often wants to move its leg and we are stopping it from moving it. And are we really doing any good by this immobilisation? Is it something from the past when he had not got antibiotics that we are still going on with it. In the days when there were not any antibiotics the only thing you could do was to put the limb in a splint or a brace for a long time. Are we now out of date, should we not be moving them. We certainly know that movement in septic arthritis of the hip is now considered essential certainly in the USA, Canada and in Great Britain, that immobilisation is a bad thing and makes the treatment worse. So all these things I put to you for any discussion anybody would like to make.

Parsch K. (Stuttgart): Wenn ich den Vortrag von Herrn Engert mit dem Artikel 1965 von Herrn Hecker vergleiche, dann sehe ich den Wandel von damals im Gegensatz zu heute. Sie haben damals den Wandel beschrieben, den die antibiotische Therapie gebracht hat. Jetzt sehen wir, daß wir doch zur Chirurgie zurückkehren müssen. Es ist mir unverständlich, wie ich aus Bremen gehört hatte, zuzuwarten bis ein Abszeß durchbricht und in mehreren Fällen aus der Furcht einen Knochenabszeß zu eröffnen, einen chronischen Verlauf zu akzeptieren. Wir sollten nicht mit 60% guten Ausheilungsergebnissen zufrieden sein, wir müssen 90, 95 oder gar 100% anstreben. Wenn wir das bisher nicht erreichen konnten, dann müssen wir uns sehr wohl fragen, ob nicht zu einer idealen antibiotischen Therapie rechtzeitig und gleichzeitig auch die chirurgische Behandlung notwendig ist, um große Abszeßhöhlen und vor allem die Gelenksdestruktionen zu verhindern.

Hecker W.Ch. (München): Ich habe aus den Vorträgen gesehen, daß keine Einigkeit darüber besteht, ob man in jedem Fall oder nur unter bestimmten Bedingungen chirurgisch eingreifen soll. Herr Engert und Herr Verstreken verbinden ganz offensichtlich die Frühdiagnose mit einer frühoperativen Therapie, spülen und räumen den Herd aus, Herr Kolb operiert nur begrenzt, hat aber keine Langzeitergebnisse vorgestellt, ob die völlig konservativ behandelten Fälle die gleichen Ergebnisse bringen wie die operativen? Herr Brülhart sagte wieder: in allen Fällen operieren und spülen. Ich möchte, daß die genannten Herren ganz klar sagen: bei Verdachtsdiagnose «Osteomyelitis» in jedem Falle operative Intervention oder wie Herr Kolb und Herr Wronecki: erst dann operatives Vorgehen, wenn nach einigen Tagen konservativer Therapie keine Besserung eintritt. Ist es erwiesen, daß die frühzeitige operative Therapie in der Tat bessere Ergebnisse liefert als jene, die nur eine früh-antibiotische Therapie – mit sichtbarem Erfolg nach zwei, drei Tagen – haben. Unsere Maßnahmen stehen und fallen mit Langzeitergebnissen und darüber hat nur Herr Engert berichtet.

N. N.: In Anlehnung an Ihre Bemerkung frage ich Herrn Kolb, der sich gegen eine primär operative Maßnahme ausgesprochen hat. Er hat über 65 Fälle berichtet, von denen nur 44 röntgenpositiv waren. Ich verstehe, daß Sie da nicht operativ vorgegangen sind. Ich würde aber gerne wissen, worauf eigentlich Ihre Diagnostik beruht, da in fast ein Drittel Ihrer Fälle röntgenologisch keine Bestätigung vorlag.

Kolb H. (Bremen): Wenn röntgenologisch zu diesem Zeitpunkt Veränderungen zu finden sind, wir aber eine eindeutige Klinik und szintigraphische Befunde haben und eventuell noch einen Erreger nachweisen, denke ich, daß die Diagnose gesichert ist. Diese Erkrankung ist dann sehr früh erkannt und die Ergebnisse bei rein konservativer Therapie sicherlich optimal.

Zu den Nachuntersuchungen: daß das ein Schwachpunkt ist, muß ich bestätigen. Wir haben in Bremen die Möglichkeit, die Kinder bis zur röntgenologischen Ausheilung, also ein halbes bis ein Jahr nachzuuntersuchen. Wir haben nicht die Möglichkeit etwa nach fünf Jahren das ganze Kollektiv nachzuuntersuchen.

Noch ein Wort zu Prof. Parsch: Hier bin ich falsch verstanden worden. Wir warten natürlich nicht, bis ein Knochenabszeß spontan nach außen perforiert. Wir punktieren so früh wie möglich, sowohl zur Entlastung aber auch um den Erreger zu sichern.

Hecker W. Ch. (München): Sie öffnen aber nicht in jedem Fall die Markhöhle?

Kolb H. (Bremen): Nein, wir gehen auch zur

Erregersicherung nie so weit, wie es gestern anklang, mittels Trepanation der Markhöhle.

Linhart W. (Graz): Wenn Sie bei einer juvenilen Osteomyelitis punktieren, so punktieren Sie doch offensichtlich den subperiostalen Abszeß. Dieser setzt aber voraus, daß eine Markphlegmone vorhanden ist, die nach außen durchgebrochen ist. Wie behandeln Sie dann die Markphlegmone, durch Ruhigstellung? Mit systemischen Antibiotika können Sie dort keine Wirkung mehr erzielen.

Kolb H. (Bremen): Es tut mir leid, ich kann nur sagen, was wir gesehen haben. Wir haben die Markphlegmone nur durch Ruhigstellung und Antibiotika behandelt.

Härle A. (Münster): Man kann so lange antibiotisch therapieren, als das Antibiotikum auf systemischem Wege den Entzündungsherd erreicht, d. h. es dürfen keine Gefäßthrombosen vorliegen. Die goldene Zeit dafür sind die ersten 48 Stunden. Sind diese zwei Tage vergangen oder man weist röntgenologisch oder durch Punktion eine Gewebseinschmelzung nach, kann dieser Herd systemisch nicht mehr erreicht werden, dann ist zu operieren. Kann man frühzeitig mit der Therapie beginnen, dann reicht wahrscheinlich immer die systemische Antibiotikatherapie aus, danach nicht mehr.

Sharrard W. J. W. (Sheffield): Now we seem to be having difficulties in making decisions about when you should operate. It seems to me you have a patient with signs of acute osteomyelitis. All of this would agree that you start by giving antibiotic treatment, and the sooner you can make it specific, you make it specific: if the temperature comes down very quickly within the first 36 hours and there is no local sign of pus you may well treat that conservatively. The indications to open it are not to wait a long time or wait until there are x-ray changes. The indications – as I see it – are that there is a local swelling which requires incision of the abscess, just that. Now, when do you need to drill the bone? I think it's different question. I believe that the canals in the bone give quite enough relief of the pressure inside and I have not done any drilling in any cases and we have just about no sequelae at all. I looked up before I came away to see how many patients we had had with a chronic sequestrum and we had one case only in the last 200. So I think I must support Dr. Kolb that you do need to do surgery early but not always and that the majority of people here, as I understand it, are seeing their cases far, far, far too late. The right time to treat this is on the surgical ward from the beginning and I believe that this is where the errors are coming, that you are getting cases after one week, two weeks, three weeks in Europe which would we see as being far too late, and then you are talking about doing incisions, and lavage and drillings and drainings and things which we no longer have to do, and have not done for 25 years.

Nixon H. H. (London): I speak with some hesitation because in recent years my interests have moved away from this subject, which involved me a lot in the past, and of course I have been listening through translation but there has been excellent translation and I'm sure I have got all the facts. One thing was that I was astonished how frequently people are talking about the proportion with x-ray changes in what they call primary treatment of acute haematogenous osteomyelitis and that means to me that – as you say – they are treating them late and the golden 48 hours rule stood us in good state all the time. Like John we do not get these sequesters if we treat them early as Dr. Kolb has described. It seems to me that if you have x-ray changes then you have late diagnosis and this is your basic problem that you are not getting the patients at the time we get them and that is, why this is so much easier for us. Before we finish this I just want to say that you did mention the question of immobilisation and I can recall from the past immobilisation complete done, interrupted and prolonged. What is prolonged, how long should it be and actually since it can undoubtedly have bad effects on the neighbouring joints, how long do we need to go on. I hope we'll get some discussion about the immobilisation as well as the time that you operate and if you operate.

Ritter G. (Graz): Nur ein Wort dazu: Ich glaube nicht, daß man eine Markphlegmone konservativ behandeln kann. Nicht nur die Behandlungsdauer wird wesentlich verlängert, sondern die Osteomyelitis wird chronisch. Eine sekundär chronische Osteomyelitis hat zwei Ursachen: 1. zu später Behandlungsbeginn oder 2. Schuld des Arztes, der eine akute Osteomyelitis nicht rechtzeitig operativ entlastet hat.

Engert J. (Herne): Als ich München verließ, zu einem Zeitpunkt, als es schon die optimale antibiotische Therapie gab, waren die Ergebnisse schlecht. Man muß differenzieren: Bei der Säuglingsosteomyelitis muß die Diagnostik und die entlastende Therapie gleichzeitig durchgeführt werden. Bei den Kindern muß man die Therapie von dem Zeitpunkt der Erkrankung abhängig machen. Ich glaube etwas differenziert muß man das schon sehen, nicht einfach alles operieren oder nichts operieren, das geht sicherlich nicht.

Brülhart K. (Luzern): Ich möchte auf die Frage von Herrn Prof. Hecker an mich zurückkommen, weshalb wir alle operieren. Ohne überheblich zu sein, ich glaube, Sie haben aus unseren Darstellungen gesehen, daß wir mit der operativen Sanierung eben gut gefahren sind. Wir gehen, wie die Herren von Graz, nach dem Grundsatz «ubi pus, ibi evacua», «wo Nekrose da muß man diese auch entfernen». Wir haben sehr viele Fälle gesehen, wo mehrmals punktiert und die Markphlegmone damit aber nicht behandelt werden konnte. Für eine Trepanation an einem Unterschenkel braucht man sicherlich nicht länger als eine halbe Stunde und wenn das Kind schon in der Narkose liegt, warum soll man dann nicht vollständig operativ sanieren und damit auch die Diagnose histologisch sichern. Ich bin überzeugt, mein Chef, Prof. Schärli, würde jetzt sagen: «never change a winning horse».

Parsch K. (Stuttgart): Ich möchte genau das unterstützen. Die Bedeutung der Diagnosestellung z.B. zum Ausschluß eines Ewing Sarkoms. An der distalen, der proximalen Tibia und am distalen Femur sind bekanntlich die chronischen Osteomyelitis von einem Ewing Sarkom nicht gut zu differenzieren. Hätte man nur eine antibiotische Therapie, in der Hoffnung eine Osteomyelitis zu behandeln, durchgeführt, hätte man kostbare Zeit verloren und hätte sehr sträflich behandelt.

Sharrard W. J. W. (Sheffield): I think that it's a very important matter that when you see a lesion in the bone in a subacute case even if the sedimentation rate is raised it may not necessarily be subacute osteomyelitis until you proofed it. You must operate both for diagnosis and treatment usually at the same time.

H. Sauer und G. Ritter (Hrsg.): Osteomyelitis und Osteitis im Kindesalter
© Gustav Fischer Verlag · Stuttgart · New York · 1986

Die akute Osteomyelitis der Calvaria

Angelika Hainz und D. Hausbrandt, Graz

Die Schädeldachosteomyelitis ist ein seltenes Ereignis, das in der vorszintigraphischen Ära ein meist zu spät diagnostiziertes Krankheitsbild darstellte. Anamnestisch findet sich als Vorerkrankung häufig eine Sinusitis bzw. Pansinusitis, in der Folge sind vor allem das Stirnbein, das Scheitelbein oder Schläfenbein betroffen. Die Entzündung breitet sich entlang der Havers'schen Kanäle über die intraossalen Gefäße aus. Die Ausbreitung des Prozesses in Richtung Diploë wird dann erleichtert durch das Fehlen von Klappen in den venösen Blutleitern dieses Bereiches. Hält man sich an das pathologisch-anatomische Substrat der Knochenentzündungen im allgemeinen, findet sich immer zunächst das gefäßhaltige Zwischengewebe des Knochens als Entzündungsträger. Erst sekundär erfolgt die Beteiligung der gefäßlosen Knochenmatrix.

An unserer Klinik wurden in den Jahren 1979–1985 drei Fälle von Osteomyelitis des Os frontale und parietale behandelt. In zwei Fällen davon konnte eine Pansinusitis als mögliche Ursache der Erkrankung tatsächlich festgestellt werden, der dritte Fall jedoch blieb pathogenetisch ungeklärt.

In allen drei Fällen standen zu Beginn der Erkrankung schwere Allgemeinsymptome im Vordergrund, die keinen Hinweis auf eine Knochenerkrankung boten. So erfolgte die stationäre Aufnahme bei Fall I und Fall II – ein 14-jähriges Mädchen und ein 13-jähriger Knabe – unter der Diagnose «Meningitis». Die Patienten wurden sofort einer hochdosierten antibiotischen Therapie mit Ampicillin und Oxacillin unterzogen, erhielten Dexamethason und intensivmedizinische Pflege. Trotzdem kam es am 4. bzw. 5. Tag des stationären Aufenthaltes zur Verschlechterung des Zustandsbildes, weshalb man sich zu weiteren diagnostischen Schritten entschließen mußte.

Die Computertomographie gab Aufschluß über den Grad des Hirnödems und zeigte eine Weichteilschwellung frontoparietal, die auch klinisch bereits aufgefallen war. Die Hirnszintigraphie ergab eine oberflächliche Mehrspeicherung frontal bis parie-

tal links. Die Knochenszintigraphie schließlich führte zur Diagnose «Osteomyelitis im Bereich der Calvaria frontal bis frontoparietal links». Fall III – ein 12 Jahre alter Knabe – war primär wegen einer Orbitalphlegmone links stationär behandelt worden. Wiederum ergab die Knochenszintigraphie eine Mehrspeicherung links frontal.

Bei der Übernahme an unsere Klinik bestand in allen drei Fällen eine deutliche Schwellung links supraorbital und in der Temporalregion, im dritten Fall waren die Augenlider zusätzlich mitbetroffen. Dieses Bild ist charakteristisch und wird POTT's puffy tumor genannt. Die Vorwölbung ist bedingt durch subperiostale Abszesse. Das Stirnbein war auch entsprechend druck- und klopfschmerzhaft, allerdings nur bei Fall II röntgenologisch auffällig.

Die Laborparameter wiesen die erwartete Konformität auf. Als Erreger fand sich in zwei Fällen Staphylokokkus aureus, empfindlich auf Natrium-Penicillin-G und Flucloxacillin. Lediglich bei Fall I mit der längsten Dauer vom Krankheitsbeginn bis zur definitiven Diagnosestellung blieben sämtliche Kulturen steril.

Neben der konservativen Standardtherapie mit Natrium-Penicillin-G und Flucloxacillin wurden zusätzlich Gentamycin und später Clindamycin verabreicht, sowie in allen Fällen in Zusammenarbeit mit dem Neurochirurgen Kraniotomien mit Resektion des befallenen Kalottenanteils – jeweils das Os frontale links – durchgeführt. Eine Saug-Spüldrainage wurde in allen Fällen angelegt und für 10 Tage belassen.

Bei der histologischen Untersuchung der Operationspräparate bestätigte sich in jedem Fall die unspezifisch entzündliche Veränderung des Knochens. Eine plastische Deckung des Schädeldachdefektes mit Gentamycin-Pallacos-Platten konnte bei Fall II zwei Jahre nach dem Ersteingriff, bei Fall III bereits ein Jahr später vorgenommen werden (s. Abb.).

Die Dauer der antibiotischen Therapie richtete sich nach den Parametern des Aktivitätsgrades der

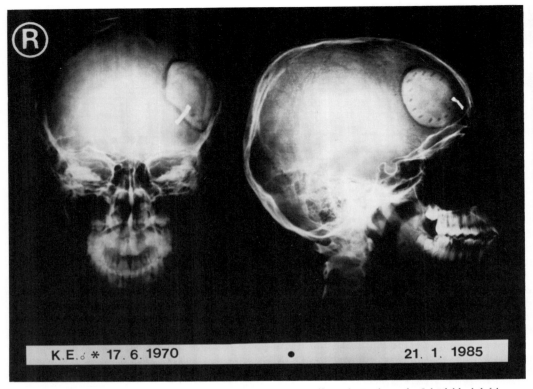

Abb. 1: Gentamycin Pallacos-Platte in situ. Zustand nach Zweiteingriff zwecks Deckung des Schädeldachdefektes.

Entzündung, vor allem auch nach dem Ergebnis der szintigraphischen Kontrolluntersuchungen, wo jeweils ein schrittweiser Rückgang der pathologischen Mehrspeicherung entscheidend war.

Die Krankheitsdauer entsprach im wesentlichen dem Zeitraum der Antibiotikagaben. Lediglich Fall I wurde drei Monate später durch das Auftreten eines Hirnabszesses mit konsekutiver Jackson-Epilepsie kompliziert. Dieser Fall wurde dem Krankheitsbild des «subduralen Empyems» zugeordnet und als solches von der pädiatrischen Klinik gesondert publiziert.

Bei den anderen beiden Patienten kam es zu einer Konsolidierung des Prozesses, sie werden in regelmäßigen Abständen nachkontrolliert.

Zusammenfassend wäre zu sagen, daß die hochdosierte antibiotische Therapie trotz nachgewiesener Erregerempfindlichkeit in keinem Fall erfolgreich war, daß hingegen die Kombination von antibiotischer Abschirmung und chirurgischer Inter-

vention mit Anlegen einer Saug-Spüldrainage in kürzester Zeit zur vollständigen Sanierung des Krankheitsprozesses führte.

Literatur

GRUBBAUER, H. M. et al.: Subdurales Empyem: 3 Fälle nach Sinusitis im Kindesalter. In: Klinische Pädiatrie, Heft 6 Band 193, F. Enke, Stuttgart 1981 (S. 464–467)

PAPARELLA, M. M. and D. A. SHUMRICK: Otolaryngology and closely related disciplines, vol. III, W. B. Saunders Company, Philadelphia 1980 (S. 929–933)

Anschrift der Autorin

A. HAINZ, Universitäts-Klinik für Kinderchirurgie, Heinrichstr. 31, A-8010 Graz

H. Sauer und G. Ritter (Hrsg.): Osteomyelitis und Osteitis im Kindesalter
© Gustav Fischer Verlag · Stuttgart · New York · 1986

Rib and Sternum Osteomyelitis (Early Radiological Findings)

J. Bar-Ziv, Y. Barki, A. Maroko and A. J. Mares, Be'er-Sheva

Rib and Sternum Osteomyelitis is a rare disease with an incidence of 1% or less of all hematogenous osteomyelitis (1–5). The Radiological bony changes are characterized by expansion of the affected bone with lytic areas, sometimes confused with a space occupying lesion (2, 3). These bony changes are typical, but appear 1–2 weeks from the begining of the disease.

The earliest radiological findings of Osteomyelitis in long bones are soft tissue swelling and obliteration of the intermuscular planes adjacent to the affected bones. In practice, in the proper clinical setting, deep-seated edema adjacent to long bones is considered to represent Osteomyelitis until proven other wise. This sign is important since early Osteomyelitis cannot always be diagnosed by nuclear medicine studies. Corollary to the deep-seated edema adjacent to long bones, we find the edema occuring around Rib and Sternum Osteomyelitis. Pericostal and peristernal edema is not always pathognomonic of Osteomyelitis and may occur in other conditions, such as Caffey's disease, trauma and neoplastic diseases. However, in the proper clinical setting, pericostal and peristernal edema should be considered to represent Osteomyelitis until proven otherwise.

We present four cases of Rib Osteomyelitis and one case of Sternal Osteomyelitis in children. All four cases showed the early radiological sign of pericostal edema and the fifth showed peristernal edema. This sign was also demonstrated sonographically in two of the patients that were examined by Ultrasound.

Case Reports

Case No. 1

A. Z., A five-month-old male infant presented with a two-day history of a right chest wall swelling, high fever and irritability. Two weeks earlier, he was treated for acute Bronchiolitis and Otitis Media. Upon admission his temperature was 39. A 2x3 cm. soft tissue swelling was noted overlying the third, fourth and fifth ribs on the right without skin inflamation. Laboratory data showed anemia (Hgb – 9.4 Gms%), leukocytosis (25 100), and an elevated sedimentation rate (105). Chest x-rays revealed a soft tissue swelling in the right lateral chest wall with minimal adjacent pleural thickening. This finding was absent on the x-ray taken two weeks earlier. Two days later, an obvious inward displacement of the pleural line adjacent to the soft mass was evident. An ultrasound scan revealed the presence of pericostal edema. The diagnosis of Rib Osteomyelitis was entertained despite lack of radiological bony changes and a negative Radioisotope Bone Scan. Following I. V. antibiotics (Ampicillin + Cloxacillin) for 3 weeks and oral antibiotics for 3 more weeks the swelling gradually subsided and disapeared. All blood cultures were negative. A chest x-ray taken ten days after admission showed a typical osteolytic lesion of the fourth right rib accompanied by periosteal reaction, seen also in the third and fifth ribs. Six weeks later, radiographs showed complete healing of the Rib Osteomyelitis.

Case No. 2

X. O., a one-month-old infant was examined for low grade fever and irritability of two days duration and found normal except for Leukocytosis of 28 000. Chest x-ray was considered to be normal. He failed to return for a check-up until 4 weeks later when a 3x3 cm. non-tender soft tissue swelling in the right antero-lateral chest wall was noticed. It moved and changed size with respiration, and was initially suspected of being a lung herniation. Part of the fourth rib was absent on palpation. In addition, two pustular lesions were present on the right elbow and left knee. Laboratory data showed anemia (Hgb – 8.3 Gm%), leukocytosis (19 500) and an elevated sedimentation rate (112). Chest x-ray revealed an expansile lytic lesion in the axillary region of the 4th rib with diminution in size and absence of part of the rib anteriorly, typical of osteomyelitis. A large pneumatocele was noted in the middle and lower lung fields, partly protruding out of the rib cage. It was seen on the lateral view as well. On re-evaluation of the previous x-ray, taken 4 weeks earlier, a soft tissue swelling of the chest wall in the same area is evident, with minimal pleural thickening. Beta hemolytic streptococci group A were cultured from the blood and from the pustules. Parenteral antibiotics (Cryst. Penicillin) were given for six weeks. The infant recovered fully and three months later chest x-ray revealed disappearance of the Osteomyelitic lesion with remodeling of the right fourth rib and marked diminution of the pneumatocele, with eventual complete clearing.

Case No. 3

R. B., an 20-month-old infant presented with a one-day history of soft tissue swelling in the xyphoid-epigastric region. Ten days earlier he was treated for Otitis media and U. R. I. His temperature was normal (36,7°C). A 4x4 cm. tender indiscrete deep soft tissue mass was palpated in this region. Laboratory data showed anemia (Hgb.–9.6 gm%) and leukocytosis (15 300). Chest x-ray in the frontal view were normal. On the lateral view, however, a typical peri-sternal edema, both anterior and posterior to an osteolytic lesion in the lowest portion of the sternum was seen. Under general anesthesia, a large amount of pus was drained from an abcess cavity in the xypho-epigastric region, preperitonealy. The intra-peritoneal space was intact. Staph. aureus, coag. +, was isolated. Following appropriate I. V. antibiotic therapy (Cloxacillin), the child recovered completely.

Summary and Conclusion

In conclusion, we have presented four infants and young children with Acute Osteomyelitis of the Ribs and one with Lower Sternum Osteomyelitis.

The earliest radiological sign of Osteomyelitis of the ribs and sternum is peri-costal and peri-sternal edema. This sign is analogous to deep-seated soft tissue edema seen in osteomyelitis of long bones.

Pericostal and peristernal edema can also be demonstrated by Ultra-sonography.

This Radiological and Sonographic sign, in the proper clinical setting, is an important adjunct in the evaluation of soft tissue swellings of the chest wall.

References

1. Levinsohn EM, Sternick A, Echeoverria TS and Yuan HA (1982) Acute hematogenous osteomyelitis of the rib. Skeletal Radiol 8: 291–293
2. Komolafe F (1982) Pyogenic osteomyelitis of the rib in children. Pediatr Radiol 12: 245–248
3. Donovan RM and Shah KJ (1982) Unusual sites of acute osteomyelitis in childhood. Clin Rad 22: 222–230
4. Mollan RAB, Piggot J (1977) Acute osteomyelitis in children. J Bone Joint Surg (br) 59: 2–7
5. Dich VQ, Nelson JD, Haltalin KC (1975) Osteomyelitis in infants and children. A review of 163 cases. Am J Dis Child 129: 1273–1278

Authors address

J. Bar-Ziv, Dept of Pediatric Radiology, Soroka University Hospital and Faculty of Health Sciences, Ben-Gurion University of the Negev, Be'er-Sheva, Israel

H. Sauer und G. Ritter (Hrsg.): Osteomyelitis und Osteitis im Kindesalter
© Gustav Fischer Verlag · Stuttgart · New York · 1986

Die Osteomyelitis der Clavicula – klinische und histologische Widersprüche

W. Schuppert, W. A. Maier, M. Becker, Karlsruhe

Die hämatogene Osteomyelitis der Clavicula ist selten. Hecker und Mitarbeiter nennen Prozentzahlen von 1,3% bei Säuglingen und 2,1% bei Kindern (1). Nur wenige Fälle sind veröffentlicht worden (2). Nicht hämatogene Osteomyelitiden nach Eingriffen im HNO-Bereich, durch ein infiziertes Tracheostoma oder einen infizierten Vena-subclavia-Katheter sind bei Erwachsenen beschrieben (3). Nach unserem Wissen sind sie bei Kindern nicht bekannt. Selten kann beim Kind eine tuberkulöse Lymphangitis zu einer übergreifenden Entzündung führen (4). Eine posttraumatische Osteitis im Kindesalter haben wir bisher nicht gesehen. Tumoren und tumorähnliche Veränderungen der Clavicula sind ebenfalls selten. Sie können im klinischen Erscheinungsbild eine Osteomyelitis vortäuschen. Wir haben 1969 über zwei Fälle berichtet, die sich histologisch als Osteoid-Osteom herausstellten (5).

Die bis vor einigen Jahren sehr unterschiedliche Nomenklatur derartiger Tumoren erschwert das Studium der Literatur, hier spiegeln sich die Schwierigkeiten der histologischen Diagnostik. So wird zum Beispiel das Osteoid-Osteom von einem Teil der Autoren für eine entzündliche Erkrankung, von anderen für einen Tumor gehalten und erscheint unter Fehldiagnosen wie Brodie-Abszeß, Ostitis fibrosa, Osteofibrom, Osteom, sklerosierende Ostitis, sklerosierende nicht eitrige Osteomyelitis Garré, primär chronische Osteomyelitis, fibröse Osteomyelitis usw. (6).

Eine sichere Diagnose nur nach den Symptomen, dem Röntgenbild und den Laborwerten ist oft nicht möglich. Aber auch der histologische Befund kann irreführend sein. Ein derartiger Fall wird mit dem Krankheitsverlauf bei einem 14 Jahre alten Mädchen beschrieben:

Im Alter von 10 Jahren erstmals Schwellung über dem rechten Schlüsselbein, eine Biopsie ergab den Verdacht auf eine Osteomyelitis, kein Bakteriennachweis. Besserung auf antibiotische Behandlung. Rezidiv nach sechs Monaten. Jetzt Einlegen einer PMMA-Kette, insgesamt vier operative Eingriffe in drei Jahren, letzter histologischer Befund: Chronische plasmazellreiche Osteomyelitis. Mit dieser Vorgeschichte kam das Mädchen in unsere Behandlung. Klinisch und röntgenologisch zeigte sich eine tumoröse Auftreibung der rechten Clavicula (Abb.), lokal eine entzündliche Schwellung, die BSG war mit 58/91 deutlich beschleunigt.

Wir führten eine Teilresektion in Form einer subperiostalen Ausräumung und Verschmälerung

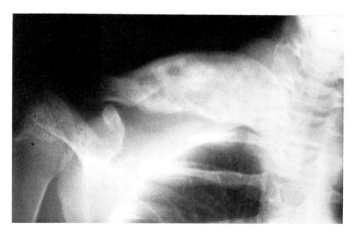

Abb. 1

durch und fanden bei der Operation festes Knochengewebe mit homologer Struktur ohne Eiter oder Entzündungsherde.

Das entnommene Material wurde von zwei Untersuchern zweifelsfrei als fibröse Dysplasie erkannt. Als typisch werden regelmäßig angeordnete, vorwiegend geflechtartige Knochenbälkchen beschrieben, zwischen denen sich zellreiches fibröses Gewebe findet. Die Knochenbälkchen erinnern an verschiedene Buchstaben des ABC (7).

Die fibröse Dysplasie ist eine lokalisierte osteolytische expansive, geschwulstvortäuschende Knochenerkrankung, die stets im ersten oder zweiten Lebensjahrzehnt beginnt. Sie geht mit Schmerzen und Schwellung einher. Es handelt sich um einen Entwicklungsfehler des knochenbildenden Mesenchyms sowie um eine fehlerhafte Differenzierung des Knochenmarkes in fibröses Mark und in Faserknochen (8). Die Erkrankung kommt monostotisch und polyostotisch sowie kombiniert mit Pigmentflecken und Pubertas praecox vor, dann als Albright-Syndrom bekannt. Unter 565 Fällen mit monostotischer fibröser Dysplasie fanden sich nur vier Manifestationen am Schlüsselbein (8). Nach der Pubertät kann ein Stillstand eintreten, man soll deshalb mit korrigierenden Operationen bei bekannter Diagnose vor der Pubertät zurückhaltend sein. Als wichtig erscheint eine langfristige Überwachung, da die sarkomatöse Entartung der fibrösen Dysplasie beschrieben ist (9).

Bei unserer Patientin ist ein Jahr nach der Teilresektion wieder eine entzündliche Schwellung aufgetreten, röntgenologisch keine Größenzunahme. Aus der Sicht des Klinikers sind wir noch immer nicht ganz von der Diagnose einer chronischen nicht eitrigen Osteomyelitis abgerückt, obwohl die Histologie keine Zweifel offen läßt.

Die über drei Jahre bestehende Auftreibung der Clavicula wurde als Osteomyelitis gedeutet, behandelt und mehrfach histologisch bestätigt. Wahrscheinlich haben Biopsien aus Randbezirken die klinische Fehldiagnose scheinbar bestätigt (7), so daß kein Anlaß für differentialdiagnostische Überlegungen bestand.

Literatur

1. W. CH. HECKER et al.: Analyse und Behandlungsergebnisse bei 329 Fällen von akuter und chronischer hämatogener Osteomyelitis im Kindesalter aus der Vorantibiotika- und Antibiotikaära, Zeitschr. f. Kinderchirurgie 7 (1969), 534–554
2. B. F. MORREY, J. B. ANTHONY: Hematogenous Osteomyelitis of the Clavicle in Children, Clinical Orthopaedics and Related Research 125 (1977), 24–28
3. Y. P. KRESPI et al.: Osteomyelitis of the Clavicle Ann. Otol. Rhinol. & Laryngol. 92 (1983), 525–527
4. K. K. SRIVASTAVA et al.: Osteomyelitis of the Clavicle, Acta Orthopaed. Scandinav. 45 (1974), 662–667
5. W. A. MAIER: Gutartige Knochentumoren der Clavicula und ihre Behandlung, Zeitschrift f. Kinderchirurgie 6 (1969), 554–557
6. W. BECKER: Zum Nomenklaturproblem bei Knochentumoren, Zeitschr. f. Orthopädie und ihre Grenzgebiete 108 (1970), 476–490
7. D. HARMS/Institut für Pathologie – Abt. Paidopathologie – der Universität Kiel (Persönliche Mitteilung)
8. W. G. DOMINOK, H.-G. KNOCH: Knochengeschwülste und geschwulstähnliche Knochenerkrankungen, Stuttgart 1982
9. A. G. HUVOS et al.: Bone Sarcomas arising in Fibrous Dysplasia, J. Bone Jt. Surg. 54A (1972), 1047–1056

Anschrift der Verfasser

W. SCHUPPERT, Städtisches Klinikum Karlsruhe, Kinderchirurgische Klinik, Karl-Wilhelm-Straße 1, 7500 Karlsruhe 1

Diskussion: Vorträge S. 129–134

Hecker W. Ch. (München): Sie erwähnten die maligne Entartungsgefahr, ist es da nicht sinnvoll die Clavicula zu entfernen um ein für allemal die krebsige Spätkomplikation zu verhindern?

Schuppert W. (Karlsruhe): Das wäre eine Überlegung wert. Es sind in der Literatur die Prozentzahlen der Entartung doch relativ hoch angegeben. In einer Arbeit werden sogar Zahlen zwischen 7 und 10% genannt.

Parsch K. (Stuttgart): Ein ähnlicher Fall hat uns genauso bewegt wie Sie und wir sind auch schließlich zur Resektion gekommen. Wir haben gefürchtet, dadurch könnte die Schulterpartie kosmetisch negativ verändert werden. Trotz Dreiviertel-Resektion der Clavicula ist aber die Schulterpartie nur gerade erkennbar verschmälert und die Funktion des Oberarmes gar nicht beeinträchtigt. Unser Pathologe ist aber bei der Diagnose «chronische Osteomyelitis» geblieben.

Schuppert W. (Karlsruhe): Es gibt eine Arbeit über indische Kinder, bei denen die tuberkulöse Osteomyelitis noch häufig ist, wobei die ganze Clavicula reseziert wurde. Es ist keineswegs so, daß die Schulter nach vorne fällt. Man sieht, durch Fotos belegt, erstaunlicherweise praktisch gar nichts.

Maier W. (Karlsruhe): Man kann natürlich, wenn man präventiv die komplette Resektion der Clavicula anstrebt, sehr gut eine Interposition eines Rippenstückes vornehmen. Wir haben diese Operation in den Jahren zwischen 1964 und 1970 bei drei Kindern durchgeführt.

H. Sauer und G. Ritter (Hrsg.): Osteomyelitis und Osteitis im Kindesalter
© Gustav Fischer Verlag · Stuttgart · New York · 1986

The Role of Time in the Prognosis of Acute Osteomyelitis of the Intertrochanteric Region of the Femur in Children

J. Kustos, J. Weisenbach, A. B. Pintér, J. Schäfer and A. Farkas, Pécs

The inflammatory processes of the intertrochanteric region of the femur may, in infants and children, involve the hip joint resulting in severe arthritis and late damage to the femoral head. That is why we have chosen this form of the disease as the subject of our study.

Between 1975 and 1984, 47 children with acute haematogenous osteomyelitis were treated at the children's Department of the Medical University of Pécs. Twelve of the 47 children had a form of osteomyelitis in which the primary inflammatory focus was situated in the intertrochanteric region of the femur. Eight of the 12 patients were under 1 year of age. In 4 of these 8 infants, complete necrosis of the capital epiphysis of the femur was observed, but in only 1 of 4 children aged 6–14 years, did we observe damage to the femoral head.

Knowledge of the pathomechanism of acute osteomyelitis of the intertrochanteric region is essential for early recognition and proper treatment. During the first 2–3 days in infants and 4–6 days in children the infection is localised in the terminal capillary loops only; therefore no bone damage develops. Clinical examination can reveal a localised bone tenderness and painful motion in the hip joint. An x-ray film only shows soft tissue swelling. This is the period of acute osteomyelitis, when there is a most promising chance of aborting the infection with antibiotics alone.

By 10 to 14 days in infants and 14 to 18 days in children the large metaphyseal arteries have been thrombosed by a septic thrombus and multiple focal abscesses have been generated. The first x-ray sign has developed by this time, that is one or more small shadows of diminished density. The infection spreads very rapidly through the haversian canals of the overlying cortex to the subperiosteal space, where the periosteum is lifted off the cortex by a subperiosteal abscess. If the infection has encroached upon the hip joint it can cause a purulent arthritis; therefore, the femur may be dislocated out the acetabular cavity. During this period chemotherapy alone is not sufficient. This is the time for surgical intervention, which should consist of a complete decompression of the metaphysis opened by drilling and insertion of a plastic tube for continuous «washing out» drainage. If the hip joint is dislocated incision of the capsule and open drainage of the joint are usually effective in preventing ischemic necrosis of the femoral head.

If the complex treatment begins after this period, i.e. during the healing, permanent damage will be left on the head and neck of the femur.

Conclusions

On the basis of our experience we wish to emphasise that the progression and prognosis of acute haematogenous osteomyelitis of the intertrochanteric region of the femur in infants and children are closely related to the patient's age and the length of time elapsing between onset of disease and proper treatment.

Antibiotic treatment alone can produce complet recovery in infants in the first 48–72 hrs and in children in the first 4–6 days.

Literature

Exner, G. U.: Plasmacellular osteomyelitis in children. Clinical and radiological features. Z. Kinderchir. 31/3. 262–275, 1980

Green, N. E., Beauchamp, R. D., Griffin, P. P.: Primary subacute epiphyseal osteomyelitis. J. Bone Joint Surg. 63-A. 107–114, 1981

Hartl, H.: Akute hämatogene Osteomyelitis. Bacteriologie und Therapie im Kindesalter. Chir. Praxis 10. 289, 1966

HECKER, W. C., SCHUSTER, H., BUCHHOLZ, R.: Analyse und Behandlungsergebnisse bei 329 Fällen von akuter und chronischer Osteomyelitis im Kindesalter aus der Vorantibiotika- und Antibiotikaära. Z. Kinderchir. 7. 534, 1969

KEMP, H. B. S., LLOYOL-ROBERTS, G. G.: Avascular necrosis of the Capital epiphysis following Osteomyelitis of the proximal femoral metaphysis. J. Bone Joint Surg. *56-B*. 688–697, 1974

RAVITCH, M. M., WELCH, K. J., BENSON, C. D., ABERDEEN, E., RANDOLF, J. G.: Pediatric Surgery, 3Ed. INC, Chicago – London, 1982, pp: 1522–1529

SCHÄRLI, A. F.: Osteomyelitis. In M. Bettex, N. Genton, M. Stockmann: Kinderchirurgie. 2Ed. Stuttgart – New York, 1982, pp.: 11.124–11.135

SEASON, E. H., MILLER, P. R.: Primary subacute pyogenic osteomyelitis in long bones of children. J. Pediatr. Surg. *11/3*. 347–353, 1976

TRUETA, J.: Die drei Typen der akuten hämatogenen Osteomyelitis. Schweiz. med. Wschr. *93*. 306–312, 1963

Authors address

J. KUSTOS, Surgical Unit of the Paediatric Clinic, Medical University of Pécs, Hungary

H. Sauer und G. Ritter (Hrsg.): Osteomyelitis und Osteitis im Kindesalter
© Gustav Fischer Verlag · Stuttgart · New York · 1986

Beckenosteomyelitis

S. Hofmann-v. Kap-herr und J. Tröger, Mainz

Ossifikationszonen sind Lieblingssitz der Osteomyelitis. So sollte man meinen, daß das kindliche Becken mit seinen zahlreichen Ossifikationszonen eine besondere Prädilektionsstelle für die hämatogene Osteomyelitis im Kindesalter darstellt. Erstaunlicherweise sind aber in der Weltliteratur nur wenige Publikationen zu finden, die sich speziell mit dieser Lokalisation befassen. Zwischen 1964 und 1977 wurden im Royal Hospital for Sick Children in Glasgow unter 370 Fällen mit hämatogener Osteomyelitis nur 18 Kinder mit Beckenosteomyelitis beschrieben.

Eigenes Krankengut

An der Mainzer Universitätsklinik (Kinderklinik und kinderchirurgische Klinik gemeinsam) wurden von 1975 bis 1984, also in den letzten 10 Jahren, 14 derartige Fälle beobachtet.

Die bizarre Form des Beckens als wichtigen statischen Mittelpunkt des Körpers macht klar, daß die Symptomatik aufgrund der vielfältigen Lokalisation ganz unterschiedlich sein kann. Deshalb ist es schwierig, differentialdiagnostisch die richtige Lokalisation herauszufiltern. Im Vergleich zu den anderen das Becken bildenden Knochen hat das Ilium die meisten Ossifikationszonen und Grenzbereiche mit anderen Knochen. Dementsprechend war das Ilium mit 11 der 14 Kinder am meisten betroffen.

Damit ist aber auch der Befall des Os pubis und des Os ischii eine Rarität und deren Diagnostik besonders delikat und schwierig. Aus Abb. 1 zu entnehmen, fanden sich im Krankengut nur 2 Osteomyelitisfälle des Os ischii und einer im Bereich der Synchondrosis ischiopubica, der demonstrationswert sein dürfte:

Dieses Kind kam 4 Tage nach Krankheitsbeginn zur stationären Aufnahme mit schmerzhafter Einschränkung der Hüftgelenksbeweglichkeit, hoher Temperatur, einer

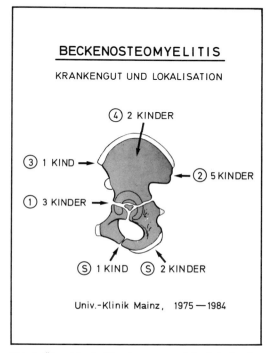

Abb. 1: Übersicht des Krankengutes und der Lokalisation bei Beckenosteomyelitis

BSG von 82/137 mm n. W. Das Szintigramm zeigte zwar im Hüftbereich eine Anreicherung, konnte aber die rechte Diagnose nicht stellen. Röntgenologisch fand sich ein Normalbefund, so daß im Bereich der Synchondrosis ischiopubica an eine normale Ossifikation, höchstens aber an eine aseptische Knochennekrose van Neck gedacht wurde. Erst 14 Tage später (Abb. 2) war die Situation radiologisch klar, nach 4 Wochen auch szintigraphisch. Unter antibiotischer Therapie und Ruhigstellung benötigte die Ausheilung 2 Monate.

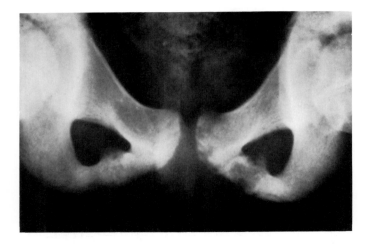

Abb. 2: St., M. weibl. 11 Jahre: Osteomyelitis der Synchondrosis ischiopubica links Befund 2 Wochen nach stationärer Aufnahme, 3 Wochen nach Krankheitsbeginn

Diskussion

Außer den genannten Seltenheiten bedarf nur und ganz speziell das Os ilium einer ausführlichen Diskussion bezüglich seiner für die Osteomyelitis vier typischen Lokalisationszonen und ihrer Besonderheiten:

1. Die Osteomyelitis des Acetabulumgebietes (3 Kinder) wegen ihrer besonderen Gefährdung des Hüftgelenkes.
2. Der Befall des Iliums nahe der Iliosacralfuge wegen der besonderen differentialdiagnostischen Schwierigkeiten und der Gefahr des Übergriffes auf das Sacrum (5 Kinder).
3. Die Osteomyelitis der Ossifikationszonen des Schaufelrandes: Crista und Spinae ilicae (1 Kind).
4. Die ungewöhnliche Osteomyelitis der Beckenschaufel (2 Kinder).

Zu 1. Osteomyelitis des Acetabulums

Unter den hier beobachteten 3 Fällen befand sich 1 Kind (ein 13-jähriger Bub), dessen Befund am Acetabulum verhältnismäßig diskret war und im Rahmen eines ungewöhnlichen multifokalen Krankheitsbildes auftrat. 2 andere Kinder aber mußten besonders sorgfältig behandelt werden, denn die Entlastung des Hüftgelenkes während der Heilphase mit einer Thomas-Schiene – über deren Nutzen durchaus diskutiert werden darf – war aus unserer Sicht so lange erforderlich, bis feststand, daß sich keine Nekrose des Hüftkopfes zu den Veränderungen des Acetabulums hinzugesellte. Der Verlauf zeigte zunächst überhaupt gar keine

Veränderungen, so daß hier differentialdiagnostische Spekulationen vom Rheuma bis zur Knochenmetastase angestellt wurden. Erst auf späteren Aufnahmen (fraglich nach 1, sicher nach 2 Monaten!), insbesondere auf Schichtaufnahmen (Abb. 3) kann man die schwere Störung erkennen. Die Ausheilungsphase betrug bis zu 1 Jahr.

Zu 2. Iliosacralfugennahe Osteomyelitis

Die iliale Osteomyelitis in Sacralfugennähe bereitet besondere Schwierigkeiten. Differentialdiagnostisch kommen andere entzündliche Fugenveränderungen aus dem rheumatischen Formenkreis bis hin zum Morbus Bechterew in Betracht. So brachten die Ergebnisse bei den 5 Fällen im vorliegenden Krankengut radiologisch bei der Aufnahme nur 1mal die richtige Diagnose. Interessanterweise konnte 2mal die Sofortdiagnose mit einem zusätzlich durchgeführten Urogramm gestellt werden. 2mal wurde die Computertomographie eingesetzt. Dabei zeigte sich eine Fehldiagnose, weil der Befund am ehesten einem Beckensarkom oder malignem Unterbauchtumor glich. Auch das Scan ist in diesen Fällen wenig hilfreich, da es die Osteomyelitis von anderen Krankheiten differentialdiagnostisch nicht zu trennen vermag.

Man erhält nur dann frühzeitig die richtige Diagnose, wenn klinischer Befund, Scan, CT, Urogramm, klassisches Röntgenbild und ggf. Probepunktion bzw. Operation zügig eingesetzt werden.

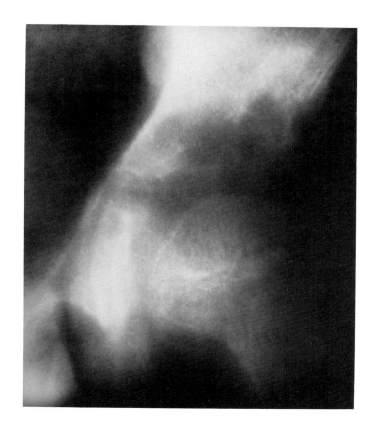

Abb. 3: D. D., männl., 7 Jahre: Osteomyelitis rechtes Acetabulum

Zu 3. Osteomyelitis der Ossifikationszonen des Schaufelrandes

Weniger von Interesse wegen ihres unproblema-
tischen Verlaufes sind die übrigen Apophysenloka-
lisationen am Ilium und sollten hier nur der Vollständigkeit halber erwähnt werden.

Zu 4. Beckenschaufelosteomyelitis (Sonder-befall!)

Eine Osteomyelitis dort, wo eigentlich nicht zu
erwarten, nämlich fern der Zonen der enchondra-
len Ossifikationen ist immer ungewöhnlich und
bedarf ganz besonderer Aufmerksamkeit. Dementsprechend war der Verlauf der zwei von uns beobachteten Fälle derart langwierig, von der Ausdehnung her extrem, von der Mikrobiologie her unbefriedigend, strahlendiagnostisch kaum klassifizier-
bar und dementsprechend unsicher zu behandeln,
ja letztlich zumindest zeitweilig ganz unbefriedigend, so daß auch ohne ein greifbares Ergebnis die
Verdachtsdiagnose «Tuberkulose» eigentlich nur
übrig blieb und sich letztlich auch bestätigte. Aller-

dings war nur 1 Fall mikrobiologisch, d. h. im Tierversuch beweisbar:

Der 11jährige vietnamesische Junge stammte aus einer
Familie, in der Knochentuberkulose bekannt war. Außer
der Beobachtung von Lymphknotenvergrößerungen in
der linken Leiste 6 Wochen vor der stationären Aufnahme zeigten sich keine besonderen Auffälligkeiten. Die
Aufnahmeuntersuchung hier ergab zwar eine hohe BSG
von 100/122 mm n. W. bei der klinischen Untersuchung
und im Ultraschallbild aber eher den Befund eines malignen Lymphoms oder eines Knochentumors. Punktions-
untersuchungen ergaben eine Lymphadenitis mit epithe-
loidzelligen riesenzelligen Granulomen und den Verdacht
auf Parasiten.
Der Röntgenbefund zeigte eine merkwürdige Destruktion der Beckenschaufel, das CT eine Auftreibung und
Destruktion im Sinne einer Abszedierung. 3 Wochen
nach der Aufnahme konnte ein doppelt faustgroßer
Hohlraum freigelegt, ausgeräumt und intensiv drainiert
werden. Die tuberkulostatische Therapie begann bereits
am Tag der stationären Aufnahme. Der Tuberkulose-
nachweis konnte erst nach 2 Monaten erbracht werden.
Der Heilverlauf war langwierig, aber letztlich gut. Die
Röntgenkontrolle 2 Jahre später zeigt einen nahezu un-
auffälligen Befund.

Schlußfolgerungen

Es ergeben sich folgende Feststellungen:

1. Die Osteomyelitis im Beckenbereich befällt Säuglinge und Kleinkinder offensichtlich extrem selten. Im eigenen Krankengut war das jüngste Kind 7 Jahre alt. Es ist erfreulich, daß alle Fälle – auch die Tuberkulose – ausheilten und nicht in eine chronische Osteomyelitis übergingen.

2. Die differentialdiagnostischen Schwierigkeiten sind groß und wurden hier eindringlich aufgezeigt. Letztlich entscheidet die Kombination der verschiedensten Untersuchungsmöglichkeiten, nämlich klinischer Verlauf, mikrobiologische und laborchemische Untersuchungen, Sonographie, Probepunktion oder Probeoperation und alle Arten radiologischer Diagnostik.

3. Schließlich verdient besondere Beachtung die Osteomyelitis dann, wenn sie sich fern der apophysären Ossifikationszonen abspielt. Diese Formen, wie sie hier anhand der Tuberkulose aufgezeigt werden konnten, lassen eine solche Lokalisation als ein schillerndes Beispiel der Vielfältigkeit osteomyelitischer Krankheitsverläufe erscheinen und davor warnen, die Differentialdiagnostik zu früh abzubrechen.

Literatur

1. GRAY, I.C.M. und VENTIVOGLIO, J.E.C.: Akute haematogenous osteomyelitis of the pelvic bones in children J. Bone Jt.Surg. 61-B, 1979, 125–126
2. TRÖGER, J. und S. HOFMANN-V. KAP-HERR: Diagnose und Differentialdiagnose der seltenen Osteomyelitis des Iliosacralbereiches im Kindesalter. Vortrag auf der 15. Jahrestagung der österreichischen Gesellschaft für Kinderheilkunde mit der Gesellschaft für Kinderchirurgie 29. 9. bis 2. 10. 1977, Bad-Ischl

Anschrift des Autors

Prof.Dr. S. HOFFMANN-V. KAP-HERR, Kinderchirurgie, Klinikum der Joh.-Gutenberg-Universität, Langen-Beckstr. 1, 6500 Mainz

H. Sauer und G. Ritter (Hrsg.): Osteomyelitis und Osteitis im Kindesalter
© Gustav Fischer Verlag · Stuttgart · New York · 1986

Die sakroiliakale Osteoarthritis des Kindes, Diagnose- und Behandlungsfragen

Al. Pesamosca, R. Flueraru, St. Puiu, S. Ionescu, Bukarest

Die infektiösen sakroiliaken Arthritiden treten bei Kindern selten auf. In unserer Arbeit berichten wir über 5 Fälle, die in den letzten 5 Jahren behandelt wurden.

Eine Literaturübersicht dieses Themas ergibt, daß die Anzahl der von verschiedenen Autoren angeführten Fälle zwischen 3 und 15 schwankt (Delbarre, Samson, Dande usw.).

Die topographische Lage und anatomischen Eigenheiten der sakroiliakalen Gelenke erschweren die Diagnosestellung, zumal die klinischen Initialzeichen vielfältig und unspezifisch sind. Die radiologischen Initialbilder sind ebenfalls schwer auszuwerten und die Laboruntersuchungen geben keine diagnostische Hilfe, so daß es manchmal nur durch den chirurgischen Eingriff möglich ist, die Diagnose zu sichern (Coy, J.).

In Fällen, in welchen bei einem Kind mit Beckenschmerzen, Hinken, klinischen und Laborzeichen einer bakteriellen Infektion oder sogar einer Sepsis die Diagnose zweifelhaft ist (Ailsby, R. L.; Kohler, R.; Miller, J. N.), sind Tomographie und die Szintigraphie wichtige diagnostische Hilfsmittel.

Analyse des eigenen Krankengutes

Das Alter der Kinder zum Zeitpunkt des Krankheitsbeginns lag zwischen 8 und 15 Jahren.

Die Zeitspanne vom Auftreten der Erkrankung bis zur Diagnosestellung schwankte zwischen einem Jahr und zwei Wochen.

Der Zeitraum von der Einweisung in die Abteilung für Orthopädie bis zur Diagnosestellung lag zwischen einem und 60 Tagen.

Die Erkrankung begann mit klinischen Zeichen, die die Aufmerksamkeit auf das Becken lenkten und traten auf der Seite der Läsion auf.

Hüftschmerzen – 3 Fälle; Hinken – 3 Fälle; Ausstrahlung auf den Verlauf des Nervus ischiadicus – 2 Fälle; Schmerzen im unteren Bauchabschnitt – 1

Fall (der mit der Diagnose «Akutes Abdomen» eingewiesen wurde); Schmerzen in der rechten Fossa iliaca – 1 Fall (der als akute Appendizitis ausgewertet und einer Appendektomie unterzogen wurde).

In 4 von den 5 Fällen lag ein septisches Zustandbild vor (Hyperthermie, Zerschlagenheit, Atemnot, Tachykardie). Die Laboruntersuchungen ergaben eine ausgeprägte Leukozytose mit Neutrophilie und Erhöhung der BSG. In 2 Fällen bestand eine normochrome, normogenerative Anämie und Hyperfibrinämie. In einem Fall hatte der Patient Fieber, aber ohne Sepsiszeichen. Das Röntgenbild zeigte bei 2 Fällen einen positiven Befund: Verwaschene Gelenkskonturen mit diffuser Weichteilverschattung.

Differentialdiagnostisch muß an folgende Erkrankungen gedacht werden:
1. neurologische Krankheiten (Diskopathien – Diskushernie – Neuritis ischiadica);
2. orthopädische Krankheiten (Läsionen des Beckens, – der Hüfte, – des Oberschenkels, – der Wirbelsäule);
3. abdominelle Krankheiten (akute Appendizitis, Pyelitis, Nephro-Ureterlithiasis, Hydronephrose);
4. Krankheiten des Genitalapparates (Adnexitis, – Pyosalpinx, – ovariale Torsionszysten).

Die Isolation des Keimes aus dem Abszeß und/oder der Blutkultur gelang in 4 Fällen.

In 4 Fällen wurde die Eintrittspforte nachgewiesen: – Furunkel (zweimal), – infizierte Oberschenkelwunde, Panaritium der großen Zehe.

Auch wenn ein sakroiliakaler Abszeß klinisch nicht nachweisbar ist, ist es angezeigt, unter Allgemein- oder Lokalanästhesie, nach Mieskews Methode die gezielte Punktion auf Grund der radiologischen oder szintigraphischen Untersuchung durchzuführen, um den Keim zu isolieren.

Nach der Diagnosestellung, entspricht die Therapie den Richtlinien jeder anderen akuten Osteomyelitis. Sie besteht in der entsprechenden Antibiotikatherapie, assoziiert mit einem chirurgischen Verfahren (Eröffnung und Drainage des Infektionsherdes). Die Gipsimmobilisierung ist ebenfalls wesentlich und muß den Oberschenkel, das Becken und die Lumbalwirbelsäule einschließen.

Die Antibiotikatherapie führen wir anfänglich, während der ersten 10–14 Tage, i.v. anschließend 3 Monate per os durch.

Die Verabfolgung von Analgetika, Antipyretika, als auch von anderen symptomatischen Mitteln wurden dem betreffenden Falle angepaßt.

Die chirurgische Behandlung wurde in 4 Fällen durchgeführt und bestand in Abszeßöffnung, Herdausräumung mit oder ohne Sequester-Entfernung, Drainage und Antibiotikaplombierung.

– Vordere Sakralabszesse dürfen nie durch das Peritoneum gespalten, sondern durch posteroexterne sakroiliakale Trepanation eröffnet werden.

– Ein Fall bedurfte nicht des chirurgischen Eingriffs, da er durch Antibiotikatherapie und orthopädische Behandlung ausgeheilt werden konnte.

Schlußfolgerungen

1. Obwohl die pyogene Sakroileitis beim Kind selten auftritt, sollte sie der Praktiker kennen, um Fehldiagnosen und Fehlbehandlungen zu vermeiden.
2. Zur frühzeitigen Diagnosestellung ist neben der richtigen Wertung der klinischen und radiologischen Zeichen, die Knochenszintigraphie, ein wichtiges diagnostisches Hilfsmittel. Nachteil besteht im späten Auftreten – am 8. und am 21. Tag – der radiologischen Zeichen und die Auswertung der Röntgenbilder ist manchmal irreführend.
3. Nach der Diagnosestellung, ist das nächste Desideratum die Isolation des Keimes, den der Chirurg möglichst vom Herd selbst gewinnen muß.
4. Die klinische und biologische Verlaufsüberwachung der Patienten muß die radiologische Kontrolle einbeziehen, um Rezidiven vorzubeugen.

Anschrift des Autors

AL. PESAMOSCA, Klinisches Kinderkrankenhaus
«Berceni» Klinik für Kinderchirurgie und -orthopädie,
Bukarest

H. Sauer und G. Ritter (Hrsg.): Osteomyelitis und Osteitis im Kindesalter
© Gustav Fischer Verlag · Stuttgart · New York · 1986

Die hämatogene Osteomyelitis der Fußwurzelknochen

G. Schneider, K. Engelke, W. Linhart, Graz

Einleitung

Die Osteomyelitis der Fußwurzelknochen ist eine seltene Erkrankung (5). Sie wird auffallend oft spät entdeckt, da sie einerseits als Traumafolge fehlgedeutet wird, andererseits verläuft sie subakut und wie verschiedene Autoren beschreiben, nahezu ohne Symptome (3).

Aufgrund unserer Erfahrung mit 11 Kindern, die an dieser Erkrankung litten, soll über Besonderheiten im Verlauf, Therapie und Prognose berichtet und diskutiert werden.

Patienten und Methodik

In den Jahren 1976–1984 wurden an der Universitätsklinik für Kinderchirurgie Graz 11 Kinder wegen einer Osteomyelitis der Fußwurzelknochen behandelt, das sind 7,3% von den in diesem Zeitraum beobachteten 149 Osteomyelitiden. Die Geschlechtsverteilung zeigte ein Überwiegen der Knaben mit 7:4, das durchschnittliche Erkrankungsalter betrug 4,6 Jahre. Die Diagnose wurde primär klinisch und laborchemisch gestellt. Die Szintigra-phie bestätigte den Verdacht und lieferte zu dem eine genaue Lokalisation. Das Röntgenbild war mehr zur Verlaufskontrolle als zur Diagnosefindung geeignet. Die Behandlung erfolgte vorwiegend konservativ, lediglich bei vier Kindern mußte zusätzlich operativ eingegriffen werden. Die Patienten wurden insgesamt drei Jahre lang nachkontrolliert.

Ergebnisse (Tab. 1)

Die Anamnese der elf Kinder ergab in vier Fällen ein Bagatelltrauma, drei Kinder schonten plötzlich eine Extremität, bei vier Kindern wurden Schmerzen bzw. Fieber als Erstsymptome angegeben. Die durchschnittliche Erkrankungsdauer von faßbaren Symptomen bis zur Diagnose war mit 6,8 Tagen relativ lang, vor allem im Vergleich zur Osteomyelitis der langen Röhrenknochen, wie auch Antoniou u. Conner beschrieben haben (1). So wurden bei drei Kindern 9, 14 und 21 Tage lang primär eine Bandläsion diagnostiziert und therapiert.

Bei der Erstversorgung fanden sich sowohl klinisch wie laborchemisch die Zeichen einer Entzün-

Tabelle 1: Aufschlüsselung des eigenen Patientengutes

Patienten	Lokalisation	Therapie	Ergebnis
3 a ♂	Calcaneus	op.	ausgeheilt
4 a ♂	Calcaneus	kons.	ausgeheilt
1 a ♂	Calcaneus	kons.	ausgeheilt
1 a ♂	Talus	kons.	ausgeheilt
2 a ♀	Talus	kons.	ausgeheilt
6 a ♂	Os cuboid.	op.	ausgeheilt
1 a ♂	Os cuboid.	op.	ausgeheilt
4 a ♀	Os navicul.	op.	ausgeheilt
12 a ♀	Os cuneif. III	kons.	chron. Verlauf
15 a ♂	Fußwurzel	kons.	ausgeheilt
4 a ♀	Fußwurzel	kons.	ausgeheilt

145

dung. Das initiale Röntgenbild lieferte nur in einem Fall einen positiven Befund und hier in Diskrepanz zu einer eintägigen Anamnese (Abb. 1). Die Szintigraphie bestätigte die klinische Diagnose und lieferte zudem bei neun von elf Kindern eine genaue Lokalisation, zweimal fand sich eine diffuse Mehrspeicherung in der Fußwurzel, die nicht genauer zugeordnet werden konnte.

MANN und FENTON (2) erarbeiteten Richtlinien gestellt. Die Ruhigstellung der erkrankten Extremität erfolgte so kurz wie möglich, jedenfalls bis sich eine fallende Tendenz in der Blutsenkung zeigte. Bei einem durchschnittlichen Krankheitsverlauf von drei Monaten sahen wir in diesem Patientengut keine Defektheilungen und bisher einen chronischen Verlauf.

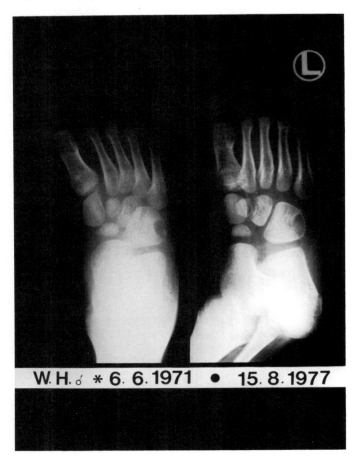

W. H. ♂ * 6. 6. 1971 ● 15. 8. 1977

Abb. 1: Osteolytischer Herd im os cuboideum

Die sofort begonnene Antibiotikatherapie mit der Medikamentenkombination Na-Penicillin-G und Flucloxacillin wurde später je nach Erregerwachstum in Blutkultur und lokalem Abstrich gezielt weitergeführt. In sechs Fällen blieben Kultur und Abstrich steril, bei drei Patienten konnten Staphylokokken, je einmal Streptokokken und Bakterium coli gezüchtet werden. Der Keimnachweis gelingt laut Literatur allgemein schwer (3, 4). Insgesamt mußte viermal zusätzlich operiert werden, die Operationsindikation wurde nach den von BUCH-

Diskussion

In Übereinstimmung mit anderen Autoren beobachteten auch wir einen überwiegend subakuten Beginn der Erkrankung (1, 3, 4, 5). Dies ist bemerkenswert, da man am Fuß als Teil einer belasteten Extremität einen akuten Verlauf erwarten würde. Wir glauben, daß dabei die Morphologie des spongiösen Knochens eine wesentliche Rolle spielt. Einerseits haftet das Periost fest am Knochengrundgerüst, es ist daher eine schmerzhafte Periostabhe-

146

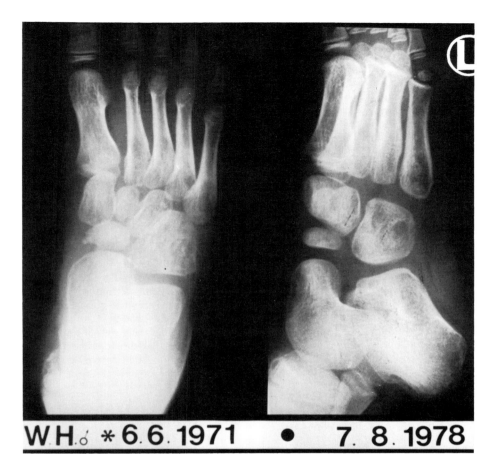

WH. ♂ *6.6.1971 • 7. 8.1978

Abb. 1a: Nach operativer Herdausräumung ist der Defekt konsolidiert

bung nicht möglich. Viel eher bricht der Eiterherd direkt in die Umgebung durch. Andererseits scheint die Durchblutung in diesem kleinen Knochen viel weniger durch die Entzündung beeinflußt zu sein als z.B. im langen Röhrenknochen. Dafür spricht auch die gute Ansprechbarkeit auf Antibiotika, die wegen des subakuten Verlaufes erst spät zur Anwendung gelangen. Im Gegensatz zur Osteomyelitis der langen Röhrenknochen, wo es schon sehr bald zu einer Durchblutungsstörung und zu ischämischen Knochennekrosen kommt, ist bei den kleinen Fußwurzelknochen die Heranbringung des Antibiotikums an den Entzündungsherd auch nach längerer Erkrankungsdauer möglich.

Die Behandlung der hämatogenen Osteomyelitis der Fußwurzelknochen ist in den meisten Fällen konservativ. Nur bei Auftreten eines Knochenabszesses ist operatives Vorgehen in Form von Herdausräumung und Anlegen einer Spül-Saug-Drainage notwendig.

Literatur

1. Antoniou D., Conner A.N.: Osteomyelitis of the Calcaneus and Talus. J. Bone Joint Surg. Vol. 56-A, 1974, 338–345
2. Buchman J., Fenton R.L.: The role of the surgical approach in the treatment of acute hematogenous osteomyelitis with antibiotic agents. New York J. Med., Vol. 53, 1953, 2632
3. Feigin R.D., McAlister W.H., San Joaquin V.H., Middlekamp J.N.: Osteomyelitis of the Calcaneus. Am. J. Dis. Child. Vol. 119, 1970, 61–65
4. Robertson D.E.: Primary Acute and Subacute Localised Osteomyelitis and Osteochondritis in Children. Can. J. Surg., Vol. 10, 1967, 408–413
5. White, Matthew, Dennisson W.M.: Acute Haematogenous Osteitis in Children. A Review of 212 Cases. J. Bone Joint Surg. Vol. 34-B, 1952, 608–623

Anschrift des Autors

G. Schneider, Univ. Klinik f. Kinderchirurgie, Heinrichstr. 31 A-8010 Graz

Diskussion: Vorträge S. 129–147

Parsch K. (Stuttgart): Ich glaube, es ist wichtig die Kernsätze aus dem Vortrag noch einmal zu wiederholen, klinisch die Unmöglichkeit zu stehen und sich zu drehen und daß diese Krankheit vor allem bei großen Kindern auftritt. Die Differentialdiagnose kann nur mit einer PE gestellt werden. Wichtig erscheint mir noch, daß man durch den Gonadenschutz bei der Hüftaufnahme die Sacroiliacalfuge gar nicht sehen konnte und aus diesem Grund die Differentialdiagnose der Osteomyelitis der Sacroiliacalfuge verzögert werden kann. Die Abdominalsymptome und die ischialen Symptome sind oft fehlinterpretierend.

Sharrard W. J. W. (Sheffield): I would like to support this diagnosis. I had 2 cases of exactly the same presentation and they make an interesting differential diagnosis, because there is pain in the region of the hip, but there is interestingly enough limitation of movement of the hip only in abduction, where it pulls on the adductors attached to the ischiopubic region. Like you I diagnosed it clinically and the x-ray changes followed later. I don't think this is quite so rare as we think and sometimes I think it may be missed. But it fortunately is not important and it gets better with antibiotics and almost nothing else. I'd like to come in about osteomyelitis of the pelvis generally. I have written a paper on this many years ago and in 80% of the cases some other diagnosis was made. Either there were intraabdominal conditions, often the appendix was removed, or an orthopedic lesion like a prolapsed disc. So this is the difficulty here of the diagnosis and I would like to ask any of the speakers concerned with osteomyelitis of the pelvis about this problem; sometimes it is difficult to find where the abscess is, whether it is inside or outside the pelvis, but I think that CT scanning nowadays would help to tell us. My problem in those days was I didn't know whether to make an incision inside the pelvis or outside the pelvis, when I felt I had an abscess to drain somewhere. Would there be any comment about that.

Hofmann-v. Kap-herr S. (Mainz): Ich kann diese Ausführungen nur bestätigen und ich hätte ein Dia mitbringen können über unsere ganzen differentialdiagnostischen Erwägungen, bis man auf die richtige Diagnose kam. Wir glauben auch, daß das Computertomogramm hier eine sehr große Rolle spielt. Seitdem wir diese Untersuchungsmöglichkeit haben, sind die Schwierigkeiten geringer geworden.

Kurz R. (Graz): Ich erinnere mich, daß das Ewing-Sarkom in dieser Gegend eher schwer von der Osteomyelitis zu unterscheiden ist, weil gerade in dieser Gegend typisch das Ewing-Sarkom nur einen riesigen osteolytischen Herd bildet. Deshalb erscheint es mir wichtig, eine Biopsie zu entnehmen.

H. Sauer und G. Ritter (Hrsg.): Osteomyelitis und Osteitis im Kindesalter
© Gustav Fischer Verlag · Stuttgart · New York · 1986

Eigenheiten der plasmazellulären Osteomyelitis und ihre Therapie

M. Walden und E. Zapfe, Berlin

Die plasmazelluläre Osteomyelitis stellt eine Sonderform der primär-chronischen Osteomyelitis dar. Dieses Krankheitsbild war bis vor einigen Jahren nahezu unbekannt, obwohl erste Beobachtungen bis in das Jahr 1874 zurückreichen. Poncet und Ollier beschrieben eine Osteomyelitis, bei der sich bei der operativen Eröffnung statt des erwarteten Eiters eine «visköse, fadenziehende, albuminöse mit Eiweiß vergleichbare Flüssigkeit» vorfand. Sie benannten diese Erkrankung Osteomyelitis albuminosa. 1911 wurde von Burckhardt der auffällige Reichtum an Plasmazellen beschrieben. Aber erst 1970 stellte Exner in seiner Dissertation ein umfassendes Krankheitsgut zusammen.

Das pathologisch-anatomische Bild ist durch Spongiosadestruktionen geprägt, Knochen und Markraum sind durch ein gut vaskularisiertes, zellreiches Granulationsgewebe ersetzt. Vorherrschender Zelltyp ist die Plasmazelle, granulozytäre Infiltrationen und Phagozytose sind nicht nachweisbar.

Der bakteriologische Nachweis eines Erregers ist nur in etwa der Hälfte der Fälle möglich, fast ausschließlich findet sich Staphylokokkus aureus.

Über die Häufigkeit der Lokalisation des Entzündungsprozesses herrscht in den wenigen vorliegenden Publikationen (Mann, Cserhati, Exner, Ülinger) keine Einigkeit. Auf Grund unserer Erfahrungen können wir uns den Angaben Cserhatis anschließen, der in der Hälfte aller Fälle einen Befall der Wirbelkörper der unteren BWS und LWS sah. Als weitere Lokalisationen sind Metaphysen der langen Röhrenknochen bevorzugt. Polyostotische Lokalisationen bei demselben Patienten sind möglich.

Erste Symptome sind Schmerzen unterschiedlichen Charakters in der betroffenen Körperregion. Ein Bagatelltrauma wird verantwortlich gemacht, in der Anamnese finden sich bei näherem Befragen häufig entzündliche Erkrankungen des Nasen-Rachenraums. Laborchemische Parameter geben nur bedingt einen Hinweis für das Vorliegen eines Entzündungsprozesses, die Blutsenkungsgeschwindigkeit ist mittelgradig erhöht, die Leukozyten liegen im Normbereich. Veränderungen in der Serumelektrophorese mit Erhöhungen der Alpha-1 sowie Alpha-2 sowie Gamma-Fraktionen treten auf. Typisch für den Verlauf ist die Diskrepanz zwischen klinischem Bild mit ausgeprägter Symptomarmut und röntgenologischem Befund.

Kasuistik

Fall 1:

13jähriger Junge, seit 4 Jahren schon spezifische Schmerzen im linken Unterschenkel, 1 Monat vor Aufnahme Rötung über der proximalen Metaphyse. BSG 30/35 mm n. W., Leukozyten 6400. Röntgen: Osteolyse im Bereich der proximalen Tibiametaphyse. Therapie: Zunächst Ruhigstellung, Antibiotikum, Punktion: Staphylokokkus epidermitis. Operative Ausräumung, autologe Spongiosaplastik. 3 Monate nach dem Eingriff röntgenologisch guter Durchbau, klinisch Beschwerdefreiheit.

Auch Verlaufsformen mit fulminanter Progredienz der Osteolyse sind möglich.

Fall 2:

6jähriger Junge, Sturz auf das rechte Knie. Ruhigstellung für 14 Tage. Bei Weiterbestehen der Beschwerden Röntgenkontrolle: o. B. Nochmalige Ruhigstellung im Gips für weitere 14 Tage, bei Zunahme der Beschwerden Klinikeinweisung. Röntgen: Osteolyse oberer Patellapol. Klinisch keine Entzündungszeichen. BSG 14/23 mm n. W. Leukozyten 6,1. Therapie: Ruhigstellung des Beines im BBF-Gips, Antibiotikum. Nach 3 Wochen Röntgenkontrolle: Zunahme der Osteolyse. BSG 2/9 mm n. W., Leucos. 8000. Da Differentialdiagnostisch ein maligner Knochentumor nicht ausgeschlossen werden kann OP: Herdausräumung, Spongiosaplastik. 2 Monate nach OP gutes Einheilen der Spongiosa. Weitgehende Beschwerdefreiheit.

Differentialdiagnostisch muß an eosinophiles Granulom, eine primär-solitäre Knochenzyste,

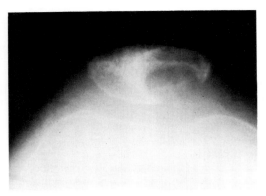

Abb. 1: Fall 2: Plasmacelluläre Osteomyelitis rechte Patella

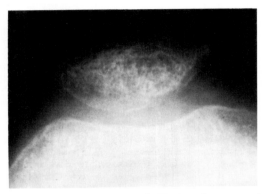

Abb. 2: Fall 2: 3 Monate nach Herdausräumung und Auffüllung mit anologer Beckenkamm-Spongiosa

aber auch an einen malignen Knochentumor gedacht werden. Bei Befall der Wirbelsäule ist eine Spondylitistuberkulose auszuschließen. Eine Abgrenzung gelingt meist erst durch feingewebliche Untersuchung nach Probeentnahme, Fall 3 zeigt, daß auch eine computer-tomographische Untersuchung hilfreich sein kann.

Fall 3:

3jähriges Mädchen, Schmerzen im Rücken, Mutter an offener Tuberkulose erkrankt. Röntgen: Erniedrigung ZWR Th 11/12. Unruhige Strukturierung Grund- und Deckplatten. Zunächst tuberkulostatische Therapie, Ruhigstellung im Gipsbett. BSG 25/63 mm n.W., Leucos. 9,9, Tuberkulin-Probe negativ. CT-Befund: 2 scharf abgegrenzte osteolytische Herde im Wirbelkörper Th 11.

Rundliche bis ovale Einzelherde ohne Sequestrierung gelten als typisch für eine plasmazelluläre Osteomyelitis. Anfänglich findet sich eine scharf umschriebene Osteolyse, die wie ein Stanzdefekt imponiert, ohne oder mit geringem Sklerosierungssaum.

Therapie

Die Therapie der Wahl besteht bei gesicherter plasmazellulärer Osteomyelitis in der Herdausräumung und Auffüllung mit autologer Spongiosa. Eine Antibiotikatherapie sollte bei nachgewiesenem Erreger gezielt erfolgen. Bei Befunden im Bereich der Wirbelsäule halten wir einen konservativen Behandlungsversuch mit konsequenter Ruhigstellung und Antibiotikagabe vertretbar, aber auch hier muß bei Progredienz die Herdausräumung angestrebt werden.

Zusammenfassung

Plasmazelluläre Osteomyelitis ist als eine Sonderform der primär-chronischen Osteomyelitis anzusehen. Das klinische Bild ist uncharakteristisch vielfältig, die Diagnosesicherung erfolgt anhand des histologischen Befundes. Die operative Therapie mit Herdausräumung und Auffüllung mit autologer Spongiosa führt zur sicheren und raschen Ausheilung.

Literatur

1. Burckhardt, J.L.: Zur Histologie der Periostitis und Ostitis albuminosa. Frankf. 2. Path. 8, 91 (1911)
2. Cserhati, M.D.: Die plasmazelluläre Osteomyelitis als tumorvortäuschende Knochenläsion. Orth. Praxis 11/XII (1976) 1010–1013
3. Cserhati, M.D.: Diagnostik und Therapie der plasmazellulären Osteomyelitis. In: haematogene Osteomyelitis u. posttraumatische Osteitis von K. Parsch u. R. Plewe. Medizinisch-literarische Verlagsanstalt (1982) 119–128
4. Cserhati, M.D.: Zur Differentialdiagnose von Geschwulstkrankheiten. Plasmazelluläre Osteomyelitis – Ewing-Sarkom. 2. Orth. 116 (1978) 149–752
5. Exner, G.U.: Die plasmazelluläre Osteomyelitis. Langenbecks Arch. Chir. 626 (1970) 165–185
6. Exner, G.U.: Röntgenbild und Klinik d. P.O. beim Kind. In: Haematogene Osteomyelitis u. posttraumatische Osteitis von K. Parsch u. R. Plewe. Medizinisch-literarische Verlagsanstalt (1982) 129–135
7. Mann, M.: Die plasmazelluläre Osteomyelitis. Orth. Praxis 10/XIV (1978) 789–791
8. Ühlinger, E.: Die plasmazelluläre Osteomyelitis der distalen Tibiametaphyse. Arch. Orthop. Unfallchir. Vol 88 (1977) 249–253
9. Ühlinger, E.: Die patholog. Anatomie der haematogenen Osteomyelitis. Chirurg. 41 (1970) 193–198

Anschrift des Autors

M. Walden, Clausewitzstr. 4
1000 Berlin 12

H. Sauer und G. Ritter (Hrsg.): Osteomyelitis und Osteitis im Kindesalter
© Gustav Fischer Verlag · Stuttgart · New York · 1986

Sonderformen der chronischen Osteomyelitis

L. PREIER, O. HOCHBERGER, Wien

Neben den typischen Formen der primär chronischen Osteomyelitis wie Brodieabszeß, plasmazelluläre und Garre'sche Osteomyelitis haben sich in den letzten Jahren Berichte über atypische oder sogenannte Sonderformen der chronischen Osteomyelitis gehäuft. Dazu zählen nach KOZLOWSKI und HOCHBERGER

1. die multifokale rezidivierende Periostitis
2. die chronisch symmetrische Osteomyelitis
3. die multifokale Osteomyelitis unbekannter Ätiologie
4. die multifokale Osteomyelitis bekannter, aber nicht staphylokokkenbedingter Ätiologie.

Es handelt sich dabei um entzündliche Knochenerkrankungen, die in Symptomatik, Lokalisation und klinischem Verlauf von den bekannten Formen abweichen, therapeutisch schwer beeinflußbar sind, wegen ihrer Ausdehnung und dem multifokalen Befall operativ nicht saniert werden können und in der Regel ein Antikörpermangelsyndrom aufweisen. Einschlägige Arbeiten sind erschienen von GOLDMANN, PROBST, ALTMANN sowie KOZLOWSKI und HOCHBERGER sowie einigen anderen. Die Sonderformen sind charakterisiert durch:

1. eine unklare verschwommene Vorgeschichte
2. diskret ausgebildete klinische Zeichen wie Schmerz, Schwellung und höchstens zarte Rötung
3. uncharakteristische radiologische Zeichen.

Im Speziellen finden sich bei der symmetrisch chronischen Osteomyelitis nach GIDEON multiple sklerotische Läsionen in symmetrischen Knochenmetaphysen mit nur kurzen Fieberattacken, wenig generalisierten Symptomen und unspezifischen Laborbefunden. Wir konnten in den letzten 10 Jahren 3 einschlägige, primär zum Teil schwer klassifizierbare Fälle beobachten, von denen ich den markantesten herausgreifen möchte.

Ein zur Zeit der Erkrankung 6 Jahre altes türkisches Mädchen hatte drei Wochen hindurch besonders nachts Schmerzen in beiden Beinen. Spontane Besserung der Beschwerden. Im Alter von 7 Jahren kam es abermals zu Schmerzen und zu einem hinkenden Gang. Beide Unterschenkel waren geschwollen und druckempfindlich, die Haut wies eine verstärkte Venenzeichnung auf und war wärmer, jedoch nicht gerötet. Das Röntgen zeigte eine Sklerose und periostale Verdickung nahezu der gesamten Tibia, der Markraum war nicht zu differenzieren. Bei der Biopsie fand sich sklerosierter Knochen, kein Mark und kein Sekret. An einem auswärtigen Krankenhaus wurde die Verdachtsdiagnose Osteopathia hyperostotica skleroticans multiplex infantilis «Camurati Engelmann» gestellt. Dies ist eine autosomal dominant vererbliche Erkrankung, die zur Verdickung der diaphysären Korticalis mit aktiver Knochenneubildung führt. Klinisch bestehen Anfälle und Muskelschwäche, röntgenologisch frontale und occipitale Schädelveränderungen mit Nerveneinengungen. Klavikula und Skapula sind ebenfalls befallen. Weiters kamen in der Differentialdiagnostik in Frage:

– Caffey's disease
– Pachydermoperiostitis
– Alle Erkrankungen mit periostaler Verdickung
– Idiopathische periostale Hyperostose (Goldbloom) mit Dysproteinämie
– Chronisch polyostotische periostitis unbekannter Ätiologie nach Altmann et al.

Unter antibiotischer Behandlung mit Penicillin und Ruhigstellung trat vorübergehend Besserung ein.

Zwei Jahre später, also im Alter von 9 Jahren wurde das Kind erstmals an unserer Chirurgischen Abteilung wegen neuerlicher Schmerzen in beiden Beinen, links mehr als rechts, aufgenommen. Klinisch bestand eine geringgradige Schwellung beider Unterschenkel, Klopfempfindlichkeit der Wadenbeine. Auf dem Röntgenbild war eine Sklerosierung im mittleren Bereich und eine Periostitis zu erkennen. Die szintigraphische Untersuchung ergab eine deutliche Speicherung im mittleren Drittel der linken Tibia und geringen Grades auch der rechten Tibia, außerdem eine geringe Speicherung im linken Knie und im 12. Brustwirbelkörper. Am 13. 8. 1979 erfolgte neuerdings eine Biopsie mit Entfernung eines «sequesterartigen» Anteiles aus der linken Tibia. Der histologische Befund ergab einen «ossären Callus». Im gezüchteten Gewebe kein Wachstum, im Ausstrich keine Keime nachweisbar. Die Blutsenkungsreaktion bewegte sich zwischen 5/11 und 88/101, die Leukocyten zwischen 7300 und 9200. Immunglobuline: IgG: 2100 mg%, IgA 241 mg%, IgM 518 mg%. Knochenmark o.B., Ziel Nielson negativ. Ein weiterer Entzündungsschub trat im September 1980, also im Alter von 10 Jahren auf, welcher sich im Szintigramm durch einen neuerlichen Umbau rechts bemerkbar machte. Im Röntgen die Veränderungen geringgradiger sichtbar. Unter Therapie mit Dalacin, Propsoninen und vorübergehender Ruhigstellung durch einen Gipsverband hat sich der Zustand wieder gebessert. Ab dem 11. Lebensjahr ist die Patientin im Wesentlichen beschwerdefrei. Es trat kein Rezidiv mehr auf. Kontrollröntgen: Zustand weitgehend gebessert. Klinik, Verlauf und Röntgenbefunde stimmen mit dem in der Literatur beschriebenen Bild einer multifocalen rezidivierenden Osteomyelitis überein.

Zusammenfassung: Die atypischen Osteomyelitisformen befallen vorwiegend die langen Röhrenknochen, zeichnen sich durch periodisch auftretende Attacken aus und weisen Störungen im Immunhaushalt auf. Keime können nicht nachgewiesen werden. Die Prognose ist im Allgemeinen gut.

Anschrift des Verfassers

Prim. Dr. LEOPOLD PREIER Gottfried von Preyer'sches Kinderspital, Schrankenberggasse 31, 1100 Wien

H. Sauer und G. Ritter (Hrsg.): Osteomyelitis und Osteitis im Kindesalter
© Gustav Fischer Verlag · Stuttgart · New York · 1986

Zum Problem der sklerosierenden symmetrischen Osteomyelitis Garrè

P. Pink, Stolzalpe

Die Osteomyelitis Garrè wurde Ende des vorigen Jahrhunderts das erste Mal beschrieben. Sie ist charakterisiert durch ein chronisches Granulationsgewebe mit beträchtlicher osteoplastischer Aktivität.

Eine eitrige Einschmelzung läßt sich nur in den seltensten Fällen nachweisen. Es kommt zu einem massiven Umbau der Spongiosa und Kompakta und es läßt sich dann eine enorm dichte Sklerosierung mit Volumenzunahme des befallenen Knochenareals nachweisen. Außerdem sind beträchtliche periostale Knochenappositionen typisch.

Die Hauptlokalisation ist der Schädel, besonders der Kiefer, seltener die langen Röhrenknochen. Die röntgenologische Differentialdiagnose gegenüber Knochentumoren kann meistens nur histologisch (Probeexcision) gestellt werden.

Beim klinischen Verlauf zeigt sich immer eine massive Mitbeteiligung der Weichteile mit Verdickkungen, Rötungen und Schmerzen, Fisteln entstehen allerdings meistens nicht. Der Verlauf ist chronischrezidivierend und dauert in den meisten Fällen jahrelang.

Die Ätiologie ist nach wie vor umstritten. Nach der am meisten vertretenen Ansicht kommt es nur zum Auftreten der Osteomyelitis Garrè, wenn die Virulenz der Bakterien gering und die Abwehrkraft des Körpers günstig ist.

Es ist allerdings im Prinzip paradox, wenn man bei diesem schweren chronischen Verlauf, der therapeutisch kaum beeinflußbar ist, von einer guten Abwehrlage und geringen Virulenz spricht. Das ist unserer Meinung nach nur so erklärbar, daß der Knochen in seiner Abwehr gegen die Infektion eine starke Sklerosierung erfährt, dadurch wird die Blutversorgung beeinträchtigt und die zugeführten Antibiotika können dann am Ort des Geschehens kaum mehr wirken.

Als Erreger werden in der Literatur alle üblichen Bakterien, die eine Osteomyelitis hervorrufen können, genannt. Allerdings werden in letzter Zeit immer häufiger Anaerobier als Ursache angeführt.

Die Behandlung ist in erster Linie chirurgisch. Ideal ist sicher die gesamte Resektion des betroffenen Knochenstückes. Das ist aber in vielen Fällen aus statischen Gründen nicht möglich. Es bleibt dann eben nur die mehrfache Trepanation des Knochens, Saug-Spüldrainagen und wenn möglich gezielte Antibiotikagaben übrig.

Die Erkrankung ist sehr selten. So konnte bei der Literatursuche in den letzten 4 Jahren nur eine einzige Veröffentlichung im gesamten deutschen und englischen Sprachraum gefunden werden: Von Collert und Isacson, 1982, USA, in der allerdings 8 Fälle beschrieben wurden. Auch diese beiden Autoren nehmen wenig virulente Anaerobier als Erreger an. Das Resumee ist, daß die dzt. Therapie wahrscheinlich überhaupt keinen Effekt auf den chronischen Verlauf der Erkrankung hat.

Kasuistik

Es handelt sich um ein Mädchen, geboren am 13. 12. 1963. Im Jahre 1970, also mit 7 Jahren, kam es zum ersten Auftreten von Symptomen. Die Patientin wurde im Juni 1970 mit starken Schmerzen, Schwellung und Rötung im distalen Bereich des rechten Oberschenkels in einem auswärtigen Krankenhaus aufgenommen. Es wurde die Verdachtsdiagnose Osteomyelitis gestellt und eine mehrfache Anbohrung des rechten Oberschenkels durchgeführt. Bereits bei dieser ersten Operation fand sich keine eitrige Sekretion und es konnten keine Erreger nachgewiesen werden. Der Knochen zeigte sich deutlich verdickt, aufgetrieben, und von sehr unregelmäßiger Struktur. Der histologische Befund ergab eine unspezifische Osteomyelitis.

Die Patientin wurde dann längere Zeit mit Gipsen und Antibiotika behandelt, und wegen neuerlicher akuter entzündlicher Weichteilveränderungen, mit dem gleichen Ergebnis, nocheinmal operiert.

Da sich die Beschwerden nie wesentlich besserten, wurde die Patientin dann im Jahre 1972 in unser Haus transferiert.

Bei der Aufnahme war der distale Oberschenkel re. deutlich verdickt, gerötet und druckschmerzhaft. Das

Kniegelenk in seinen Konturen verstrichen, die Beweglichkeit nur mehr in einem Ausmaß von ca. 20 Grad möglich. Die BSG betrug 104:128, das Blutbild einschließlich Leukozyten waren im Normbereich.

Die Röntgenuntersuchung zeigte eine deutliche periostale Reaktion im distalen Drittel des Oberschenkels mit Verbreiterung des Knochens und stärkeren Auftreibungen. Der Femur deutlich sklerosiert mit vereinzelten Aufhellungen, keine sichere Sequestration nachweisbar. Der umgehende Knochen deutlich atrophisch.

Die Patientin wurde dann zweimal bei uns revidiert. Ein Erregernachweis gelang nicht, der histologische Befund ergab eine ältere, unspezifische und rarefizierende Osteomyelitis.

Im Mai 1973 kam es auch zu Schmerzen im Bereich des li. Oberschenkels, auch hier fand sich eine Verdickung und Rötung im Bereich der Weichteile. Röntgenologisch fanden sich ähnliche Verhältnisse wie re., nur noch nicht so ausgeprägt.

Wir haben dann auch li. eine Aufbohrung des Knochens durchgeführt. Auch hier keine eitrige Sekretion, histologisch chronisch, rarefizierende Osteomyelitis.

Der weitere Verlauf war dann chronisch rezidivierend. Es kam immer wieder zum Auftreten von Schmerzen, Rötungen und Schwellungen der Weichteile, aber nie zu einer eitrigen Sekretion oder Fistelung. Die Röntgenbilder zeigten einen mäßig progredienten Verlauf mit massiver Sklerosierung und starken periostalen Knochenappositionen. Auch kam es zu einer Mitbeteiligung der Kniegelenke, besonders rechts. Wir behandelten die Patientin mit den verschiedensten Antibiotika. Sie wurde insgesamt neun mal bei uns revidiert. Unter anderem wurde auch eine komplette Aufbohrung der Markhöhlen durchgeführt und eine Einlagerung von Refobacinketten angeschlossen. Auch haben wir bei der Patientin die immunologische Situation genau durchuntersuchen lassen. Ein echter Immundefekt konnte nicht nachgewiesen werden.

In den letzten 5 Jahren ist die Rezidivneigung deutlich zurückgegangen. Die Patientin klagt nur selten über Schmerzen und es finden sich auch kaum noch nur selten Entzündungserscheinungen. Man hat den Eindruck, daß der Prozeß jetzt langsam zur Ruhe kommt. Die BSG ist allerdings weiterhin massiv erhöht.

Leider ist es bei diesem chronischen Verlauf zu schweren Veränderungen der unteren Extremitäten gekommen. Die Patientin ist im Längenwachstum massiv zurückgeblieben. Die distalen Anteile beider Oberschenkel sind verdickt, die Kniegelenke sind in einer Beugestellung

von 60 Grad praktisch versteift. Der Knochen zeigt schwerste sklerotische Veränderungen, ist aufgetrieben und zeigt massive periostale Appositionen. Die Patientin, die heute 22 Jahre ist, ist Rollstuhlfahrerin, von Beruf Sekretärin und lehnt dzt. jede Korrekturoperation, die ihr eine eventuelle bessere Mobilität ermöglichen würde, ab.

Wir meinen, daß unsere Patientin der Osteomyelitis Garrè zuzuordnen ist. Es ist natürlich für den Arzt sehr unerfreulich, wenn er praktisch erlebt, daß seine ganzen therapeutischen Bemühungen nicht in der Lage sind, die Progredienz des Leidens zu beeinflussen. Wir können heute nur hoffen, daß es zu keinen neuerlichen Rezidiven kommt, die Patientin hat jetzt seit ca. 4 Jahren keine akutentzündlichen Erscheinungen. Natürlich ist es aber bei einem so langen chronisch-entzündlichem Geschehen zu schweren Defekten gekommen, mit deutlicher Knochenverkürzung beider Oberschenkel und Ankylose beider Kniegelenke.

Wenn wir also hier von einer Heilung sprechen können, dann sicher nur von einer schweren Defektheilung.

Literatur

1. COLLERT und ISACSON: «Chronic sclerosing Osteomyelitis (Garrè)», Clin. Orthop. (164), 136–40/1982
2. DOERR W. (Herausgeber): «Organpathologie», Band III, 8–79, Thieme-Verlag
3. FREYSCHMIDT J.: «Knochenerkrankungen im Erwachsenenalter», Seite 127, Springer Verlag
4. LOB G.: «Osteomyelitis, Fortschritte der Medizin», 93 Jg. (1975), Seite 1775
5. MATZEN (Herausgeber): «Orthopädie», Allgem. Teil, S. 371, Verlag Volk und Gesundheit, 1982
6. REMMELE W. (Herausgeber): Pathologie 3, Seite 671, Springer Verlag
7. E. ÜHLINGER: «Die pathologische Anatomie der hämatogenen Osteomyelitis», Der Chirurg, Heft 5 (1970), Seite 193

Anschrift des Autors

P. PINK, Landessonderkrankenhaus, A-8852 Stolzalpe

H. Sauer und G. Ritter (Hrsg.): Osteomyelitis und Osteitis im Kindesalter
© Gustav Fischer Verlag · Stuttgart · New York · 1986

Vertebral Infections with Emphasis upon Intervertebral Disc-Space Infection in Children

E. ENGER, J. KARLSSON, B. ROMANUS, S. E. SÖRENSEN, Oslo and Göteborg

Abstract

During a 10-year period, 16 children with vertebral infections were treated at the Children's Hospital in Gothenburg, Sweden.

A follow-up study 1.0–10 years (mean 4 6/12) after onset of symptome showed that all children except one were completely symptomless. One child who suffered from neonatal sepsis had gibbus.

We conclude that surgical intervention is never necessary, the disease is probably self-limiting and the prognosis is good.

Introduction

Vertebral infection is a rare condition in infants and children (1, 2, 3).

In most cases, the disease runs a benign course (3), although it seems to be more severe in infants, with systematic illness and severe dissolution of the vertebral bodies (1, 4).

It has been postulated by some authors that vertebral osteomyelitis and infectious lesions of the intervertebral discs may be two separate entities, with differing pathological characteristics, course and prognosis (2, 5), but the clinical picture follows a constant pattern, with vague back or leg pain, a stiff back, mild toxaemia and rapid resolution of symptoms and signs with rest.

An infectious cause has been postulated in most series, but in most cases the causative organism is unknown (6). Others have suggested that the lesion is preceded by trauma (7).

The symptoms and signs in most children are relatively mild and uncharacteristic. The most common presentation is a child with low-grade fever, vague back pain and limited motion of the spine, but anorexia, irritability and abdominal pain are also common, so the spinal lesion may be mistaken for an intraabdominal process.

The aim of this paper is to discuss the treatment of vertebral infections in children in the light of our results.

Material

Over the last 10 years, 16 children have been treated for vertebral infection at the Children's Hospital in Gothenburg, Sweden. All had characteristic radiological changes during the course of their disease (figs. 2). The age of the children at the onset of symptoms ranged from 3 weeks to 15 4/12 years (mean age 3 9/12 years).

The children were followed up for 1.0–10 years (mean 4 6/12 years). In nine children the lumbar spine was affected, and in seven children the lower thoracic spine. The mean time from the onset of symptoms to diagnosis was 22 days (range 3–45 days). The presenting symptoms and physical signs are presented in tables I and II.

Direct trauma to the spinal column had occurred in only one child, and another child gave a history of upper respiratory tract infection directly before the onset of spinal symptoms. This child had had recurrent upper respiratory tract infections. The other children were previously in good health and had been free from infections.

Laboratory findings

The sedimentation rate ESR was elevated initially in all children. The mean value was 43 mm/h (range 23–70 mm/h). The sedimentation rate returned to normal levels in all children as the symptoms disappeared. The white cell count was not markedly elevated and ranged from 6.7 to 9.7/ml.

Age of presentation.

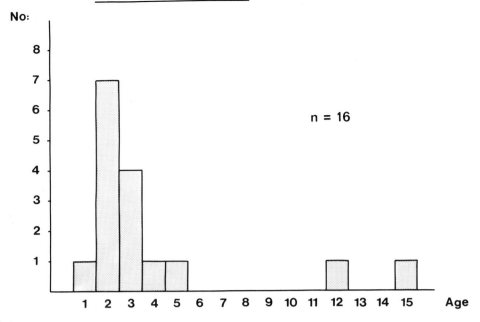

Fig. 1

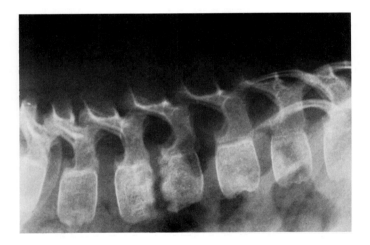

Fig. 2: Later sclerosis of adjacent vertebrae and remaining narrowing

The tuberculin skin test was negative in all the children. No agglutination tests for typhoid fever or brucellosis were performed.

Cultures

Biopsies from the spine were performed in two patients, and in a third a transthoracal incision was made. In one of these children the culture was negative, in another staphylococcus aureus was cultured, and in a third moraxella kingii (8). Blood cultures were positive in four children. No specific organism could be isolated in ten children.

156

Table 1

Presenting symptoms

Limited back motion	16
Low-back pain	16
Fever	15
Irritability	7
Anorexia	7
Abdominal pain	7
Obstipation	7
Impaired gait	7
Inability to sit	5
Refusal to walk	3
Hip pain	1

Treatment

In this series, 13 children were treated with broad spectrum antibiotics, in different combinations, for from 14 days to 6 months.

Two children were treated in a plaster bed and later a body cast for three months. In one child, drainage of a mediastinal abscess via a transthoracal incision was performed. One child did not receive any treatment other than bed-rest.

Table 2

Physical signs

Limited back motion	16
Paravertebral muscle spasm	16
Back muscle tenderness	7
Kyphosis	3
Scoliosis	3

Results

Suppuration occurred in one child. The symptoms improved with within a few days rest and antibiotic therapy in all children. In the child that did not receive any treatment, the symptoms persisted well over two months before they eventually resolved.

At follow-up 1.0–10 years (mean 4 6/12 years) after onset of symptoms, all except one child were completely symptomless. Only one patient had residual symptoms, with mild back pain, limited mo-

tion of the spine and slight scoliosis. Another patient, a five-year-old boy who suffered from neonatal septicaemia at three weeks of age, had a thoracic gibbus of 25 ° at follow-up, but was completely free from pain.

Radiographs of the affected spine in these children showed normalised structure of both vertebrae and intervertebral discs, but with sclerosis and narrowing of the discs. In two children, fusion between the two affected vertebrae was seen.

Discussion

Vertebral infections can be divided into three different types: tuberculous spondylitis, hematogenous vertebral osteomyelitis with frank pus, positive culture and often spinal fusion afterwards, and non-specific spondylitis or disc-space infection.

In the latter form, cultures are mostly negative (9) and spinal fusion is rare. In our series, spinal fusion was seen in only two children.

As the vertebral end-plates contain vascular channels for nutrition of the intervertebral discs, the arterial system provides access for hematogenous infections. Septic microemboli can thus give rise to a variety of spinal infection, depending on the location and bacterial type (10, 11, 12).

Small abscesses may be produced in the vertebral bodies and can, via the vertebral end-plates, break into the adjacent disc and give rise to the typical intervertebral disc lesion.

Radiographs show narrowing of the discs and erosion of the adjacent vertebral end-plates and irregular vertebral margins, and later on sclerosis. Tomographs usually reveal more bony involvement than is seen on plain radiographs.

The vascular channels that provide blood-supply to the intervertebral discs from the surface of the adjacent vertebral bodies are most abundant in young children and decrease with age (12, 13). This might explain the predominance of discspace infections in young children.

In most series, the basic treatment principle is rest of the spine in a plaster bed or body cast for a variable length of time, usually three to six months or until the child is free from symptoms, the sedimentation rate is normal and the radiographs show signs of healing. We feel that immobilisation in a plaster bed is unnecessary as the disease is probably self-limiting and the prognosis seems to be good (2, 3). Antibiotics are usually recommended as they seem to hasten the relief of pain in the early stages of the disease, but their influence on the final outcome is more questionable (2, 6). In this series, the most reliable symptoms were limited motion of the spine and spasm of the paravertebral musculature.

We conclude that although the etiology of this inflammatory process is uncertain, an infectious etiology is most likely. Diagnosis is difficult and requires daily observation and repeated radiographic examination. Laboratory findings, except the ESR, are not of importance. There is no need for surgical intervention. Broad spectrum antibiotics may shorten the duration of the disease and the prognosis is good.

References

1. BREMNER AE, NELIGAN GA: Benign form of acute osteitis of the spina in young children. Br Med J 1:856 (1953)
2. EISMONT FJ, BOHLMAN HH, et al.: Vertebral osteomyelitis in infants. J Bone Joint Surg 64-B: 32 (1982)
3. MOËS CAF: Spondylarthritis in childhood. AJR 91:578 (1964)
4. WALDVOGEL FA: Osteomyelitis: A review of clinical features, therapeutic considerations and unusual aspects. N Engl J Med 4:198 (1970)
5. BOSTON HC, BIANCO AJ JR., HABLE RHODES K: Disc space infections in children. Orthop Clin North Am 6: 953 (1975)
6. SPIEGEL PG, KENGLA KW, et al.: Intervertebral disc-space inflammation in children. J Bone Joint Surg 54-A: 284 (1972)
7. ALEXANDER CJ: The aetiology of juvenile spondyl-arthritis (discitis). Clin Radiol 21: 178 (1970)
8. ENGER E., et al.: Moraxella kingii: a rare cause of osteomyelitis. Z Kinderchir. 22: 186–190 (1977)
9. LOUHIMO I: Personal communication (1984)
10. WENGER DR, BOBECKO WP, GILDAY DL: The spectrum of intervertebral disc-space infection in children. J Bone Joint Surg 60-A: 100–108 (178)
11. WILEY AM, TRUETA J: The vascular anatomy of the spina and its relationship to pyogenic vertebral osteomyelitis: J Bone Joint Surg 41-B: 796 (1959)
12. COVENTRY MB, GHORMLEY RK, KERNOHAN JW: The intervertebral disc: its microscopic anatomy and physiology. Part I, anatomy, development and physiology. J Bone Joint Surg 27: 105 (1945)
13. SMITH NR: The intervertebral discs. Br J Surg 18: 358 (1931)

Authors address

E. ENGER, M.D., Department of Pediatric Surgery, Rikshospitalet, Pilestredet 32, Oslo 1, Norway

H. Sauer und G. Ritter (Hrsg.): Osteomyelitis und Osteitis im Kindesalter
© Gustav Fischer Verlag · Stuttgart · New York · 1986

Die tuberkulöse Osteomyelitis bei Kindern – eine rückblickende Betrachtung

H. Schickedanz, S. Giggel und G. Raasch, Jena/Reifenstein

Die Autoren kommen mit der Themenwahl der Bitte des Herrn Präsidenten gern nach. Zwar besitzt die Tuberkulose in den Ländern der Hochzivilisation keine epidemiologische Bedeutung mehr. Und eine Skelettbeteiligung bei Kindern gilt hier als eine Rarität. Aber die Mehrzahl der Menschen lebt in der sogenannten 3. Welt. Unter den Infektionskrankheiten steht dort die Tuberkulose mit großem Abstand an der Spitze (6). Wir haben also hinreichenden Anlaß, die Krankheit und ihre Folgen nicht aus dem Bewußtsein zu verlieren. Ebensowenig ist umfassende Zufriedenheit geboten, wenn wir uns heute in der günstigen Lage sehen, einschlägige Untersuchungen rückblickend anstellen zu müssen.

Epidemiologie

1910 belief sich die Infektionsrate in Deutschland auf 10% der Bevölkerung. In der Bundesrepublik Deutschland ging sie bis 1980 auf 0,1% zurück (1). Die Dunkelziffer sei jedoch hoch (8, 10, 11). Endemische Ausbreitungen und letale Komplikationen sind daher gelegentlich zu beobachten (1, 8, 10, 11). In der DDR ist die Häufigkeit der aktiven Tuberkulose bereits 1980 auf 0,02% der Bevölkerung gesenkt gewesen (Abb. 1).

Die Skelett-Tuberkulose stellt eine spezifische Form der Osteomyelitis dar. Die bakterielle Invasion in die Spongiosa unterscheidet sich prinzipiell nicht von der bei der Osteomyelitis (2, 3, 6). Im Mittel sind 3–5% aller Tuberkulose-Kranken betroffen (2, 4, 6, 7, 10). Kinder haben eine um 2–3% höhere Morbidität. Unter allen Patienten mit einer extrapulmonalen Tuberkulose macht die tuberkulöse Osteomyelitis jedoch 25% aus (2, 4, 6). Die extrem hohen Letalitätszahlen der früheren Jahrzehnte (3, 4, 6, 7, 9, 10) sind mit dem Rückgang der Tuberkulose in unseren Breiten ebenfalls verschwunden. Herauszustellen ist die wesentlich hö-

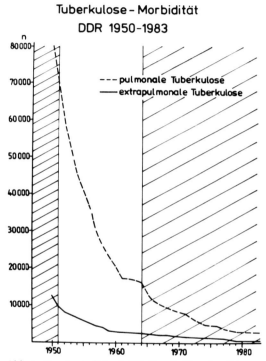

Abb. 1: Kontinuierlich rückläufige Zahlen der Erkrankungen an aktiver Tuberkulose in 33 Jahren. Nichtschraffierter Zeitraum: Eigene Untersuchungen.

here Letalität von Kindern mit einer extrapulmonalen Tuberkulose (Abb. 2).

Morphologie

Die Pathomorphologie der tuberkulös zerstörten Knochensubstanz zeigt sich uneinheitlich. An den flachen Knochen (z.B. Rippen) liegen die Herde, durch Kalkeinlagerungen sichtbar, subperiostal. In den Wirbelkörpern werden von zentral

159

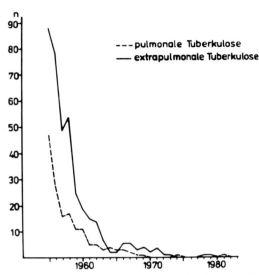

Tuberkulose – Letalität (0–15 Jahre)
DDR 1955–1983

- - - pulmonale Tuberkulose
—— extrapulmonale Tuberkulose

Abb. 2: Steilabfall der Tuberkulose-Sterblichkeit bei Kindern im Zeitraum 1955 bis 1965

her die Bälkchenstrukturen zerstört. Dem häufig beobachteten Grund- und Deckplatteneinbruch folgen partielle oder totale Strukturauslöschungen. Die sogenannten Senkungsabszesse sind diesem Stadium zuzuordnen. Die kurzen Röhrenknochen deformieren spindelförmig. Stichwort: Spina ventosa. Die stets epiphysäre Herdlokalisation in den

langen Röhrenknochen von Kindern ist durch die Gefäßversorgung bestimmt. Beim Erwachsenen existiert das Kapillargebiet beiderseits der Epiphysenfuge nicht mehr. Die bakterielle Besiedlung dieser Region und der Gelenkbefall prädestinieren daher das Kindesalter (2, 4, 5, 6). Die gelenknahe Knochentuberkulose des Kindes ist also in der Regel mit einer Gelenktuberkulose identisch. Hier sind seröse, fungöse und eitrige Formen zu unterscheiden. Die Spongiosa-Nekrosen können exsudativ, produktiv und schließlich verkäsend-eitrig verlaufen (2, 3, 6).

Eigene Untersuchungen

Retrospektiv sind 98 Patienten im Alter von 2 bis 16 Jahren (56 Jungen, 42 Mädchen) der ehemaligen Tuberkulose-Außenstelle Reifenstein der Chirurgischen Universitätsklinik Jena der Jahre 1951 bis 1964 erfaßt (Zeitraum der höchsten Morbidität und des stärksten Abfalls der Erkrankungszahlen, Abb. 1). Die mittlere Anamnesedauer von 8,4 Monaten (max. 120! Monate) verweist auf die uncharakteristische Symptomatologie. Trotz ausgedehnter tuberkulöser Knochen- und Gelenkbefunde finden wir im Vergleich mit der Osteomyelitis bei der Mehrzahl der Patienten weder eine Leukozytose noch eine Senkungsbeschleunigung. Tuberkulose-Patienten haben jedoch häufiger als Osteomyelitis-Kranke eine Lymphozytose und eine Eosinophilie (Abb. 3).

Die definitive Diagnose «tuberkulöse Osteo-

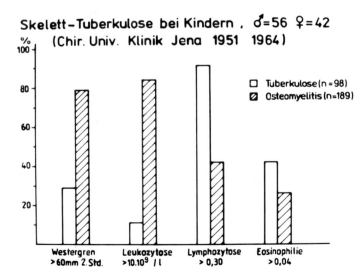

Skelett-Tuberkulose bei Kindern, ♂=56 ♀=42
(Chir. Univ. Klinik Jena 1951 1964)

☐ Tuberkulose (n=98)
▨ Osteomyelitis (n=189)

Westergren >60mm 2.Std. | Leukozytose >10.10⁹/l | Lymphozytose >0,30 | Eosinophilie >0,04

Abb. 3: Blutkörperchen-Senkungsgeschwindigkeit, Leukozyten- und Lymphozytenzahlen sowie Anteil der eosinophilen Granulozyten im Differentialblutbild von Osteomyelitis- und Tuberkulose-Kranken

160

myelitis» wurde zu unterschiedlichen Anteilen aus der Synopsis von Anamnese, Klinik, Krankheitsverlauf, Bakteriennachweis, Histologie, Tuberkulinreaktion, sowie sicheren und wahrscheinlichen Röntgenbefunden abgeleitet. Lokalisationsverteilung unter 98 Kindern: Hüftgelenk 31, Wirbelsäule 31, Kniegelenk 21, Hand- und Fingergelenke 6, Ileosakralgelenk 3, Sternoklavikulargelenk 2, Ellenbogengelenk 1.

Die Knochen- und Gelenktuberkulose ist stets ein Teil der Erkrankung des Gesamtorganismus. Die komplexe Therapie hat sich danach auszurichten: Heilstättenbedingungen, tuberkulostatische medikamentöse Therapie, Immobilisation, selektiv chirurgisch-operative Maßnahmen. Die Behandlungsdauer belief sich in der ersten Hälfte des erfaßten Zeitraumes (1951 bis 1957) noch auf 36! Monate. Sie reduzierte sich im 2. Sieben-Jahre-Zeitraum (1958–1964) bereits auf 18 Monate. Der Kampf gegen die Krankheit galt seinerzeit als gewonnen, wenn das inaktive Stadium erreicht werden konnte. Defektheilungen interessierten dabei zwangsläufig erst in zweiter Linie.

So stand am Behandlungsende unter 31 Erkrankungen an «Coxitis tuberculosa» 13mal der vollständige Gelenkverlust. Unter 31 tuberkulösen Affektionen der Wirbelsäule ist es 10mal zu schweren morphologischen und funktionellen Schäden gekommen (Abb. 4). Bei 21 Kindern war das Kniegelenk in synovialer oder ossärer Form befallen. Davon hatten 5 Patienten schließlich den vollständigen Funktionsverlust eines Gelenkes zu beklagen. Bei fortgeschrittenen Befunden kam vor 20 bis 30 Jahren gelegentlich auch im Kindesalter die Gelenkresektion mit Arthrodese zur Anwendung.

Morbidität, Morphologie und Sekundärpathologie besitzen in der dargestellten Form in unseren Breiten lediglich noch deskriptiv pathohistorischen Charakter. Die die Epidemien begünstigenden sozialen Umfeldbedingungen der Jahre 1945 bis 1955 sind schlechterdings mit den heutigen nicht vergleichbar. Als unumstritten sollte auch der Wert der BCG-Impfung gelten. Die Tuberkulose-Morbidität liegt in Ländern mit einer BCG-Impfpflicht durchgehend erheblich niedriger als dort, wo die Impfung lediglich fakultativ empfohlen wird.

Zusammenfassung

Das Thema «tuberkulöse Osteomyelitis» ist heute nur noch retrospektiv zu untersuchen. Um 1950 waren in der DDR nahezu 100000 Menschen an einer pulmonalen oder extrapulmonalen Tuberkulose erkrankt. Etwa 4000 davon hatten eine Skelett-Tuberkulose. Bei Kindern ist sie in der Regel mit einer Gelenktuberkulose identisch. Das eigene Krankengut (98 Kinder, Zeitraum 1951 bis 1964, ein letaler Ausgang) wird unter epidemiologischen und klinischen Aspekten analysiert. Mit der BCG-Impfpflicht in der DDR ist die Tuberkulose-Morbidität des Kindesalters vollständig eliminiert.

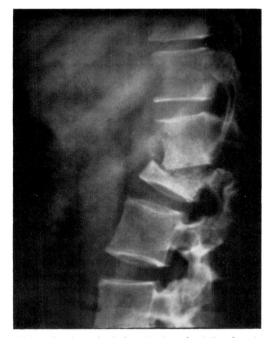

Abb. 4: Floride «tuberkulöse Karies» des 2. Lendenwirbelkörpers eines 15jährigen Jungen. Spondylolisthesis, Kyphose der Lendenwirbelsäule, Aufhebung der physiologischen Lordose

Literatur

1. GIESEN, H. H. Klinik und Erscheinungsbild der kindlichen Tuberkulose. der kinderarzt 16 (1985) 455–467

2. HARTUNG, W. Morphologie der Tuberkulose des Menschen. In: G. Meißner, A. Schmiedel, A. Nelles und R. Pfaffenberg (Herausg.): Mykobakterien und mykobakterielle Krankheiten. Teil VI: Die Tuberkulose des Menschen. VEB Gustav Fischer Verlag, Jena 1984

3. KISCH, E. Diagnostik und Therapie der Gelenktuberkulose. Verlag von F. C. W. Vogel, Leipzig 1925

4. MAY, H. Die Behandlung der Knochen- und Gelenktuberkulose. Ferdinand Enke Verlag, Stuttgart 1953
5. SCHÄRLI, A. F. Osteomyelitis. In: M. Bettex, N. Genton und M. Stockmann (Herausg.): Kinderchirurgie,
   2. Auflage. Georg Thieme Verlag, Stuttgart – New
   York 1982
6. SCHMITT, W. Die wichtigsten chirurgischen Infektionen. In: W. Schmitt und S. Kiene (Herausg.): Chirurgie der Infektionen, 2. Auflage. Johann Ambrosius
   Barth, Leipzig 1981
7. SCHNEIDER, E. Unfall und chirurgische Tuberkulose.
   Ferdinand Enke Verlag, Stuttgart 1935
8. SCHUCH, P., A. SCHICHT und A. WINDORFER Zur
   Ausbreitung der Tuberkulose. Dtsch. med. Wschr.
   107 (1982) 129–1431
9. Statistische Jahrbücher der DDR. Staatsverlag der
   DDR, Berlin 1950–1983
10. STYBLO, K. Epidemiology of Tuberculosis. In:
    G. Meißner, A. Schmiedel, A. Nelles und R. Pfaffen-
    berg (Herausg.): Mykobakterien und mykobakte-
    rielle Krankheiten. Teil VI: Die Tuberkulose des
    Menschen. VEB Gustav Fischer Verlag, Jena 1984
11. WINDORFER JUN., A. und W. SCHULZ. Ist die BCG-
    Impfung eine wirksame Maßnahme zur Reduzierung
    der Kindertuberkulose? Sozialpädiatrie 7 (1985)
    166–171

Anschrift der Autoren

Prof. Dr. H. SCHICKEDANZ, Dr. S. GIGGEL, Abteilung für
Kinderchirurgie der Klinik und Poliklinik für Chirurgie
des Bereiches Medizin der Friedrich-Schiller-Universität
Jena, Bachstraße 18, DDR-6900 Jena
Chefarzt Dr. G. RAASCH, Kreiskrankenhaus Worbis,
Urologische Abteilung DDR-5601 Reifenstein

162

H. Sauer und G. Ritter (Hrsg.): Osteomyelitis und Osteitis im Kindesalter
© Gustav Fischer Verlag · Stuttgart · New York · 1986

Die BCG-Osteomyelitis

D. Hausbrandt, Graz

Unbestritten ist heute die Tuberkulose-Schutz-impfung beim Neugeborenen mit dem Bazillus Calmette-Guerin in ihrer Wirksamkeit und Verträglichkeit (2).

Impfreaktionen sind je nach Impfstamm in sehr unterschiedlicher Häufigkeit und Intensität beobachtet worden, die Zahl ernsthafter Komplikationen ist aber nach wie vor gering (4). Als extreme Rarität wird in unseren Breiten die postvakzinale Osteomyelitis beschrieben. Ihr vermehrtes Auftreten in den nordischen Ländern Finnland und Schweden, 1971 von Foucard (1) und 1976 von Wasz-Höckert (5) und Lotte (3) beschrieben, wird auf präexistente humorale oder zelluläre Immundefekte zurückgeführt (6).

Der benigne Krankheitsverlauf erschwert mitunter die eindeutige Diagnosestellung: die betroffenen Epi- und Metaphysen der langen Röhrenknochen bewirken nur eine mäßige Bewegungseinschränkung mit geringer Schwellung über dem Herd und meist ohne lokale Überwärmung. Eine mäßige Leukocytose und mittelgradig erhöhte Blutsenkungsgeschwindigkeit weisen auf kein massives Krankheitsgeschehen hin. Erst die Röntgen-Aufnahme zeigt die wachstumsfugennahe Destruktion des BCG-Herdes, der als osteolytische Zone mit sklerosiertem Randsaum imponiert. All diese Symptome und Parameter können aber noch nicht eindeutig die BCG-Osteomyelitis bestätigen. So hat Foucard (1) als Beweis des ursächlichen Zusammenhanges zwischen Impfung und Infektion folgende vier Punkte postuliert:

1. Mit Sicherheit durchgeführte BCG-Impfung
2. Intervall zwischen Impfung und Krankheitsbeginn unter 4 Jahren
3. Kein Kontakt mit Tuberkulosekranken
4. Die Histologie muß auf eine Tuberkulose hinweisen.

Bei Durchsicht der 149 Osteomyelitisfälle der letzten 10 Jahre an der Univ. Klinik für Kinderchirurgie Graz haben wir nur zwei Patienten, bei denen die BCG-Osteomyelitis eindeutig nachgewiesen werden konnte.

Die 2 3/4 Jahre alte Petra S. wurde mit Bewegungseinschränkung im linken Schultergelenk stationär aufgenommen. Der lokale Befund zeigte eine ganz geringe Schwellung und leichte Überwärmung des linken Schultergelenkes, die regionalen supraclaviculären Lymphknoten vergrößert, eine reaktionslose BCG-Narbe vorhanden.

Im Röntgen fand sich ein Destruktionsherd an der proximalen Humerusmetaphyse, der über die Epiphysenfuge bis in die Epiphyse reichte, die Umgebung mäßig sklerosiert (Abb. 1). Die Laborparameter zeigten außer einer deutlich erhöhten BSG von 50/80 keinen auffälligen Befund.

Die Szintigraphie des linken Schultergelenkes ergab eine sehr geringgradige, pathologische Aktivitätsanreicherung distal zur Epiphysenfuge im angrenzenden Oberarmschaft.

Bei der Operation wurde ein entzündlicher Destruktionsherd mit relativ dünnem Eiter und matschigem Granulationsgewebe ausgeräumt. Anlegen einer Spüldrainage und Ruhigstellung mit einem Desaultverband. Wegen Osteomyelitisverdacht wurde die damals übliche Therapie mit Natrium-Penicillin-G und Binotal eingeleitet, die Dauertropfspülung des Herdes mit Rifocin vorgenommen. Der Abstrich aus dem Herd blieb steril. Erst unter der Annahme, daß es sich bei diesem Knochenherd um eine BCG-Osteomyelitis handeln könnte, wurde am 12. p. op. Tag auf Streptomycinsulfat und Rimifon umgestellt.

Die Histologie des intraoperativ gewonnenen Gewebes bestätigte dann eindeutig die BCG-Osteomyelitis durch das Vorliegen angedeuteter käsiger Nekrose und Riesenzellen.

Das linke Schultergelenk wurde über 6 Monate ruhiggestellt, ebensolange Rimifon verabfolgt und es kam in dieser Zeit zur vollständigen Auffüllung des seinerzeitigen Knochenherdes.

Bei der letzten ambulanten Kontrolle im April 1985 ist der linke Oberarm 1 cm länger als rechts und das Röntgenbild ergibt außer eines verkalkten Lymphknotens keinen Hinweis auf eine stattgehabte Erkrankung der proximalen Meta- und Epiphyse des linken Humerus (Abb. 2).

163

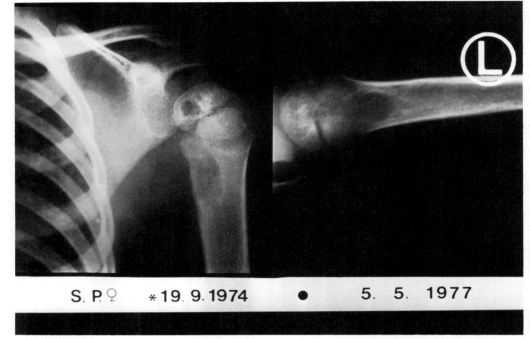

Abb. 1: Petra S., 2 3/4 Jahre: BCG-Osteomyelitis linker proximaler Humerus (Epi- und Metaphyse)

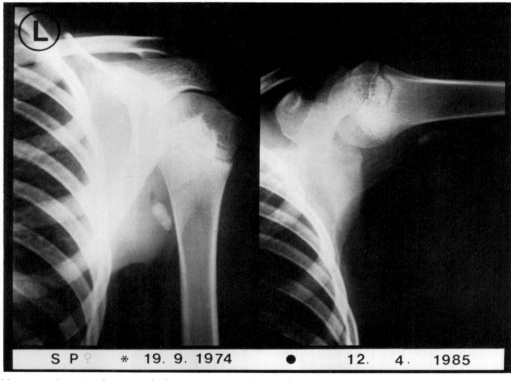

Abb. 2: Petra S., 2 3/4 Jahre: Ausgeheilter BCG-Osteomyelitisherd nach operativer Ausräumung

Im zweiten Fall handelt es sich um einen 19 Monate alten Buben, bei dem ein leichtes Hüfthinken rechts aufgefallen war. Ein auswärts durchgeführtes Röntgenbild brachte einen Destruktionsherd zur Darstellung (Abb. 3). Außer einer gering erhöhten Blutsenkung von 11/27 und einer Leukocytose von 13 500 fand sich kein weiterer Anhaltspunkt für ein schwerwiegendes krankhaftes Geschehen. Die präoperativ durchgeführte Ganzkörperszintigraphie zeigte lediglich im Bereiche des rechten Hüftgelenkes, bis zum Trochantermassiv reichend, eine geringe diffus vermehrte radioaktive Anreicherung.

Bei der Operation wurde der im Schenkelhals ventral gelegene, gut begrenzte osteomyelitische Herd aus Eiter und Granulationsgewebe ausgeräumt und der entstandene Defekt mit einer Knochenplombe aus Eigen- und lyophilisierter Spongiosa aufgefüllt. Zusätzlich wurde eine Saug-Spül-Drainage angelegt. Die vom Eiterherd entnommenen Abstriche konnten keinen Keimwachstum erbringen.

Wegen des Verdachtes einer BCG-Osteomyelitis wurde Streptomycin und Natrium-Penicillin-G verabfolgt und eine Rifocin-Dauertropfspülung des Herdes vorgenommen. Mit einem Beckenbeingips rechts wurde der Patient dann unter medikamentöser Dauertherapie mit Rimifon in häusliche Pflege entlassen.

Erst die Histologie bestätigte die Verdachtsdiagnose: fortschreitende käsige Ostitis und Osteomyelitis tuberkulosa.

Bei der Entlassung aus der ambulanten Behandlung im Dezember 1981 zeigte sich bei normaler Kopfepiphyse und Knochenstruktur der rechte Schenkelhals als Restzustand einer BCG-Osteomyelitis etwas verbreitert und verlängert (Abb. 4).

Beide Fälle hatten also folgendes gemeinsam:
1. Die Routine-BCG-Impfung war durchgeführt worden,
2. ein anamnestischer Kontakt mit Tuberkulosekranken fehlte,
3. Patient unter 4 Jahre
4. benigner Krankheitsverlauf ohne massive klinische Symptomatik und ohne eindeutig spezifische Laborparameter,
5. Befall der Meta- und Epiphysen langer Röhrenknochen mit restitutio ad integrum,
6. geringe Längenzunahme des betroffenen Röhrenknochens durch Befall der Epiphyse,
7. der sichere Diagnosenachweis durch die Histologie.

Zusammenfassend kann also gesagt werden, daß die Diagnosestellung einer BCG-Osteomyelitis nicht immer einfach ist und allein die Histologie uns den schlüssigen Beweis für diese Erkrankung liefert. Bei Kindern im Alter bis zu 4 Jahren, die an

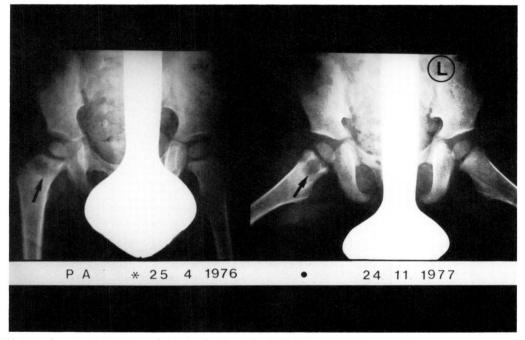

Abb. 3: Andreas P., 19 Mo.: Destruktionsherd rechter Schenkelhals durch BCG-Osteomyelitis

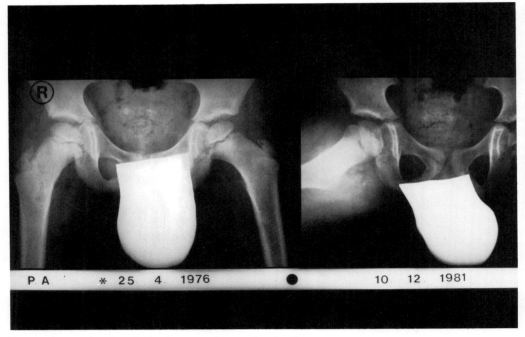

Abb. 4: Andreas P., 19 Mo.: Herdsanierung nach operativer Ausräumung

den langen Röhrenknochen Destruktionsherde in den Meta- und Epiphysen aufweisen, muß an die bovine tuberkulöse Osteomyelitis gedacht werden.

Zusammenfassung

Die BCG-Osteomyelitis ist eine seltene Komplikation der Routine-Tuberkuloseschutzimpfung beim Neugeborenen.

Den schlüssigen Beweis für diese Erkrankung, die ohne massive klinische Symptomatik einhergeht, liefert allein die Histologie. Anhand zweier Fälle wird der typische Verlauf der Erkrankung dargestellt.

Literatur

1. FOUCARD T., HJELMSTEDT A.: BCG-osteomyelitis and -arthritis as a complication following BCG-vaccination. Acta orthop. scand. 42 (1971), 142–151

2. GENZ H.: BCG-Impfung. In: Pädiatrie in Praxis und Klinik: in 3 Bd./hrsg. von K. D. Bachmann... Wissenschaftl. Beirat M. Bettex. Stuttgart, New York: Fischer, Stuttgart: Thieme, Bd. 2, Bearb. von D. Adam... 1980, 12.147–148

3. LOTTE A., et al.: Complications induced by BCG-vaccination: A retrospective study. Bull. IUAT, 1976, Vol. 51, Nr. 2

4. VIVELL O., STRUWE FR. E.: Schutzimpfungen. In: Lehrbuch der Kinderheilkunde, Keller; Wiskott. Bearb. von R. Beckmann... 5., neubearb. Aufl./hrsg. von K. Betke und W. Künzer... – Stuttgart; New York: Thieme. 1984. 18.111–112

5. WASZ-HÖCKERT O., LOTTE A.: Proposals for a cooperative study of the complications induced by BCG-vaccination: A prospective approach. Bull. IUAT, 1976, Vol. 51, Nr. 2

6. WEH L., TORKLUS D. v.: Osteomyelitis nach BCG-Impfung. Z. Orthop. 119 (1981) 297–300

Anschrift des Autors

D. HAUSBRANDT, Universitäts-Klinik für Kinderchirurgie, Heinrichstr. 31, A-8010 Graz

166

Diskussion: Vorträge S. 149–166

Jani L. (Mannheim): Ich möchte einige Diapositive zur Diskussion zeigen, die Ihnen die Variabilität dieser plasmazellulären Osteomyelitis aufzeigt. Es sind 12 Fälle, die ich einmal gesammelt habe und die histologisch als plasmazelluläre Osteomyelitis bestätigt wurden: So selten ist die plasmazelluläre Osteomyelitis auch wieder nicht. Herr Walden, Sie sagten, es gäbe nur eine Publikation mit 32 Fällen aus Zürich. Wir sollten die Fälle aus den Vereinigten Staaten und aus England nicht vergessen. Sie sind nur etwas anders bezeichnet, da die Einteilung nach radiologischen Kriterien erfolgt. Im deutschsprachigen Raum haben wir eher eine histologische Einteilung in drei Formen. Im Grunde genommen können wir beide Einteilungen nicht so ganz befürworten. Eine vom gleichen Patienten entnommene Biopsie, einmal mehr aus dem Zentrum, zeigt die typisch plasmazelluläre Anhäufung und einmal mehr randständig eher die sklerosierende Form. Das ist der Grund, weshalb ich der Meinung bin, man sollte diese Erkrankung besser «primär chronische Osteomyelitis» nennen und als eine Einheit darstellen.

Holschneider A. M. (Köln): Ich hätte gerne klare Richtlinien gehört. Ich meine nicht, daß man mit dem kostbaren Spongiosamaterial gleich primär auffüllen sollte.

Jani L. (Mannheim): Es hängt natürlich vom Fall ab, vorallem von der Größe des Herdes. Ich habe beispielsweise bei den 12 Fällen, die ich gesammelt habe, nie eine Spongiosaplastik durchführen müssen. Die Spülung allein genügte und der Herd hat sich spontan aufgefüllt. Aber es gibt größere Herde, bei denen man die anschließende Spongiosaplastik durchaus erwägen sollte, um eine raschere Konsolidierung des Defektes zu erzielen.

Pink P. (Stolzalpe): Bei der tuberkulösen Osteomyelitis sollte man immer mit Spongiosaknochen auffüllen. Z. B. bei der Spondylitis tuberculosa sehen wir, wenn wir sofort mit Spongiosa auffüllen, eine deutlich schnellere Durchbildung. Es hängt aber sicher auch von der Aktivität des Herdes ab.

Zapfe E. (Berlin): Zur Spongiosafüllung primär: wenn wir an die Operation herangehen, ist nicht immer ein Tumor ausgeschlossen, die Diagnose ist nicht immer sicher. Dann sollte man mit der Spongiosaplastik sehr zurückhaltend sein. Ist die Diagnose einer plasmazellulären Osteomyelitis sicher, so ist gegen eine sofortige Spongiosaauffüllung nach Säuberung des Herdes gar nichts einzuwenden.

Jani L. (München): Haben Sie Cortison gegeben, Herr Preier?

Preier L. (Wien): Ja, bei einem Aufenthalt haben wir vorübergehend Cortison gegeben, wir haben auch antibiotisch behandelt, aber wir waren nicht überzeugt, daß wir damit einen Effekt erzielen. Wir haben dann auch die Immundefekte behandelt. Im Verlauf der Jahre haben die Erscheinungen eher abgenommen und letzten Endes ist ein Ruhestadium eingetreten. Jetzt ist das Mädchen subjektiv beschwerdefrei. Wir sind aber nicht überzeugt, daß unsere Therapie etwas geholfen hat.

Guggenbichler J. P. (Innsbruck): Herr Enger, ich glaube, Sie berufen sich auf Arbeiten von Dunibianco über Discinfection, der über 12 Fälle berichtet, die er nicht antimikrobiell behandelt hat. Sie haben drei Patienten, die Sie nicht antibiotisch behandelt haben. Wir haben die gleichen Erfahrungen. Das sollte uns zu denken geben, daß wir nicht unbedingt nur mit Antibiotika einen Erfolg erzielen.

Jani L. (Mannheim): Darf ich da fragen, wie gehen Sie jetzt vor? Wann treffen Sie die Entscheidung, ob man antibiotisch behandelt? Vorausgesetzt Sie haben keinen Erreger gefunden, gehen Sie dann davon aus, die Erkrankung ist abakteriell und geben keine Antibiotika?

Guggenbichler J. P. (Innsbruck): Ich meine, bei einer positiven Blutkultur muß man einen Patienten auf jeden Fall antibiotisch behandeln. Andernfalls und wenn sich auf Ruhigstellung allein eine Schmerzfreiheit einstellt, kann man zuwarten und sich vielleicht in 14 Tagen entscheiden, ob man mit einer antimikrobiellen Chemotherapie beginnen soll.

Enger E. (Oslo): Das haben Sie sehr gut zusammengefaßt, natürlich sind auch die Bettruhe und Salicylate eine Therapie. Wenn das Kind dann weiterhin krank aussieht, geben wir eben Antibiotika. Wir haben das nicht als eine schwierige Frage aufgefaßt.

Sauer H. (Graz): Ich wollte nur sagen, gegen die Angst des Operateurs ist Valium besser als Antibiotikum.

Kurz R. (Graz): Prof. Schickedanz, Sie sagten, daß die Tuberkulose beim Kind praktisch nicht mehr vorkommt. In unserem Bereich können wir trotz der BCG-Impfung wieder eine Zunahme der jugendlichen Tuberkulose feststellen. Es könnte also in der nächsten Zeit wieder zu einem Anstieg der extrapulmonalen Tuberkulosefälle kommen.

Schickedanz H. (Jena): Ich gebe Ihnen vollkommen recht. Aus der aktuellen Literatur der Bundesrepublik ist in den letzten Monaten immer wieder von der Tuberkulose, die in gar nicht so kleinen Zahlen vorkommt, die Rede. Einmal wird dort der BCG-Impfung massiv das Wort geredet, zweitens wird von einer Dunkelziffer gesprochen. Drittens, wird zum Ausdruck gebracht, daß es aufgrund eines unkontrollierten Ausbreitens dieser Krankheit zu kleinen Endemien kommt. Es ist auch in unseren sogenannten hochzivilisierten Breiten die Tuberkulose keinesfalls außer Diskussion.

Thomasson B. (Stockholm): Ich bin sehr froh, daß die Tuberkulose heute angesprochen wurde. Wegen weniger BCG-Osteitiden gibt es in Schweden seit einigen Jahren keine BCG-Impfpflicht mehr. Sehr sehr viele schwedische Kinder werden nicht BCG-schutzgeimpft. Ich habe noch in den 50er Jahren ein ganzes Haus voll Kinder mit Skelettuberkulose gesehen. Ich finde, einige wenige BCG-Osteitiden sind kein ausreichender Grund die Impfung zu unterlassen. Mit der wachsenden Emigration aus der dritten Welt könnte in der Population nicht schutzgeimpfter Kinder eine Epidemie ausbrechen. Hat man in Jena auch über das Weglassen der BCG-Schutzimpfung gesprochen?

Schickedanz H. (Jena): Die Frage, die BCG-Immunisierung wegzulassen, steht gar nicht zur Diskussion. Ein Rückgang der Infektionsrate ist mit den sozialen Umständen im weitesten Sinne zu erreichen. Aber die vollständige Reduktion ist nur mit der BCG-Impfung zu erreichen. Volle Zustimmung! Darüber gibt es bei uns keine Diskussion.

H. Sauer und G. Ritter (Hrsg.): Osteomyelitis und Osteitis im Kindesalter
© Gustav Fischer Verlag · Stuttgart · New York · 1986

Diagnose und Therapie chronischer Osteomyelitiden im Kindesalter

H.-J. Pompino und V. Groh, Siegen

Chronische Osteomyelitiden bedürfen auch im Kindesalter fast ausschließlich einer chirurgischen Behandlung in Form von Punktion, Abszeßspaltung, Saug-Spüldrainage, Gentamycin-Ketteninsertion, Sequestrotomie oder Gelenkeröffnung, eventuell auch der Knochentransplantation und Spongiosaplastik.

Die Definition einer chronischen Osteomyelitis ist unverändert schwer. Fortdauernd typische klinische Symptomatik über einen Zeitraum von 2–3 Monaten nach Therapiebeginn hinaus beinhalten einen chronischen Verlauf.

Eigene Beobachtungen

Wir behandelten von 1974–1982 26 Kinder mit einer chronischen Osteomyelitis. 18 Kinder boten eine sekundär chronische, drei Kinder eine tuberkulös-chronische, drei eine posttraumatische und zwei eine postoperative chronische Osteomyelitis. Die Altersverteilung zeigt die bekannte Häufung im Alter von 4–12 Jahren mit 57,7%. 23,2% der betroffenen Kinder waren unter 1 Jahr alt, davon die Hälfte bis zu vier Wochen.

Die Zeit zwischen dem Auftreten der ersten Symptome und Therapiebeginn betrug bei 18 Kindern mit sekundär chronischer hämatogener Osteomyelitis viermal bis zu drei Tagen, fünfmal bis zu einer Woche, dreimal bis zu zwei Wochen und sechsmal länger als zwei Wochen. Die Fieberdauer in Tagen gilt als Hinweis für einen komplizierten Verlauf. Von unseren 18 Kindern mit sekundär chronischer hämatogener Osteomyelitis boten 12 Kinder länger als sechs Tage, sieben Kinder länger als zwei Wochen, vier Kinder länger als drei Wochen hohes Fieber, acht von 18 ein sepsisartiges Krankheitsbild. Die klinischen Symptome von 23 Kindern mit sekundär chronischer Osteomyelitis (ohne die drei Kinder mit tuberkulöser Erkrankung) sind in Tab. 1 zusammengestellt.

Die röntgenologischen Veränderungen gelten zu Beginn einer akuten Osteomyelitis als unzuverlässig. Das Frühsymptom einer Weichteilverschattung wird demgegenüber als zuverlässiger eingestuft. Während sich auffälligerweise bei fünf von 18 Kindern mit sekundär chronischer hämatogener Osteomyelitis schon drei Tage nach Therapiebeginn pathologische Röntgenveränderungen am Knochen eindeutig nachweisen ließen, zeigten demgegenüber neun von 18 Kindern Röntgenveränderungen erst zwei bis drei Wochen nach Therapiebeginn. Die Weichteilverschattung als Frühsymptom beobachteten wir bei 13 der 18 Kinder mit sekundär chronischer hämatogener Osteomyelitis. Selbstverständlich ist das Knochenszintigramm im Frühstadium eine wertvolle Untersuchung. In allen unseren Szintigrammen war der

Tabelle 1

Symptome bei 23 Kindern mit chronischer Osteomyelitis	n	%
Color, Dolor, Rubor, Fieber, Funktionsschmerz, erhöhte BSG	23	100,0
Weichteilverschattung als Röntgen-Frühsymptom	13	72,2
Destruktion als Röntgen-Spätsymptom	23	100,0
Pathologisches Knochenszintigramm	15	100,0
Sequesterbildung	16	69,5
Epiphysenbeteiligung	9	39,1
Gelenkbeteiligung	8	34,8

Befund eindeutig pathologisch, bevor röntgenologische Veränderungen die Diagnose untermauern konnten. Allerdings ist hinzuzufügen, daß szintigraphische Befunde im Frühstadium als unspezifisch angesehen werden müssen und differentialdiagnostisch oft wenig weiterhelfen. Die Lokalisation bei 26 Kindern mit chronischer Osteomyelitis zeigt die bekannte Häufung an den unteren Extremitäten mit 73,1%. Die oberen Extremitäten sind mit 15,3 und der Beckenbereich mit 11,6% betroffen. In 17 von 23 betroffenen Kindern war eine Blutkultur auswertbar. Sie war neunmal positiv, achtmal negativ. Von 12 auswertbaren bakteriologischen Untersuchungen lokal gewonnenen Eiters fiel die bakteriologische Untersuchung fünfmal positiv und siebenmal negativ aus.

Therapie

Die Therapiemaßnahmen bei den betroffenen 26 Kindern sind in Tab. 2 zusammengefaßt. Wir haben sowohl das Einlegen von Gentamycin-Ketten mehrfach angewandt als auch bei vier Kindern abwechselnd Saug-Spüldrainage und Ketteneinlage zur Anwendung gebracht. Wir können den Angaben aus der Literatur nicht folgen, aus denen hervorgeht, daß entweder nur die Saug-Spüldrainage oder nur die Kettenanwendung gute Ergebnisse ermöglicht.

Monate. Die Gesamtbehandlungszeit bei 23 Kindern (ohne die drei tuberkulös betroffenen Kinder) betrug bei zwei Kindern bis drei Monate, bei sieben Kindern bis sechs Monate, bei neun Kindern bis 12 Monate und bei fünf Kindern länger als 12 Monate.

Was die medikamentöse Therapie betrifft, möchten wir hervorheben, daß sechs von 23 Kindern mit chronischer Osteomyelitis eine alleinige Clindamycin-Therapie erfuhren. 12 Kinder erhielten eine Therapie mit Clindamycin in Kombination mit verschiedenen anderen Antibiotika, fünf Kinder erhielten eine Kombination anderer Antibiotika. In dieser Gruppe sind auch solche enthalten, bei denen Penicillin mit zur Anwendung kam. Drei Kinder erhielten die Langzeit tuberkulostatische Therapie.

Die Behandlungsergebnisse sind in Tab. 3 zusammengefaßt. Bei 21 der 26 Kinder kam es zu Restitutio ad integrum. Wir fanden zweimal Wachstumsstörungen ohne – und dreimal mit Funktionsbeeinträchtigung.

Bei einem Jungen stellten wir ein deutliches Zurückbleiben des Wachstums des ersten Fußstrahls nach destruierender Mittelfußosteomyelitis und Knochenspantransplantation fest. Bei einem anderen Knaben mit sehr ungewöhnlichem Verlauf dokumentierten wir abschließend eine deutliche Wachstumsstörung im Bereich der proximalen Oberarmepiphyse mit Verkürzung der Oberarm-

Tabelle 2

Therapie bei 26 Kindern mit chronischer Osteomyelitis	n
Primär-systemische Antibiotikabehandlung	23
Tuberkulostatische Dauerbehandlung	3
Ruhigstellung im Gips	26
Punktion, Abszeß- bzw. Saugspüldrainage jeweils allein oder in Kombination	18
Sequestrotomie	16
Gentamicinketteneinlage (ein- oder mehrfach)	10
Knochenspantransplantat	1
Spongiosaplastik	5

Die Dauer der stationären Behandlungszeit gibt Auskunft über die Schwere der Erkrankung genauso wie die Gesamtdauer der Behandlung. Bei unseren 26 Kindern betrug die stationäre Behandlungszeit bei sieben Kindern bis zwei Monate, bei 11 Kindern bis drei Monate, bei sechs Kindern bis sechs Monate und bei zwei Kindern länger als sechs

länge um 5–6 cm. Die Funktions- und Belastungsfähigkeit der rechten oberen Extremität war jedoch in keiner Weise eingeschränkt. Wachstumsstörungen mit Funktionsbehinderung beobachteten wir zweimal postoperativ und einmal nach sekundärchronischer hämatogener Osteomyelitis des Hüftgelenks beim Säugling. Dies ist die einzige Defekt-

Tabelle 3

Ergebnis bei 26 Kindern mit chronischer Osteomyelitis	n
Restitutio ad integrum	21
Wachstumsstörung ohne Funktionsbeeinträchtigung	2
davon Rezidiv	1
Wachstumsstörung mit Funktionsbeeinträchtigung	3
nach posttraumatischer oder postoperativer Osteomyelitis	2

heilung der 18 chronisch-hämatogenen Osteomyelitiden, die mit einer funktionellen Beeinträchtigung und wahrscheinlich definitiver Wachstumsstörung im Hüftgelenkbereich einhergeht. Die Präsentation unserer Röntgendokumentationen ist leider nicht möglich.

Zusammenfassung

Auch wenn das heutige Konzept der Behandlung akuter Osteomyelitiden sowie das einer chronischen Verlaufsform sachgerecht beachtet wird, ist der endgültige Behandlungsverlauf unsicher. Weder eine früh gestellte Diagnose noch die sofort begonnene Antibiotikatherapie mit eventuell nachfolgenden chirurgischen Eingriffen garantieren ein gutes Endergebnis und können den Übergang in eine chronische Verlaufsform sicher verhindern.

Dennoch darf man davon ausgehen, daß die große Zahl der befriedigenden Verläufe akuter Osteomyelitiden (ca. 90% heilen ad integrum aus) ganz wesentlich von Frühdiagnose und raschem Therapiebeginn abhängen. Wir sind nicht der Auffassung von HÄRLE, daß akute Osteomyelitiden im Kindesalter *selten* durch systemische Antibiotikatherapie zu beherrschen seien. Unsere pädiatrischen Kollegen wissen, daß die Zahl von 90% Ausheilungen akuter Osteomyelitiden realistisch ist und daß in dieser Größenordnung keine chirurgischen Maßnahmen erforderlich werden.

Wir halten die vorgestellten Behandlungsergebnisse im Vergleich mit anderen publizierten Serien durchaus für günstig und führen sie auf die differenziertere und radikaler kombinierte medikamentös-chirurgische Therapie zurück.

Anschrift des Autors

H.-J. POMPINO, Chirurgische und Urologische Abt., DRK-Kinderklinik, Siegen

H. Sauer und G. Ritter (Hrsg.): Osteomyelitis und Osteitis im Kindesalter
© Gustav Fischer Verlag · Stuttgart · New York · 1986

Chirurgische Behandlung der sekundär chronischen Osteomyelitis und Osteitis

U. Hofmann, H. Hörth, A. Flach, Tübingen

In unserem Referat äußern wir Gedanken zu der Behandlung der sekundär chronischen hämatogenen Osteomyelitis und der exogen chronischen Osteitis, entsprechend der von Siebenmann, St. Gallen angegebenen Definition. Folgende grundsätzliche Therapieregeln gelten nach Durchsicht der Literatur (Willenegger, Flach, Härle, Klemm, Ritter, von Laer, Goetz, Lob, Burri).
1. Die sekundär chronische Osteomyelitis und exogene Osteitis werden grundsätzlich chirurgisch behandelt.
2. Eine adäquate Lokalbehandlung muß *gleichzeitig* erfolgen:
   a) in Form einer Spülsaugdrainage mit oder ohne Antibiotika oder Desinfektionszusatz oder
   b) in Einlage von Septopalketten oder
   c) in Lokalbehandlung mit einem Antiseptikum gemischt mit oder ohne Spongiosa.
3. Für eine genügende Stabilität bei Defektpseudarthrosen muß unbedingt gesorgt werden.
4. Individuell sind autologe Knochentransplantationen in Form von
   a) reiner Spongiosa bzw.
   b) in Form von corticospongiösen Rippen- bzw. Beckenspänen durchzuführen.

Wir möchten Ihnen drei verschiedene Therapiekonzepte vorstellen, die – so glauben wir – nahezu gleichwertig nebeneinander stehen können. Letztendlich führen alle diese Behandlungskonzepte zu einer «ruhenden Osteitis» (Kaufmann, 1925). Noch Jahre später muß mit einem Aufflackern der Infektion gerechnet werden.

Ritter legt nach dem adäquaten chirurgischen Eingriff Septopalketten in die Knochenhöhle ein und verschließt die Wunde primär. Systemische Antibiotikagaben werden nicht regelmäßig verabreicht. Aufgrund der fortlaufenden Abgabe von Gentamycin in hoher Konzentration komme es praktisch zur vollständigen Sanierung (Zitat).

Die Entfernung der Septopalketten erfolgt nach spätestens 3 Wochen in Narkose. Die Spongiosaplastik erfolgt individuell. Ritter berichtet über drei sekundär chronische Osteomyelitiden, von der eine primär mit Septopalketten geheilt werden konnte, die beiden anderen brauchten weitere operative Eingriffe.

Fünf exogene Osteitiden konnten mit einem chirurgischen Eingriff und Septopalketten zur Ausheilung gebracht werden.

Lob, Mutschler und Burri aus Ulm haben aufgrund der von ihnen veröffentlichten Zahlen eine sehr große Erfahrung in der Behandlung der posttraumatischen und postoperativen Osteitis. Seit 1980 wird unmittelbar nach der «chirurgischen Herdsanierung» eine lokale Antiseptikumbehandlung mit Taurolidin-Gel 4%ig durchgeführt. Es handelt sich dabei um ein Chemotherapeutikum bestehend aus Taurolin und einer kollagenen Trägersubstanz. Bei mehr als 300 behandelten Patienten trat keine toxische bzw. allergische Nebenwirkung auf. Die Substanz wird innerhalb von 10 bis 12 Tagen vollständig resorbiert.

In vitro zeigt bereits eine 1%ige Taurolidinlösung eine breite bakteriozide Wirksamkeit gegen aerobe und anaerobe Keime und gegen Pilze. Die Substanz wird in die Knochenhöhle eingebracht und kann nach Bedarf – Drainagen liegen wegen der vermehrten Wundsekretion – nachinstalliert werden.

Bei blanden Infekten wird sogenannte Taurinspongiosa transplantiert. Diese recht ermutigenden Ergebnisse wurden in der unfallchirurgischen Erwachsenenchirurgie erreicht.

Das Vorgehen in Tübingen ist seit 1967 weitgehend standardisiert, obwohl einige sog. Abszeßinzisionen in den Krankenblättern gefunden wurden. Nach der chirurgischen Herdsanierung wurde bei der chronischen hämatogenen Osteomyelitis und bei der posttraumatischen und exogenen Osteitis

häufig für 3 bis 5 Tage zur mechanischen Wundreinigung eine geschlossene Spül-Saugdrainage angelegt, seit 1980 ausnahmslos. Als Spüllösung verwenden wir reine Ringerlösung ohne Zusatz von
Antibiotika bzw. Antiseptika. Wir führen grundsätzlich perioperativ blind und nach Erhalt des
Keimspektrums und dem Resistenztest entsprechend die Antibiotikatherapie durch, bis die Kinder einige Tage fieberfrei sind. Bei der adäquaten
chirurgischen Herdsanierung ist trotz vorsichtigen
Operierens eine Keimausschwemmung nicht zu
vermeiden. Die kurzfristige Ruhigstellung erfolgt
in der Regel im Gipsverband, bei Defektpseudar-
throse mit dem äußeren Festhalter. In dem weiteren Vorgehen unterscheiden wir uns sowohl von
RITTER als auch in dem Vorgehen von BURRI. Die
evtl. Spongiosaplastik erfolgt bei uns erst nach
Normalisierung der entzündlichen Parameter, insbesondere nach Normalisierung der Blutsenkungsgeschwindigkeit und Absinken des Staphylysinti-
ters, zusätzlich erfolgen szintigraphische und radiologische Verlaufskontrollen. Die Zeit bis zur
Normalisierung der BSG ist sehr unterschiedlich;
damit verlängert sich der Zeitplan für die chirurgische Therapie teilweise erheblich. Bei der Kno-
chenverpflanzung verwenden wir grundsätzlich
autologe Spongiosa in Form von reiner Becken-
kammspongiosa bzw. von cortico-spongiösen Spä-
nen vom Becken und bei den Defektpseudarthrosen in der Regel mit gespaltenen Rippen, die ebenso
cortico-spongiöse Späne darstellen. Ein einziges
Mal wurde der Fibula pro Tibia Ersatz als freie
Transplantation durchgeführt.

Von 1967 bis 1984 behandelten wir in der Kinderchirurgischen Abteilung Tübingen 47 Kinder
mit chronischer Osteomyelitis/Osteitis:

32 Kinder litten an den Folgen einer akuten hämatogenen Osteomyelitis, 6 an exogenen Osteitiden und 2 an posttraumatischen.

Betroffen waren 22 Knaben und 25 Mädchen.
Die Altersverteilung ist in nebenstehender Graphik
zu sehen (**Abb. 1**). Daß die untere Extremität häufiger betroffen ist, wurde schon von anderen Autoren beschrieben. Der Zeitabstand zwischen Auftreten von Beschwerden und der chirurgischen Therapie lag zwischen 2 Monaten und 6 Jahren.

Das Keimspektrum unserer 47 Patienten ist im
Bild zu erkennen, vorwiegend handelt es sich um
Staphylokokkeninfekte (**Abb. 2**).

Bei 47 Patienten mit chronischen Osteomyelitiden bzw. Osteitiden wurden 46-mal Sequestrotomien bzw. PE's mit 29 Spülsaugdrainagen durchgeführt. Eine chronische Osteomyelitis konnte

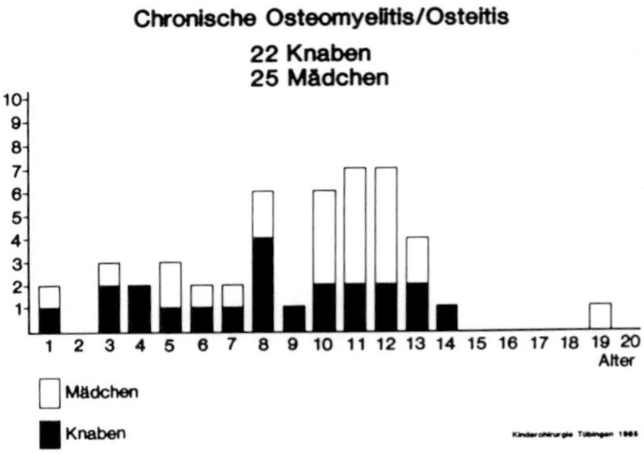

Chronische Osteomyelitis/Osteitis
22 Knaben
25 Mädchen

☐ Mädchen
■ Knaben

Abb. 1

Keimspektrum: chron. Osteomyelitis/Osteitis

Staph. aureus	18
Staph. albus	2
Staph. epididermis	2
Strept. hämolyticus Guppe A	4
Serratia marcescens BIZIO 1823	2
Micrococcaceus	1
unklarer Keimnachweis	13
kein Keimnachweis	3
	47

Abb. 2   Kinderchirurgie Tübingen 1985

konservativ beherrscht werden. 10 Zweit- und 4
Dritteingriffe in Form von neuen Sequestrotomien
waren notwendig. Bei einem Kind wurde Ende
1984 der 13. Eingriff durchgeführt. Aufgrund eines Immundefektes und unklarem Analgesiesyn-
drom verstümmelt sich dieses Mädchen zusehens,
so daß es immer wieder zu peripheren Osteitiden
kommt.

Bei der Sequestrotomie nach postoperativer Osteitis waren keine Zweiteingriffe notwendig.

FLACH berichtete 1970 bei 227 Kindern mit akuter hämatogener Osteomyelitis über 23 chronische
Verläufe (10,1%). Bis 1962 sah er 18% und von
1962–1969 11% Defektheilungen. Ob die Zahl
der Defektheilungen effektiv weiter gesunken ist,
können wir Ihnen heute noch nicht sagen, zumal
der Begriff der Defektheilung dann charakterisiert
werden müßte. Durch differenzierte chirurgische
Maßnahmen kann jedoch die Zahl der stationären

Aufenthalte der Kinder bei chronischer Osteomyelitis verkürzt werden.

Wir kommen nicht umhin, die lokale Antiseptikumbehandlung mit Taurolidin-Gel auch für das Kindesalter zu diskutieren. Die Substanz ist bis heute jedoch in der Bundesrepublik nicht freigegeben. Möglicherweise spielt die Formaldehydreaktion mit Taurinamid hier eine wesentliche Rolle.

Literatur

1. BURRI, C., G. LOB: Taurolin-Gel in der Osteitis-Behandlung. Akt. Traumatol. 12, (1982), 159–165
2. FLACH, A.: Osteomyelitis aus der Sicht der Kinderchirurgen. Z. Kinderchir. Suppl. 8, 54–60, 1970
3. HÄRLE, A.: Treatment of hämatogenous osteomyelitis in children by application of Gentamycin-PMMA beads. Exarpta medica, Amsterdam – Oxford – Princeton 1981
4. GÖTZ, J., G. WELSCI: Behandlung der chronischen Osteomyelitis mit Taurolin-Gel-Stäben (Manuskript)
5. MUTSCHLER, W., BURRI, C., LOB, G.: Lokale antibakterielle Chemotherapie mit Taurolin-Gel bei der akuten posttraumatischen und postoperativen Osteitis. Vortrag 102. Tagung der Deutschen Gesellschaft für Chirurgie in München, April 1985
6. RITTER, G.: Die heutige Therapie der chronischen Osteomyelitis (Osteitis) im Kindesalter. Z. Kinderchir. 37, 106 (1982)
7. SIEBENMANN, R., St. Gallen: Die Osteomyelitis aus der Sicht des Pathologen. Z. Kinderchir. Suppl. 8, 10–25, 1970
8. SPESCHA, H. VON LAER, M.: Die Indikation zur operativen Behandlung der akuten, hämatogenen, der primär chronischen und der posttraumatischen Osteomyelitis im Kindesalter. Z. Kinderchir. Suppl. I, 39, S. 64, 1984
9. WILLENEGGER, W., W. ROTH: Die antibakterielle Spüldrainage chirurgischer Indikationen. Dtsch. med. Wschr. 87, 1485, (1962)

H. Sauer und G. Ritter (Hrsg.): Osteomyelitis und Osteitis im Kindesalter
© Gustav Fischer Verlag · Stuttgart · New York · 1986

Die exogene Osteomyelitis bei Kindern – Häufigkeit und Besonderheiten in der Diagnostik und Therapie

A. Ekkernkamp und K. H. Müller, Bochum

Zusammenfassung

Auf der Basis eines Kollektivs von 27 Fällen kindlicher posttraumatischer Knocheninfektionen wird der Eigengesetzlichkeit der juvenilen, posttraumatischen Osteomyelitis im Vergleich zu derjenigen des Erwachsenen und in Abgrenzung zur hämatogenen Osteomyelitis des Kindes nachgegangen. Die Prognose nach posttraumatischer Osteomyelitis am wachsenden Skelett ist hinsichtlich der Rezidivquote erheblich günstiger als beim Erwachsenen. Ursache dafür muß mit Recht in der optimalen juvenilen Regenerationspotenz gesehen werden, wenn die sachgerechte Therapie der kindlichen Osteomyelitis eingehalten wird. Diese Prinzipien werden im einzelnen dargestellt. Unter adäquater Therapie ist die Infektberuhigung meist dauerhaft, wenn nicht lebenslang. Wir dürfen dann von einer Ausheilung sprechen. Letztlich sind die prospektiven Ergebnisse bei posttraumatischer Knocheninfektion gegenüber der hämatogenen Osteomyelitis günstiger. Offensichtlicher Grund ist die gänzlich anders geartete pathophysiologische Einbeziehung des Gesamtorganismus bei der hämatogenen Form der Knocheninfektion gegenüber der lokalen Begrenzung bei posttraumatischen eitrigen Knocheninfektionen. Für die Zukunft der Kinder ist aber auch bei posttraumatischer Osteomyelitis das Auftreten von Achsen- und Rotationsfehlern sowie von Längendifferenzen gravierend. Die psychosozialen Folgen eines durchschnittlichen Behandlungszeitraumes von 9 Monaten in unserem Krankengut bedürfen spezieller Aufmerksamkeit.

1 Prinzipien der juvenilen posttraumatischen Osteomyelitis

Nach der Art der exogenen Entstehung oder der endogenen hämatogenen Übertragung unterscheidet man die posttraumatische von der hämatogenen Osteomyelitis. Die Zunahme schwerer Extremitätenverletzungen führt auch beim Kind – ähnlich wie beim Erwachsenen – zu einer Zunahme eitriger Knochenkomplikationen.

Im Kindesalter – und allgemein ist das wachsende Skelett gemeint – ist die exogene Osteomyelitis in absoluten Zahlen ausgedrückt glücklicherweise der Bedeutung der posttraumatischen Form beim Erwachsenen untergeordnet. Vinz und Mitarbeiter (28) berichten anhand einer Sammelstatistik aus 11 Chirurgischen Kliniken über 21 posttraumatische Osteomyelitiden unter 991 kindlichen Osteosynthesen. Ausschlaggebend für die geringere Infektionsrate bei Kindern sind die seltene Indikation zur Osteosynthese und die bessere lokale Abwehrlage in Kombination mit einer wesentlich besseren ossären Durchblutung.

Über die Operationsindikationen frischer Frakturen am wachsenden Skelett besteht weitgehend Einigkeit (Tab. 1). Auch die Erhaltungsversuche in Extremfällen sowie die Entwicklung und allgemeine Verbreitung der operativen Knochenbruchbehandlung machen gerade bei kindlichen Verletzungen keinen Halt. Schließlich kann es für operativ zu korrigierende Wiederherstellungseingriffe keine

Tabelle 1: Indikationen zur Operation kindlicher Frakturen (nach 6,27)

traumatische Epiphysenlösungen und Epiphysenfrakturen
Pathologische Frakturen
neurovaskuläre Lokalverletzungen
Schaftfrakturen bei Mehrfachverletzungen
drittgradig offene Frakturen
bestimmte Distraktionsbrüche
nicht reponierbare Frakturen (z. B. proximale isolierte Tibiafraktur)
Pseudarthrosen

Schematisierung geben, weil objektiv die individuell vorliegende Fehlstellung, die körpereigene Korrekturpotenz und das funktionelle Ergebnis die Indikation bestimmen.

Die Angaben über den Prozentsatz der Osteomyelitisrate bei Kindern schwanken (3, 20, 21, 23, 29, 30). Dennoch bedrückt eine Quote von mehr als 2% kindlicher exogener Knocheninfektionen, wie sie aus der oben zitierten Sammelstatistik abzuleiten ist. Dabei ist es bemerkenswert, daß die posttraumatische kindliche Osteomyelitis in den meisten Fällen auf fehlerhafter Indikation zur Erstoperation beruht. Zu diesem Ergebnis kamen wir nach der Analyse des Behandlungsergebnisses von Osteomyelitiden im Kindesalter, die im Zeitraum von 1969 bis 1984 im Bergmannsheil Bochum behandelt wurden.

Die relative Seltenheit der kindlichen posttraumatischen Osteomyelitis verleitet dazu, sowohl Erfahrungen aus der Behandlung der hämatogenen Osteomyelitis, als auch die Prinzipien der Therapie der posttraumatischen Osteomyelitis des Erwachsenen zu übernehmen. Beide Wege werden den Besonderheiten der kindlichen exogenen Osteomyelitis nicht gerecht.

Über die Behandlung der hämatogenen Osteomyelitis wird im Schrifttum ausführlich berichtet. Hier ist die Prognose von einer möglichst frühzeitigen Gabe eines wirksamen Antibiotikums über einen ausreichend langen Zeitraum abhängig. Die lokale Situation wird von der Erhaltung der ossären Substanz und von der Häufigkeit der Rezidivrate im weiteren Leben geprägt.

Während sich die posttraumatische Osteomyelitis des Erwachsenen innerhalb eines abgeschlossenen ossären Formgefüges abspielt, sind die Verhältnisse beim Kind insofern anders, als knöcherne Aufbauprozesse im Rahmen des Wachstums beeinflußt werden. Weitere Besonderheiten sind die gute Regenerationskraft des kindlichen Knochens und die dominierende Rolle der periostalen Vaskularisation. Aus Tab. 2 ergeben sich weiter zu beachtende Besonderheiten für die operative Primärversorgung des kindlichen Skelettes wie die Dimensionierung der Implantate, die Integrität der Epiphysenfugen, die hohe Korrekturpotenz und das begrenzte autologe Spongiosareservoir. Die Berücksichtigung dieser Tatsache spielt bei der operativen Erstversorgung kindlicher Frakturen eine wichtige Rolle. Bei der Osteosynthese kindlicher Schaftfrakturen ist sorgfältig darauf zu achten, das Periost nicht oder nur sparsam vom Knochen abzulösen. Viele Autoren führen die Plattenosteosynthese

Tabelle 2: Besonderheiten des kindlichen Knochens

Dimensionierung
Wachstumsfuge
hohe Abwehrkraft
große Regenerationsfähigkeit
Toleranz gelenküberbrückender Ruhigstellung
begrenztes Spongiosareservoir

grundsätzlich epiperiostal durch. Die Abhebung der Knochenhaut zur subperiostalen Plattenosteosynthese bedingt zwangsläufig eine nachhaltige Devitalisierung der Schaftcompacta, während bei epiperiostaler Plattenlage die Gefäßversorgung kaum gestört wird (25, 31).

Die Ursache der posttraumatischen Osteomyelitis ist die Folge einer exogenen Keimbesiedlung bei einer offenen Verletzung, einer geschlossenen Verletzung mit Weichteilverletzung und der Operation am Knochen. Die Manifestation des Infektes ist abhängig vom Ausmaß der Knochenschädigung, der Operationszeit, der Aggressivität der Erreger, der körpereigenen Abwehrlage und äußeren Bedingungen verschiedenster Art. Gerade der Abwehr- und Immunitätslage des osteomyelitisch erkrankten Organismus gilt unsere Aufmerksamkeit. Dieser schwierigen und mit vielen Unklarheiten geprägten Frage gehen wir im «Bergmannsheil Bochum» experimentell nach (9). Histologisch unterscheidet man eine exsudativ eitrige und aggressive Verlaufsform von einem produktiv persistierenden Entzündungstyp (1, 14). Beim Kind finden wir meist die blande Verlaufsform, was wiederum auf die gute allgemeine und lokale Abwehrlage des kindlichen Organismus in unseren Breitengraden zurückzuführen ist. Es gehört aber zu den ungeklärten empirischen Erkenntnissen, daß wir im Gegensatz zum «allgemeinen Trend» auffällig aggressive Formen als Extremvariante schwerer exsudativer Knocheninfektionen am Kind mit ausgedehnter, kaum zu beherrschender Sequestrierung beobachten mußten.

2 Therapie

Die Prinzipien der Behandlung der posttraumatischen Osteomyelitis beim Erwachsenen gelten in ihren Grundzügen auch bei Kindern:
– sorgfältiges Debridement
– konsequente Ruhigstellung
– osteogenetische Anregung durch Osteoplastik

– vitale Weichteildeckung
– atraumatische Operationstechnik unter Schonung des Periostes
– kurzfristige Chemotherapie (16)

Liegt eine kindliche posttraumatische Osteomyelitis vor, so ist die Wahl des weiteren Vorgehens von den klinischen und röntgenologischen Kriterien der Infektaktivität, der Fragmentstellung, der Vorbehandlung sowie vom Zustand und Verhalten der Wachstumsfugen abhängig (10, 11).

Im Frühstadium der Infektion kann durch sofortige Entlastung, Debridement und Drainage die Osteomyelitis «im Keim» aufgefangen werden. Das Problem liegt bereits darin, eine sich anbahnende Infektion zu erkennen. LEFF und LOHSE (15) sprechen von der larvierten Form ohne Schmerzen und Temperaturen, mit nur geringer Erhöhung der BSG und unverdächtiger lokaler Hyperämie. Insgesamt besteht der Eindruck eines sich verzögert resorbierenden Frakturhämatoms. Auch die radiologisch schon frühzeitig zu findende starke periostale Reaktion im Sinne einer ossifizierenden Periostitis wird nicht selten als Zeichen beginnender knöcherner Durchbauung fehlinterpretiert. Die genaue Analyse des Röntgenbildes wird jedoch zeigen, daß der unmittelbare Bruchspalt vom Periost ausgespart bleibt, was im Gegensatz zum «gesunden Callus» steht. Wird in der Phase des Entzündungsverdachtes anstelle einer Revision antibiotisch behandelt, so schwelt die Infektion ohne klinische Relevanz; wir sprechen von einer «Osteomyelitisantibiotica». Es obliegt der Entscheidung des Erfahrensten, ob die Indikation ein weiteres Zuwarten erlaubt, oder die operative Intervention keinen Aufschub duldet.

Bei blandem Infektionsverlauf muß man sich von der ausreichenden Stabilität der Implantate überzeugen und unter Drainage, ärztlicher Wundbehandlung, dauernder kritischer Analyse des Behandlungsfortschrittes und Röntgenkontrolle den positiven Heilverlauf dokumentieren. Für die Metallentfernung sollte nach eingetretener Überbrückung der infizierten Fraktur die Übungsstabilität nicht abgewartet werden (7). Bei Plattenimplantaten muß sichergestellt sein, daß die plattennahe Corticalis nicht selbst sequestriert ist oder die Dimensionierung des Implantates dazu nicht prädestiniert. Handelt es sich um einen stabilen intramedullären Kraftträger (selten, weil er die Wachstumsfuge verletzt), so ist bei Metallentfernung die Sequestrektomie endostal am Ort der Fraktur durch Aufbohren und gründliches Spülen der Markhöhle zu ergänzen (Abb. 1).

Bei einer manifesten Osteomyelitis im Wachstumsalter stehen die Sequestrektomie und die Stabilisierung der Fragmente im Vordergrund einer erfolgreichen Therapie. Wenn es die Weichteilsituation und die Wundpflege erlauben, so kann in gewissen Fällen die ossäre Ruhigstellung auch im Gips- oder Kunststoffverband erreicht werden, weil die alsbald einsetzende biologische Immobilisierung des Infektherdes durch die periostale Verfestigung eintritt. Die längere gelenküberbrückende Ruhigstellung im Gipsverband wird von Kindern ohne Folgeschäden toleriert. Eine bessere Stabilisierung und leichte Wundpflege ermöglicht allerdings auch beim Kind der Fixateur externe mit seinen verschiedenen Montageformen. Die Stabilität wird hier unter Aussparung des infizierten Weichteil- und Knochenbereiches und der Epiphysenfugen erzielt (18). Trotz der Vorteile der äußeren Fixation ist eine grundsätzliche Indikation zur Osteosynthese mittels äußerem Festhalter nicht abzuleiten. Bei abgeschwächter Entzündungsform und ausreichend vaskularisiertem Weichteilmantel wählen wir bei der infizierten Fraktur im Wachstumsalter das für den jeweiligen Bereich standardisierte Operationsverfahren (Abb. 2).

In Anbetracht der Regenerationskraft des kindlichen Knochens kann bei ossären Defekten auf die beim Erwachsenen obligate Spongiosaplastik in den meisten Fällen verzichtet werden. Zerstörung des Periostes und kompletter ossärer Defekt verlangen mitunter aber auch beim Kind eine Knochentransplantation. Trotz des begrenzten Reservoirs der zur Verfügung stehenden Spongiosa, sowie der Gefahr der Wachstumsfugenschädigung empfehlen wir nach Möglichkeit die autologe Spongiosaplastik. Wir entnehmen Spongiosachips unterhalb der Apophysenfuge des Beckenkammes. Dabei sind «corticale» Beimengungen nicht kritisch. Die Erfahrung mit homologer Spongiosa ist selbst bei der optimalen Regenerationskraft der kindlichen Strukturen im Infekt nicht ermutigend.

Im Gegensatz zur hämatogenen Osteomyelitis sehen wir bei der posttraumatischen Osteomyelitis nur dann eine Indikation zur kurzfristigen systemischen Antibiotikagabe, wenn ein hochakutes Infektgeschehen im Rahmen einer Bakteriämie besteht. Fieber über mehrere Tage nach einer kunstgerecht durchgeführten Revision ist kein Anlaß zur antibiotischen «Abschirmung», sondern zur operativen Reintervention. Über die Effektivität der Anwendung der lokalen Antibiotika in Form von Gentamycin-PMMA-Kugelketten wurde bereits berichtet (17). Sie sind bei Hohlraumbildungen ei-

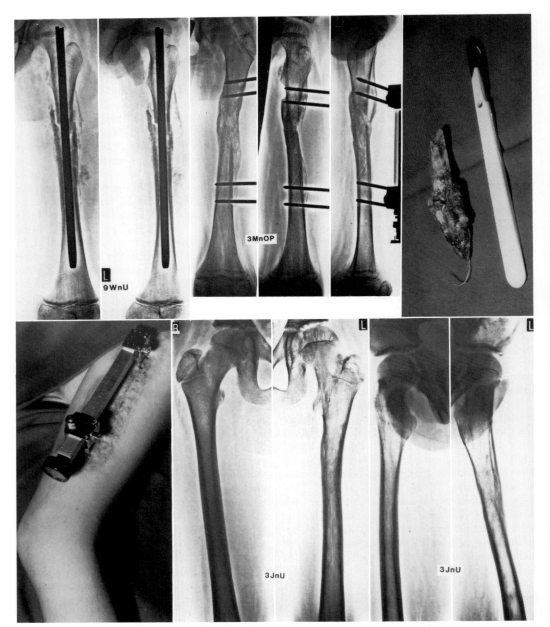

Abb. 1: 7jähriger Junge, Oberschenkelschaftbruch mittels Pflaster-Streckverband unzureichend konservativ vorbehandelt. Wegen Dislokation Küntschernagelung mit Aussprengung eines Fragmentes, welches sequestrierte. Aufnahme im Bergmannsheil: Sequestrektomie, Marknagelentfernung und Stabilisierung mit dem kleinen Wagner-Apparat. Ohne Weichteil- oder Knochentransplantat knöcherne Ausheilung, das Bild 3 Jahre nach Unfall.

ner kindlichen Osteomyelitis als gute adjuvante Therapieform anzusehen.

In jüngerer Zeit wurde auch die wesentliche Rolle der lokalen Weichteilsituation, insbesondere die Verbesserung der örtlichen Durchblutungsverhältnisse durch Einschlagen gestielter, oder Verpflanzung freier mikrochirurgischer Weichteillappen betont (4, 5, 12, 13, 24, 26, 32). Wir konnten in der

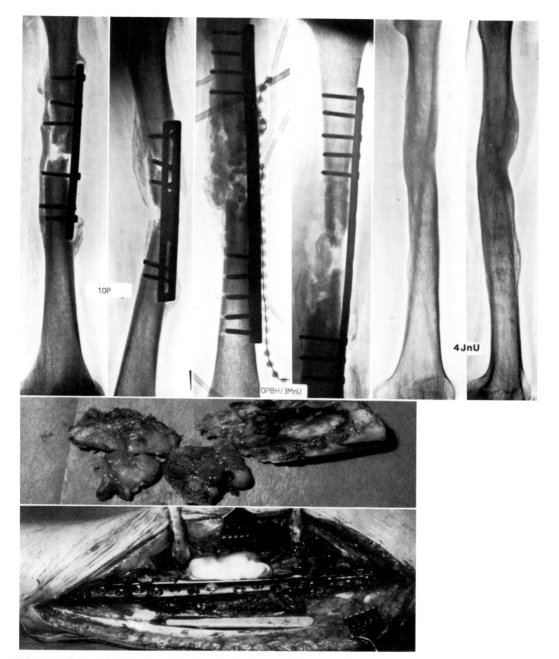

Abb. 2: 13jähriges Mädchen, fistelnde Oberschenkelosteomyelitis mit Defekt nach ungenügender Plattenosteosynthese. Sequestrektomie, Stabilisierung mit breiter 16-Loch-Oberschenkelplatte und Spongiosaplastik. Zustand nach 4 Jahren

Behandlung der Erwachsenen-Osteomyelitis mit weichteilplastischen Operationen gute Erfolge erzielen. Über Erfahrungen mit Weichteillappen zur Verbesserung der lokalen Durchblutung bei kindlicher Infektion verfügen wir nicht. Das Gelenkempyem und die posttraumatische Osteomyelitis der

Gelenkkörper erfordert beim Kind wie beim Erwachsenen die Frühsynovektomie und die sofortige funktionelle Behandlung auf einer Bewegungsschiene (19). Wird hierdurch keine Infektberuhigung erreicht, so muß zur Sanierung des Herdes dann eine Arthrodese erfolgen, wenn arthroplastische Maßnahmen aufgrund der Infektaktivität versagen.

3 Krankengut

Von 1969 bis 1984 mußten im «Bergmannsheil Bochum» 27 Kinder und Jugendliche wegen einer posttraumatischen Osteomyelitis behandelt werden. Für die Aufnahme in dieses Untersuchungskollektiv war die noch offene Epiphysenfuge richtunggebendes Kriterium. Das jüngste Kind war 3 Jahre alt, das älteste 14 Jahre. Es handelt sich um 10 Osteomyelitiden des Unterschenkels, um 6 Fälle des Oberschenkels; viermal war der Unterarm und zweimal der Oberarm betroffen. In 5 Fällen lag eine Gelenkverletzung mit Empyem vor.

Die Aufschlüsselung der primären Behandlungsverfahren zeigte in 13 Fällen eine intramedulläre Fixation, neunmal erfolgte die Osteosynthese mit einer Platte. Erstaunlich war, daß die Osteosyntheseform der ersten Wahl, der Fixateur externe nur in 3 Fällen angewendet wurde. Der Osteomyelitis ging in einem Fall eine Bohrdrahtosteosynthese voraus. In einem weiteren Fall kam es nach konservativer Behandlung zu einer posttraumatischen Osteomyelitis. Das Keimspektrum im eigenen Krankengut entspricht den Angaben der Literatur (2, 22, 28) (Tab. 3). In der Mehrzahl der Fälle trat die Infektion innerhalb der ersten 3 Tage bis zu 2 Wochen nach der Verletzung auf. In einem Fall kam es erst nach 3 Monaten zum Auftreten des Infektes. In 25 Fällen konnte eine Sanierung erfolgen. Ein Erhaltungsversuch des Unterschenkels bei Mehrfachverletzungen scheiterte und führte über

Tabelle 3: Keimspektrum bei 27 juvenilen Osteomyelitisfällen

Staphylokokkus aureus	17
Mischinfektionen	6
Pseudomonas aeruginosa	3
Streptokokkus hämolyticus	2
Proteus mirabilis	2
Summe	30

die Amputation und eine Sepsis zum Tode des 7jährigen. Eine Gasbrandinfektion des Unterarmes nach Mähdrescherverletzung erforderte für das 6jährige Mädchen aus vitaler Indikation die Oberarmamputation. In den übrigen Fällen konnte eine knöcherne Heilung erzielt werden.

Zum jetzigen Kontrollzeitraum konnten 22 Patienten nachuntersucht oder befragt werden: 20 Fälle waren seit langem infektberuhigt. 2 Fälle wiesen rezidivierende Fistelneigungen auf. Bei einer Patientin mußte noch nach Übergang ins Erwachsenenalter mehrmals die chronische Osteomyelitis behandelt werden. Die funktionellen Ergebnisse waren durchweg gut.

Literatur

1. Böhm, E.; Müller, K.H.; Reissig, G.; Maas, F. (1983) Vergleichende morphologische, klinische und bakteriologische Untersuchungen zur chronischen und posttraumatischen Osteomyelitis. Unfallheilkunde 86: 57–64
2. Burri, C. (1974) Posttraumatische Osteitis Huber Bern, Stuttgart, Wien
3. Daum, R.; Metzger, G. (1969) Analyse und Spätergebnisse kindlicher Femurschaftfrakturen. Arch. Orthop. Unfallchir. 66: 18
4. Fitzgerald, R.H. jr.; Ruttle, R.E. et al. (1985) Local Muscle Flaps in the Treatment of Chronic Osteomyelitis. J. Bone a Joint Surg. 67-A 175–185
5. Ger, R. (1977) Muscle Transposition for Treatment and Prevention of Chronic Post-Traumatic Osteomyelitis of the Tibia. J. Bone and Joint Surg. 59-A: 784–791
6. Hertel, P.; Klapp, F. (1983) Bilanz der konservativen und operativen Knochenbruchbehandlung im Wachstumsalter. Chirurg. 54: 248–254
7. Hierholzer, G. (1976) Die infizierte kindliche Fraktur Langenbecks Arch. Chir. 342: 311–314
8. Jonasch, E. (1982) Die postoperative Osteomyelitis im Kindesalter, Hefte zur Unfallheilkunde 157: 289
9. Josten, Ch.; Muhr, G. (1985) Quantitative Bestimmung des cellulären und humoralen Immunsystems bei chronisch posttraumatischer Osteomyelitis mit Hilfe von monoklonalen Antikörpern sowie des Rosettentestes. In: Chirurgisches Forum '85 für experimentelle und klinische Forschung. Hrsg. F. Stelzner Springer Berlin, Heidelberg 1985
10. Katthagen, B.-D.; Müller, K.H. (1981) Die frühmanifeste posttraumatische Osteomyelitis am wachsenden Skelett – Besonderheiten, Klinik und Therapie. Z. Kinderchir. (suppl.) 33: 215–225
11. Katthagen, B.-D.; Müller, K.H. (1982) Infizierte Pseudarthrosen am wachsenden Skelett – Behandlungsprinzipien und taktisches Vorgehen. Z. Orthop. 120: 585

12. KIENE, S.; LENZ, P.; BRINCKMANN, W. (1978) Weichteilplastiken im operativen Behandlungsprogramm der Osteomyelitis. Zbl. Chirurgie 103: 854–865
13. KNOPP, W., KIZTAN, T.; MUHR, G. (1985) Die Technik der Weichteildeckung nach komplizierten Unterschenkelfrakturen. Vortrag IV. Steglitzer Unfalltagung Berlin 1985 «Besondere Probleme der Behandlung der Tibiaschaftfrakturen».
14. KÖNN, G.; POSTBERG, B. (1970) Zur Abgrenzung der posttraumatischen Osteomyelitis gegenüber anderen Knocheninfektionen vom Standpunkt des Pathologen. In: Hierholzer, G., Rehn, J. (Hrsg.) Die posttraumatische Osteomyelitis. Schattauer Stuttgart, New York
15. LEFF, W.; LOHSE, F. (1983) Posttraumatische Osteomyelitiden im Kindesalter. Zbl. Chirurgie 108: 777–789
16. MÜLLER, K.H. (1981) Exogene Osteomyelitis von Becken und unteren Gliedmaßen. Springer Berlin, Heidelberg, New York
17. MÜLLER, K.H. (1982) Therapy of Post-Traumatic Osteomyelitis. In: Uhthoff, H.K. (ed.) Current Concepts of External Fixation of Fractures Springer Berlin, Heidelberg, New York 235–252
18. MÜLLER, K.H. (1983) Die Technik der Behandlung offener Schaft- und Gelenkfrakturen. Schriftenreihe Unfallmed. Tg. der Landesverbände der gew. Berufsgenossenschaften, 51: 277–298
19. MUHR, G.; GIEBEL, G.; TSCHERNE, H. (1983) Synovektomie bei der eitrigen Kniegelenksentzündung. Orthopäde 12: 229–234
20. MÜLLER, M.E. (1967) Posttraumatische Achsenfehlstellungen an der unteren Extremität Huber Bern, Stuttgart
21. OELSNITZ, G. VON DER (1972) Marknagelung kindlicher Oberschenkelschaftfrakturen. Z. Kinderchir. (Suppl.) 11: 803–814
22. PLAUE, R.; NEFF, G. (1973) Zur Infektrate orthop.-traumatologischer Operationen. Z. Orthop. 111: 881–886
23. REHBEIN, F.; HOFMANN, S. (1963) Knochenverletzungen im Kindesalter. Langenbecks Arch. klin. Chir. 304: 539
24. SCHMIDT, H.G.K.; PARTECKE, B.-D. (1984) Die Behandlung chronischer Knocheninfektionen mit ausgedehntem Haut-/Weichteildefekt unter Verwendung frei übertragener Lappen mit mikrovasculären Anastomosen. Unfallheilkunde 87: 416–424
25. SCHMIT-NEUERBURG, K.P.; HANKE, J.; HÖLTER, H.W. (1984) Indikation und Technik der diaphysären Korrekturosteotomien nach Traumen. In: Korrekturosteotomien nach Traumen an der unteren Extremität, Hrsg. Hierholzer, G.; Müller, K.H. Springer Berlin, Heidelberg, New York, 393–416
26. SCHWEIBERER, L.; BETZ, A. et al. (1985) Der Weichteil- und Knochendefekt des Unterschenkels. Zbl. Chirurgie 110: 200–212
27. SCHWEIZER, P. (1976) Indikationen zur operativen Knochenbruchbehandlung im Kindesalter. Med. Welt 27: 187–193
28. VINZ, H.; GROBLER, B.; WIEGAND, E. (1978) Osteitis nach Osteosynthese im Kindesalter. Beitr. Orthop. u. Traumatol. 25: 349–361
29. WEBER, B.G.; BRUNNER, C.; FREULER, F. (1978) Die Frakturenbehandlung bei Kindern und Jugendlichen. Springer Berlin, Heidelberg, New York
30. WELLER, S. (1972) Spezielle Gesichtspunkte bei der Behandlung kindlicher Frakturen. Z. Kinderchir. (Suppl.) 11: 655–659
31. WILDE, C.D.; STÜRMER, K.M.; WEISS, H. (1977) Veränderung der Knochenstruktur durch Plattenosteosynthese am Röhrenknochen bei Versuchstieren im Wachstumsalter. Langenbecks Arch. Chir. (Suppl.) 85–89
32. ZEIDLER, G. (1982) Sanierung einer posttraumatischen osteitischen Höhle mit gestieltem M. sartorius. Zbl. Chirurgie 107: 42–45

Anschrift des Autors

A. EKKERNKAMP, Chirurgische Universitäts-Klinik und Poliklinik der BG-Krankenanstalten, Bergmannsheil Bochum

H. Sauer und G. Ritter (Hrsg.): Osteomyelitis und Osteitis im Kindesalter
© Gustav Fischer Verlag · Stuttgart · New York · 1986

Ausgesuchte Fälle an posttraumatischer Osteitis

W. A. LEIER, G. BENZ und R. DAUM, Heidelberg

Die posttraumatische Osteitis, besonders im Kindesalter, ist für den Chirurgen eine außergewöhnliche Herausforderung. Zwar ist die posttraumatische Osteitis im Kindesalter relativ selten, stellt jedoch im Einzelfall eine erhebliche Belastung für das Kind in körperlicher, seelischer und schulischer Hinsicht dar. Zusätzlich ist nicht nur das Kind selbst betroffen, sondern auch die Familie als engste Schicksalsgemeinschaft mit in den Krankheitsverlauf einbezogen.

Anhand von 12 Fällen aus dem Krankengut der Kinderchirurgie Heidelberg der Jahre 1970 bis 1984 soll gezeigt werden, welche Faktoren das Auftreten der Osteitis beeinflussen und mit welchem therapeutischen Konzept versucht werden soll, das Auftreten der Osteitis zu vermindern. Das Alter der von uns behandelten Kinder erstreckt sich von 2 bis 14 Jahre.

Die Lokalisation der aufgetretenen Knochenentzündungen zeigt eine deutliche Betonung der untereo Extremität. Es fanden sich 7 Fälle am Unterschenkel und 3 Fälle am Oberschenkel. Die restlichen 2 Fälle waren an der oberen Extremität lokalisiert.

Schwere Begleitverletzungen waren bei unseren Patienten die Regel und unserer Meinung nach auch für den schweren Verlauf schicksalbestimmend und die aufgetretene Osteitis nur zum kleineren Teil vom behandelnden Arzt zu beeinflussen. Lediglich 2 Patienten hatten isolierte Frakturen erlitten. Beide Patienten hatten sich geschlossene Knochenbrüche zugezogen, die osteosynthetisch versorgt worden waren.

Unsere Fälle: Eine adoleszente Patientin mußte wegen einer Monteggia-Fraktur mit einer Platte versorgt werden. Bei aufgetretenem Infekt mit sekundärer Instabilität mußten wir die Platte entfernen. Nach einem ausgiebigen Débridement erfolgte die Stabilisierung mit dem Wagner-Spanner. Später wurde Spongiosa angelagert. Abb. 1 zeigt das Ergebnis nach 5 Wochen. Das Spätergebnis ist ausgezeichnet.

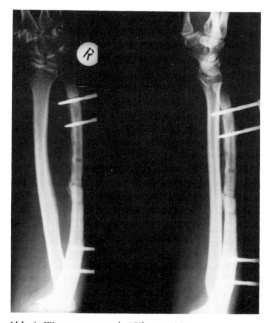

Abb. 1: Wagnerspanner bei Ulnaosteitis

Der zweite Fall einer Osteitis der oberen Extremität betraf einen 10jährigen, der sich bei einem Fahrradsturz eine Radiushalsfraktur mit einer Fehlstellung von 30° zugezogen hatte. Nach offener Reposition und Kirschnerdrahtosteosynthese trat ein Infekt auf, der zwar beherrscht werden konnte, jedoch zu einer Kopfdeformierung führte. Es besteht als Spätergebnis eine Einschränkung der Beugung und Streckung im Ellbogengelenk von 10° im Vergleich zur gesunden Seite. Dieser Fall stammt aus dem Jahre 1970. Unter heutigen Gesichtspunkten würden wir eine solche Fraktur der zu erwartenden Spontanaufrichtung überlassen.

Ein ähnlicher Fall ist die nicht indizierte Kirschnerdrahtosteosynthese einer geschlossenen Aitken-I-Verletzung am proximalen Unterschenkel. Hier kam es zwar ebenfalls zum Beherrschen des Infektes, jedoch ist mit einem Fehlwachstum aufgrund der mit in die Entzündung einbezogenen Wachstumsfuge zu rechnen.

185

Eine Kirschnerdrahtosteitis haben wir trotz der früher routinemäßig zur Extension verwendeten Kirschnerdrähte nur in einem Fall gesehen. Hier war es nach 4 Wochen Extension einer geschlossenen Oberschenkelfraktur bei einem Kind mit schwerer Hirnkontusion zur Osteitis gekommen, welche nach Entfernung des Drahtes und breiter Weichteilöffnung dann problemlos ausheilte. Die Bevorzugung des Steinmann-Nagels gegenüber dem Kirschnerdraht ist gerade bei der Behandlung kindlicher Oberschenkelbrüche unbestritten und beruht auf der ausgezeichneten Stabilität.

Bei einem 7jährigen war eine beiderseitige Oberschenkelfraktur 1975 mit einem Marknagel versorgt worden. Wegen des Infektes Verlegung in unsere Klinik, hier wurde die Metallentfernung durchgeführt und ein Becken-Beingips angelegt. Nach 2 Wochen Sequestrotomie und Spül-Saug-Drainage. Dieser Patient wurde insgesamt innerhalb von 5 Jahren nach der Verletzung 68 Wochen stationär behandelt. Zur Zeit ist der Patient infektfrei. Gerade dieser langwierige Verlauf zeigt die Schwierigkeit der Unterteilung in akute und chronische posttraumatische Osteitis. Die kritische Betrachtung unserer Fälle mit chronischer Osteitis zeigt, daß nahezu in jedem Fall ein früher Hinweis auf einen Infekt gegeben war, sei es durch eine kurzfristige Temperaturerhöhung oder eine leichte Wundrötung.

Als schwerste Komplikation der Osteitis ist neben dem im Kindesalter von uns nicht beobachteten Fistelmalignom der Verlust der betroffenen Extremität zu nennen. Gerade beim Kind ist der Entschluß zur Amputation besonders schwer.

Wir mußten diesen Entschluß zweimal fällen. In einem Fall war ein 10-jähriger Bub in eine Schiffsschraube geraten. Hierbei war der Oberschenkel zerfetzt worden. Es gelang zwar zunächst die Osteosynthese der hohen Oberschenkelfrakturen und die Versorgung der Gefäße, es kam jedoch zu einem ausgedehnten Infekt der Weichteile mit einer lebensbedrohlichen Sepsis, welche die hohe Oberschenkelamputation erforderlich machte. Gleichfalls wegen nicht beherrschbarer Weichteilinfekte mußte bei einem 8jährigen die Unterschenkelamputation durchgeführt werden. Er war als Fahrradfahrer von einem PKW überrollt worden. Neben der II °ig offenen Unterschenkelfraktur lag eine Hirnkontusion, eine Rippenserienfraktur mit Lungenkontusion und Hämatothorax sowie eine Oberschenkel- und Sprunggelenksfraktur auf der anderen Seite vor.

Die verbliebenen Patienten unserer ausgesuchten Gruppe hatten sich alle eine II- bzw. III °ig offene Unterschenkelfraktur zugezogen und waren alle primär mit einer Plattenosteosynthese versorgt worden.

Diskussion

Die posttraumatische Osteitis ist eine schwere Komplikation. Sie läßt sich vermindern; einmal durch die Verhinderung schwerer kindlicher Unfälle und zum anderen durch die Optimierung chirurgischer Arbeit. Die Verhütung kindlicher Unfälle halten wir ebenfalls für eine wichtige ärztliche Aufgabe. Dazu zählt die Einrichtung von kindgerechten Spielplätzen, ebenso wie der Ausbau von Fahrradwegen und insbesondere die Einführung einer Geschwindigkeitsbeschränkung in reinen Wohngebieten.

Zur Optimierung chirurgischen Handelns sind folgende Punkte bedeutungsvoll:

1. Zur Verhinderung einer *iatrogenen Osteitis* muß unser therapeutisches Konzept den neuesten Erkenntnissen angepaßt werden. Beim wachsenden Skelett muß die Indikation zur offenen Frakturenbehandlung gezielt gestellt werden.
2. Die Anwendung von *Marknägeln im Kindesalter lehnen wir ab*, nicht zuletzt auch wegen erhöhter Infektrate.
3. Die Verwendung des Steinmann-Nagels läßt einen Rückgang der Extensionsosteitis erwarten.
4. Bei III °ig offenen Frakturen ist die Stabilisierung mit äußeren Spannern die Methode der Wahl, absolut bei Unterschenkelfrakturen.

Anschrift des Autors

W. A. LEIER, Kinderchirurgische Abteilung, Chirurgisches Zentrum der Universität Heidelberg

H. Sauer und G. Ritter (Hrsg.): Osteomyelitis und Osteitis im Kindesalter
© Gustav Fischer Verlag · Stuttgart · New York · 1986

Sequestrectomy or not Sequestrectomy in Chronic Osteomyelitis in Children

M. Aboulola, M. K. Izem, N. Djidjeli and L. Taibi, Algiers

In the evolution of chronic osteomyelitis the sequestra may be an ally or an adversery as well. It may behave as a foreign body responsible of an ever lasting drainage or as a support for a periostal bone reparation. It may assume a right alignment of the segments in the affected bone or may detach itself from a shaft leading to a pathologic fracture or infected pseudarthrosis. Conversely it surprisingly may have a full recovery in some cases.

Case reports = 79 records representing 82 sequestra are presented. There were 43 boys and 36 girls with ranging ages from 1 to 15 years. The sequestra sizes were measured according to the involved shaft or calculated in cm for the shortest ones.

Early sequestrectomy (E.S.) was realised 37 times concerning the short unicortical sequestra mainting a continious drainage. There were no consequences on the bone stability after their removal. Special care was paid to the fibula which can bear a huge requestra leading to a fibulectomy without any orthopedic consequence. The fistula dries up within one to two weeks improving the local trophicity. No recurrence was observed. Over one or two years later, the bone cleared off its sequestra and is fully consolidated with some persisting hypercondensation areas as a radiologic findings. The sequestrectomy was delayed 45 times (D.S) despite a lasting drainage. This was done under three conditions: carrying out a splint im-

Table 1

Bone	N	Sequestra size	Cortex 1 or 2	pseudarthrosis
Femur	10	2/3–3/3 shaft	2	3
	20	1–6 cm	1	
Tibia	14	2/3–3/3 shaft	2	10
	8	1/3–2/3 shaft	2	
	5	3–4 cm	1	
Fibula	2	2/3–3/3 shaft	2	3
	4	1–6 cm	2	
Ulna	4	2/3–3/3 shaft	2	2
Radius	4	2/3–3/3 shaft	2	3
	1	1 cm	1	
Humerus	3	2/3–3/3 shaft	2	2
	5	1–5 cm	1	
Phalanx	1	2/3 shaft	2	0

mobilisation or using external fixator, taking care of the fistula by local dressings, and a monthly follow up assessement. This procedure may last over several months even a year but is justified by the new bone formation which starts at each side of the defect as an osteogenic flows converging towards each other with a variable speed. When the new bone formation is judged to be sufficiently sound or to have reached its utmost limits, then the sequestrectomy is to be done. That was realised 38 times.

Sequestra rehabilitation (S.R) was observed 5 times (fig. 1). In four it was a total revitalisation.

One small sequestra persisting after a partial revitalisation was spontaneously extruded (S.E). The whole sequestra was extruded twice from fibula and once from the tibia.

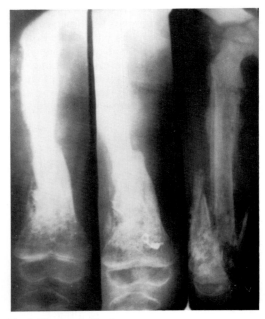

Fig. 1: Total revitalisation

Table 2

Bone	N	E.S	D.S	S.R	S.E
Femur	30	20	10	2	0
Tibia	27	5	23	2	1
Humerus	8	5	3	1	0
Radius	5	1	4	0	0
Ulna	4	0	4	0	0

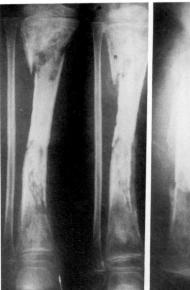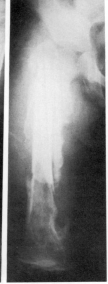

Fig. 2

The healing may lead to the total restoration in the sequestra (Fig. 2). It arises most often around it and then allows a delayed sequestrectomy whether the bone continuity has been already established or not. The resulting infected pseudarthrosis is hence to be repared in the next step.

Discussion

The therapeutist have to equate an unequal match between the sequestra and the healing process. We have distinguished 4 stages.

The affected bones behave differently from each other. The tibia is the most vulnerable and has the poorest healing power mostly in the case of bipolar involvement. The radius is even less gifted. The femur has conversely more ability to undergo bone consolidation with more or less shaft shortening. In all cases, preserving the bone length and alignment is the therapeutic aim. The fibula presence permits early removing of the huge tibial sequestra. The lasting drainage is particularly any more tolerated by the teguments in these cases. The fibula transposition is the first of the two steps correction. It maintains a good alignment all along with the growth. The more or less earlier sequestrectomy makes the drainage drying easier and facilitates the healing process. It was noticed that these apparent

Table 3

Affected bone	N	Pseudarthrosis repair
Femur	3	1 tibial graft
		2 External fixator
Tibia	10	4 transposition of the fibula
		2 transposition of the fibula + tibial graft
		1 pediculated graft of the controlateral fibula
		3 Tibial graft
Humerus	2	1 Tibial graft
		1 Orthopedic treatment
Radius	3	2 Tibial graft
		1 pediculated graft
Ulna	2	2 Tibial graft

Table 4

Stage 0	=	Not any neo osteogenesis (Fig. 3)
Stage I	=	New less dense bone is formed from the living bone
Stage II	=	More new bone surrounding the sequestra (Fig. 3)
Stage III	=	The neo formed bone has bridged the defect

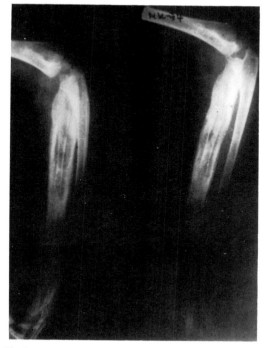

Fig. 3

sclerotic bone, stick barely sugar shaped, still have an osteogenic competence. One can be surprised how the gap between the two extremities is shorter than expected after a six month delay of total drainage drying. If not any metaphyseal site is available to support a fibula transposition, then an external fixator is indicated before undertaking the pseudarthrosis repair. The larger the sequestra is the more important is the risk of getting a pseudarthrosis particulary if its size is as large as the two thirds of the shaft, if the two cortices are involved or if it laks any connection with the living bone. The tendency of a smaller sequestra is fairly different. In the former case it is rather to shorten the disease duration by an early sequestrectomy. In the later, a reasoned temporisation may allow to avoid a large defect and pseudarthrosis or may lead to a total reconstruction at the expense of a tolerated persisting drainage.

Conclusion

Chronic osteomyelitis with a sequestra is mostly a surgical form, although one should pay more attention to the sequestra with special reference to its shape, size, location and the patient age. That is to reduce the disability degree of the disease.

Anschrift des Autors

Docteur MOHAMED ABOULOLA, Professeur à l'Université, Clinique de Chirurgie Pediatrique, C.H.U. Mustapha Alger

H. Sauer und G. Ritter (Hrsg.): Osteomyelitis und Osteitis im Kindesalter
© Gustav Fischer Verlag · Stuttgart · New York · 1986

Behandlungsmöglichkeiten der chronischen Osteomyelitis mit der hyperbaren Sauerstofftherapie – Überlegungen anhand eines Einzelfalles

P. Frey, J. Wendling, L. von Laer, Basel

Die Behandlung einer foudroyant verlaufenden Sonderform der primärchronischen Osteomyelitis, der sogenannten pseudotumorösen Osteomyelitis, drängt den behandelnden Arzt zwischen Skylla und Karybdis: Einerseits steht er vor der Aufgabe der lokalen Infektsanierung, was mitunter nur durch großzügige Resektion möglich ist. Andererseits ist die Erhaltung der Funktion ein ebenbürtiges Behandlungsziel, was bei diesen meist gelenknahen Osteomyelitiden im Rahmen einer Resektion nicht immer möglich ist. Schon nur aus rein theoretischen Erwägungen heraus schien uns deshalb die hyperbare Sauerstofftherapie ein möglicher Ausweg aus diesem Dilemma zu bedeuten.

Sie wird in einer Druckkammer bei 2,5 ATA reiner Sauerstoffatmosphäre durchgeführt. Der Sauerstoffpartialdruck im perifokalen Gewebe wird dabei auf Werte von weit über die benötigten 30–40 mmHg angehoben, um nach Strauss (1) und Mader (2) die drei therapeutischen Angriffspunkte zum Tragen kommen zu lassen:

1. Stimulation der O2-abhängigen mikrobiologischen Abwehrmechanismen der Killerleukozyten
2. Stimulation der Osteoblasten und eventuell ähnlicher für Knorpel und Bindegewebsabbau verantwortlicher Zellen, was zum Abbau der «interface» der avitalen Zone zwischen Wirtsgewebe und Mikroorganismen führt. Dieser Prozeß ebnet den Boden zur ebenfalls von der O2-Spannung abhängigen Neovaskularisation, die ihrerseits den Zugang der Antibiotika und der Killerleukozyten zum Wirkungsort verbessert.
3. Ein direkt-toxischer Effekt auf eventuell vorhandene anaerobe Keime.

Als Voraussetzung werden in der Literatur aufgeführt:
1. Chirurgische Entfernung bzw. Reduktion avitalen und sklerosierten Gewebes, soweit dies im Rahmen der Funktionserhaltung noch möglich ist.
2. Begleitende parenterale Antibiotikabehandlung.
3. Durchführung der hyperbaren Therapie 90 Minuten pro täglicher Sitzung während mindestens 30 aufeinanderfolgenden Tagen.

Wir haben bisher in einem Fall eines 14jährigen Mädchens mit einer pseudotumorösen Osteomyelitis diese Therapie eingesetzt. Diese Patientin erlitt im Juli 1983 eine Kontusion der rechten Hand. Sie suchte 3 Wochen später den Arzt auf. Primär und sekundär wurde der Befund als posttraumatisches Geschehen aufgefaßt, so daß die Patientin erst 8 Monate später in chirurgische Behandlung kam.

Klinisch und radiologisch imponierte dann ein massiver Herd im Bereich der rechten Clavicula und des rechten distalen Radius. Die Patientin war fieberfrei. Szintigraphisch konnte zusätzlich ein Herd im Os frontale nachgewiesen werden. Die Blutsenkung war mit 89/130 massiv erhöht. Die Clavicula wurde biopsiert und eine ausgedehnte Ausräumung im Bereich des Radius vorgenommen.

Histologisch ergab sich die Diagnose einer chronisch diffus sklerosierenden Osteomyelitis. Es konnten weder Bakterien noch Pilze nachgewiesen werden. Unter parenteraler antibiotischer Therapie mit Amoxycillin und Fusidinsäure normalisierten sich die Blutsenkung und die klinischen Beschwerden innerhalb der nächsten 4 Monate.

Nach Absetzen der Antibiotika war ein erneuter Senkungsanstieg zu verzeichnen bei erneut auftretenden klinischen Beschwerden mit dezenter Zunahme der radiologisch sichtbaren Aktivität. Daraufhin stellten wir die Indikation zur hyperbaren Sauerstofftherapie. Diese führten wir zuerst ohne zusätzlichen chirurgischen Eingriff durch. Da es aber dann nochmals trotz kombinierter Antibiotikabehandlung mit Rifampicin und Cefaclor zum erneuten Schmerz- und Schwellungsschub im Bereich von Clavicula und Radius kam, nahmen wir an beiden Orten eine radikale chirurgische Verkleinerung der sklerotischen Knochenanteile vor und behandelten nochmals hyperbar.

Der bisherige Verlauf zeigt, daß durch die hyperbare Therapie alleine unser Dilemma nicht gelöst wurde. Der immer wiederkehrende Senkungsanstieg mit und ohne Antibiotika weist entweder auf eine Infektion mit einem seltenen resistenten Anaerobier oder Aerobier, eine Pilzinfektion oder aber auf einen regionalen Autoimmunprozeß hin, wie ihn KOZLOWSKI und HOCHBERGER (3) vermuten. Auch könnte es sich um einen Fall der von BJÖRKSTEN (4) beschriebenen multifokalen Osteomyelitis unbekannter Genese handeln, die meistens einen Clavicula-Befall zeigt. Skylla und Karybdis sind demnach eher kausal und viel weniger lokal bedingt.

Immerhin aber hat die hyperbare Therapie zu einer szintigrafischen, radiologischen und klinischen Abnahme der Aktivität geführt, wie wir sie in ähnlich gelagerten Fällen nach so kurzer Zeit nicht beobachten konnten. Wir werden deshalb diese Behandlung vor allem im Rahmen posttraumatischer oder sekundär chronischer Osteomyelitiden in Zukunft eher mit in unser therapeutisches Kalkül einbeziehen.

Literatur

1. M.B. STRAUSS Chronic refractory osteomyelitis. Review and role of hyperbaric oxygen. H B O Review Vol 1, No 4: 231–251 (1980)
2. J.T. MADER Phagocytic killing and hyperbaric oxygen: antibacterial mechanisms H B O Review Vol 2 No 1: 37–45 (1980)
3. KOZLOWSKI K. et al. Tumorous osteomyelitis Pediatr Radiol 14: 404–407 (1984)
4. BJÖRKSTEN B. et al. The Journal of pediatrics Vol 93, No 2: 227–231 August (1978)

Anschrift des Autors

P. FREY, Kinderchirurgische Universitätsklinik des Kinderspitals Basel

H. Sauer und G. Ritter (Hrsg.): Osteomyelitis und Osteitis im Kindesalter
© Gustav Fischer Verlag · Stuttgart · New York · 1986

Die Möglichkeiten der Korrekturosteotomie nach osteomyelitischen Defektheilungen bei Kindern und Jugendlichen

R. GRAF und H. BUCHNER, Stolzalpe

Einleitung

Auch nach optimaler primärer Therapie der Osteomyelitis und trotz der meist besseren Infektabwehr bei Kindern und Jugendlichen im Vergleich zu den Erwachsenen sind Defektheilungen nach Osteomyeliditen nicht selten. Je nach Lokalisation des osteomyelitischen Herdes können partiell oder totale Gelenkszerstörungen, Pseudarthrosen und bei Ausheilung der Defekte Extremitätenverkürzungen oder konsekutive Achsenfehlstellungen entstehen.

Korrekturmöglichkeiten

1. Pseudarthrosen heilen in der Regel durch Resektion derselben mit innerer oder äußerer Stabilisierung und Spongiosaplastik aus. Zur inneren Schienung hat sich in unserem Krankengut der autologe Fibulaspan bewährt.
2. Die Achsenabweichungen im Bereiche der langen Röhrenknochen sind mit «V»-Osteotomien in der Regel gut zu korrigieren.
3. Werden gelenksnahe Osteotomien zur Behebung von Achsenabweichungen notwendig, wie z. B. sehr häufig im Bereiche des Kniegelenkes, entstehen durch «V»-Osteotomien oft zusätzliche unerwünschte Verkürzungen. Dies kann durch Aufkeilen an der kürzeren Seite mit homo- oder autologen Knochenkeilen verhindert werden. Wir verwenden meist homologe Knochenkeile, die von Hüftköpfen, die bei Totalendoprothesen entnommen werden, stammen. Der Knochenkeil dient als Platzhalter bis zum Durchbau der Osteotomie und wird in der Regel spontan resorbiert.
4. Bei geringgradigen Achsenabweichungen bedingt durch partielle Zerstörung der Epiphysenfuge, kann durch Resektion der geschädig-

ten Anteile und anschließendem Fettinterponat die Zunahme der Fehlstellung verhindert werden.
5. In speziellen Fällen und nicht völlig zerstörten Epiphysenfugen ist die Epiphysendistraktion möglich. Sie erlaubt die Achskorrektur bei gleichzeitiger Verlängerung.
6. Bei Ausheilung infizierter Pseudarthrosen resultiert meist eine Extremitätenverkürzung. Verlängerungsosteotomien sind in diesen Fällen komplikationsreich, sie führen nicht selten zum Wiederaufflackern des Entzündungsprozesses und weisen oft einen schlechten knöchernen Durchbau der Verlängerungsstrecke auf. Meist ist auch der Distraktionsvorgang schwierig, gilt es doch den sehr stark ausgeprägten und narbig veränderten Weichteilmantel mitzudehnen.

1. Fallbericht

4jähriger Knabe mit osteomyelitischer Defektheilung am lateralen Kondylus femoris links. Gehunfähigkeit durch Knieinstabilität und Valgusfehlstellung von 60 Grad, Beinverkürzung 3 cm.

Beim ersten Behandlungsversuch wurde der laterale Kondylus nach caudal geschoben (Abb. 1 links) und mit Knochenkeilen gesichert. Das anfänglich gute Korrekturergebnis hielt nur 2 Jahre. Im Alter von 6 Jahren wurde der Kondylusrest mit einer Schanz'schenschraube aufgefädelt und mittels Epiphysendistraktion nach distal geschoben (Abb. 1 rechts).

Deutlicher Durchbau der Distraktionsstrecke nach 6 Wochen (Abb. 2 links), 12 Wochen nach dem Primäreingriff ist das Bein belastbar, das Kniegelenk frei beweglich, die Achsen korrekt (Abb. 2 rechts).

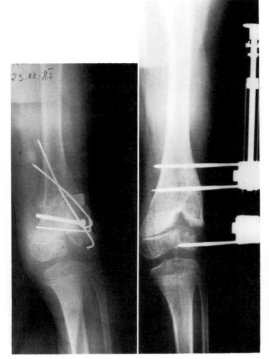

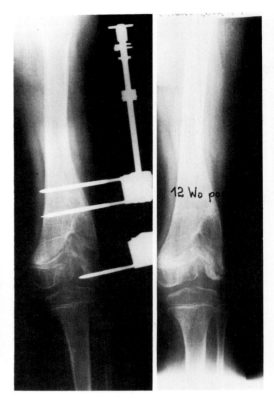

Abb. 1: Linkes Bild: St. p. Säuglingsosteomyelitis, Korrekturosteotomie mit homologen medialen Knochenkeil und Verschiebung des rudimentären lateralen Kondylus nach distal.
Rechtes Bild: Nach neuerlicher Valgusfehlstellung Epiphysendistraktion mit dem kleinen Wagnerapparat zur Achskorrektur und Verlängerung

Abb. 2: Linkes Bild: 46 Tage nach Distraktionsbeginn deutlicher Durchbau der Distraktionsstrecke.
Rechtes Bild: 12 Wochen postoperativ – die Distraktionsstrecke ist konsolidiert, bei korrekten Achsverhältnissen. Das Kniegelenk frei beweglich.

Diskussion

Natürlich ist mit keinem weiteren Epiphysenwachstum im betroffenen Bereich zu rechnen. Dies ist im speziellen Fall sogar erwünscht, bleiben doch die Kniegelenksachsen konstant. In 3 ähnlichen Fällen ist unserer Erfahrung nach die Achskorrektur in den Vordergrund zu stellen. Die Beinverkürzungen lassen sich eher ausgleichen als rezidivierende Achskorrekturen im Gelenksbereich, die auch den Bandapparat erheblich durch mehrfach notwendige operative Eingriffe in Mitleidenschaft ziehen.

2. Fallbericht

4jähriger Knabe nach Säuglingsosteomyelitis mit einem nur mehr 2 cm langen proximalen Radiusrudiment, extreme Klumphandbildung.

In 1. Sitzung Implantation der Fibula in den rudimentären Periostschlauch zur Rekonstruktion des Radius. Nach 2 Jahren «Z»-Verlängerung mit Spontandurchbau der Verlängerungsstrecke und Beseitigung der Klumphand.

Diskussion

Die Operationsindikation war die Verschlechterung der Greiffunktion der Hand. Mehrmalige Nachkorrekturen sind sicher notwendig, will man die Chance wahren, am Wachstumsende ein funktionell und kosmetisch gutes Ergebnis zu erzielen.

Zusammenfassung

Nach wie vor kann die abgeheilte Osteomyelitis mit Defektheilung das behandelnde Team vor

194

große Probleme stellen. Je nach Lokalisation der Osteomyelitis und dem Ausmaß der Zerstörung kommt es zur partiellen oder totalen Gelenkszerstörung, zu Fehlwachstum, zu Pseudarthrosen, Verkürzungen und Achsenabweichungen. Dementsprechend sind Verlängerungsosteotomien oft in mehreren Sitzungen notwendig. Achskorrekturen mit autologen oder homologen Knochenkeilen und «V»-Osteotomien sind oft bereits während des Wachstums oder als Endkorrektur nach Wachstumsende erforderlich. Neue Aspekte zur Beinverlängerung und Achskorrektur eröffnet bei teilweise zerstörten Epiphysenfugen und wenn diese noch nicht total verschlossen sind, die Epiphysensprengung. Die Gefahr des Neuaufflackerns der Osteomyelitis ist groß. Korrekturosteotomien sollten unserer Erfahrung erst dann durchgeführt werden, wenn die Gefahr des Neuaufflackerns des Entzündungsprozesses nicht mehr gegeben ist, dies ist dann der Fall, wenn mindestens 1 Jahr keinerlei Entzündungserscheinungen mehr nachweisbar sind.

Anschrift des Autors

R. GRAF, Landessonderkrankenhaus, A-8852 Stolzalpe

H. Sauer und G. Ritter (Hrsg.): Osteomyelitis und Osteitis im Kindesalter
© Gustav Fischer Verlag · Stuttgart · New York · 1986

Chronic Osteomyelitis, Pathological Fractures, Pseudarthrosis and their Treatment

Savo Bumbić, Dušan Síepanović, Belgrad

Summary

A total number of 576 children was treated, with slight preponderance of males (59:41). The age distribution of the children was as follow: 0–12 months 98 (17%), 1–2 years 62 (11%), 3–7 years 155 (27%), 7–11 years 137 (24%) and 11–15 years 124 (21%). Chronic osteomyelitis was present in 183 (39%). In 80% of cases the process was localized in long bones, less frequently in short ones. The children were admitted to our hospital either for primary treatment, or for surgical management of late sequelae, most commonly fistulae (12%), coxarthrosis (2%), pathological dislocations (9%), pathological fractures (14%) or inequality of leg lenghts. All complications were treated successfully, with only one fatal case in 576 patients. Fistulae were treated by chemical ablation or surgical incision, sequestration of the bones by sequestrotomy, and pathological fractures by immobilization. Pseudarthrosis were treated successfully by variable procedures, including long time immobilisation, graft methods and fibular «tibialisation», or by transplantation of the fibula from the other leg. Pathological luxations were treated by corrective osteotomies or by the trochanteroplastic/ileotomy procedure (Collin-Chiari). Shortenings of the extremities were elongated by «Z»-plasty or by distraction (Ilizarov method).

During the past 20 years, we personally treated 576 children with different forms of osteomyelitis. There was a slight male preponderance (59:41). It appeared most commonly in children aged 3–7 years. Infants under the age of 12 months in whom a distinct clinical picture exists were excluded. 478 children were treated (284 males and 194 females). There were 183 (39%) chronic cases.

On admittance, ESR was 10/20 in 2,2% of children, more than 20/40 in 17%, more than 60/80 in 35%, more than 80 in 46%. White cell count was below $10 \times 10^9/l$ in 42%, $10–15 \times 10^9/l$ in 35%, $15–20 \times 10^9/l$ in 18%, more than $20 \times 10^9/l$ in 4%. In 57 children (19%) during treatment of osteomyelitis, pyogenous lesions were found in other organs, most commonly pneumonia (26 children), heart involment in 16, kidneys in 5, gastrointestinal system in 3, and peritonitis in 2. Osteomyelitis was present mostly in long bones (460 or 80%), in 18 (3%) in plain bones, and in 98 (17%) in short bones. In acute disease, treatment poses little difficulty. In chronic or complicated osteomyelitis, even the diagnosis is doubtful, and treatment is a very challenging task.

Pretty often, osteomyelitis is associated with the appearance of fistulas, resistant to any form of medical cure. We had 22 such patients, in 6 (12%) in the femur, 8 in the crural region, 5 in the humerus, 2 in metacarpal bones and 1 in metatarsal bone. We treat chronic fistulas, resistant to common antibiotic treatment according to Gorelek (Modified by V. Stojanović), which is a very effective form of chemical ablation of the inner wall of the fistula, using ether and hypertonic silver nitrate. If unsuccessfull, we use the surgical approach, after fistulography.

Sequesters are, as a rule, cylindrical or pellet shaped, with involvement of the whole diaphysial part of the bone, as is the case in defective pseudarthrosis of the tibia. They can be of different shapes, making x-ray diagnosis difficult. Osteomyelitis cannot be considered healed, if sequestration of the bone is still present. Finding of the sequester is a very meticulous task (girl on the photograph was operated 11 times in 6 years). We treated 26 children (14%) with sequestration, mainly in the tibia (6 cases), femur (5), wrist (5), radius (1), feet (4), fibula (1). Sometimes sequestration is very ugly, ending with pseudarthrosis. We do not insist on sequestrotomy unless the sequester is fully demarcated. Pathological fractures appear in the acute phase of disease, especially during the second

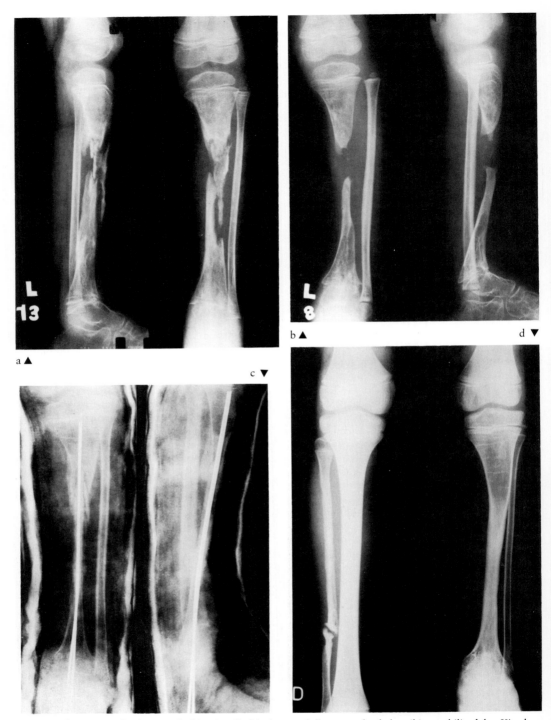

Fig. 1: Defective pseudarthrosis of tibia a) cylindrical sequestrations; b) «mature» defective pseudarthrosis; c) middle part of the fibula from other leg transplanted into medullary canal of the tibia, stabilized by Kirschner wires. Splinters; d) tibialisation of the transplanted fibula

week of disease, and later. In chronic or cured osteomyelitis the bone breaks easier, because of changed texture, especially if healing has led to bone sclerosis. A pathological fracture is dangerous, because it heals slowly and with a great frequency of pseudarthrosis. We treated 14 children (7%) with pathological fractures (femoral in 9, humerus and tibia in 3 children each, and 1 with fracture of the fibula). In management of these fractures, we withhold the surgical reposition, and insist on a long time adequate immobilisation, with sparing of the fracture point by a walking apparatus.

Pseudofractures are among the gravest complications of osteomyelitis. 16 children (9%) were treated (tibial in 10, metatarsal in 2, and humeral, femoral, metacarpal and phalangeal in one each). In 8 children, pseudarthrosis was located in the usual position, which is the part between middle and lower third of the tibia, in the so called «zone of ischemia». Defective pseudarthrosis was present in two children. This type of pseudarthrosis we treated with immobilisation, stabilisation of the pseudarthrosis by a metal needle, grafting, tibialisation or other usual procedures.

Defective pseudarthrosis of the tibia is a common consequence of bipolar, acute pyogenic osteomyelitis, accompanied by diaphyseal sequestration (Fig. 1 a, b, c, d). The Cylindrical sequester should be removed first (a), and afterwards the child walks with an apparatus for at least two years. As soon as the pseudarthrosis has «matured» (b) the middle portion of the fibula from the other limb is transplanted into the medullary canal of the tibia. Intramedullar transplantation immobilisation and immobilisation with splint (c) should be done. After approximately two years the transplanted fibula is assimilated («tibialized») the child walks normally and the affected limb grows normally (d). If shortening persists, it can be corrected later with distraction. This method has the advantage of being simple, giving good results, and if it fails, other methods can be used.

Ankylosing arthritis is a pyogenic arthritis with the process beginning simultaneously in two adjacent bones, e. g. the femoral head and neck and the acetabulum. We had such clinical presentation in two children.

Pathological luxation as consequence of osteomyelitis was present in 17 children (9%). It involved mainly the hip joint (11 cases), shoulder (5) etc. After the acute phase we wait for 3–5 years and then make a surgical reduction; during the waiting time the child wears a walking apparatus. The type of operation depends on the type of pathological luxation. Most commonly the process is such that corrective valgus or varus osteotomies

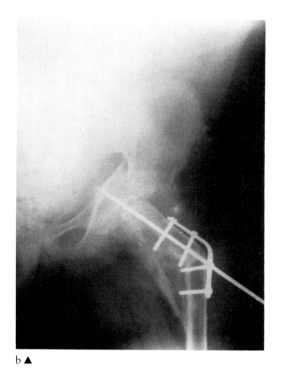

a ▲

b ▲

Fig. 2: Chronic osteomyelitis fistula with visible sequesters a) face, b) profile

are done. In cases with lysis of femoral head and neck, we performed a trochanteroplasty (Colonua), stabilised by iliac osteotomy (Salter) (Figure 2 a, b). In the 15th year of life, femoral distraction after Ilizarov was done. Surgical treatment of osteomyelitic hip luxation is to be considered in conjunction with the evalutionary pattern, making additional corrections as the child grows.

Until adolescence inequality of limb length is corrected by an apparatus or special shoes; in pubertal age we perform a limb elongation. On the other leg an epiphysiodesis is made to equalize the length of the limbs. However, these hip luxations are complicated, with a tendency to worsening as compared to shoulder luxations, which heal spontaneously (in no patient surgical correction was necessary). Shortening of the femur or tibia as a consequence of osteomyelitis were corrected with epiphysiodesis on the other limb. Valgus and varus deformities were treated with a corrective apparatus.

Bibliography

1. BUMBIĆ S., Z. NAJDANOVIĆ, R. LUKAČ et al.: Slučaj retke komplikacije hematogenog osteomijelitisa. Srpski arhiv 1977, 9, 787, 105
2. BUMBIĆ S.: Pséudarthrose ostéomyélitique du tibia gauche chez un garson de nef ans traite par un greffon du pérone droit, 40e Reunion Chirurgie Infantil Francais, 12–14 décembre 1983
3. FILATOV I. V.: Protezirovanie detej s defektami konečnostej «Medicina» Moskva 1981
4. JANKOVIĆ LJ.: Kongenitalna pseudartroza potkolenice kao hirurški problem, Beograd 1976, Teza
5. NADE S.: Acute hematogenus osteomyelitis in infancy and childhood. J. Bone Joint Surg. Vol. 65-B, 1983, 109–119
6. VOLKOV V. M.: Kostnaja patologija detskoge vozrasta, Moskva «Medicina» 1968
7. VOLKOV V. M., V. A. BIZER: Gomotransplantacija kostnoj tkani u detej. «Medicina» Moskva 1969

Authors address

S. BUMBIĆ: Pediatric Surgery Hospital, Clinical Center of the Medical faculty of Belgrade, Tiřsova 10, Belgrade 11000, Yugoslavia

H. Sauer und G. Ritter (Hrsg.): Osteomyelitis und Osteitis im Kindesalter
© Gustav Fischer Verlag · Stuttgart · New York · 1986

Ist die Hahn-Huntington Operation in der Behandlung der postosteomyelitischen Tibiapseudarthrosen des Kindes noch zeitgemäß?

AL. PESAMOSCA, ST. PUIU, R. FLUERARU und V. OLARA, Bukarest

Während einer Zeitspanne von 30 Jahren (1954–1984) wurden in die Klinik für Kinderchirurgie und -orthopädie von Bukarest 47 postosteomyelitische Pseudarthrosefälle (45 Tibia- und 2 Fibulapseudarthrosen) eingewiesen. Diese Anzahl von 47 Fällen stellt 56,2% der gesamten Pseudarthrosen des Beines und 61% der gesamten postosteomyelitischen Pseudarthrosen dar.

Aus der Analyse der Krankenblätter geht hervor, daß außer den Fällen, in denen die Pseudarthrose auf eine fehlerhafte allgemeine und lokale Behandlung zurückzuführen ist (spätes Einsetzen der Behandlung, Verabreichung der Antibiotika in unzureichender Dosis, Ausbleiben der Immobilisierung, Sequestrektomie, vor dem Zustandekommen einer periostalen Knochenneubildung usw.), in manchen Fällen die Pseudarthrose die Folge einer besonders foudroyanten Staphylokokkeninfektion zu sein scheint (hoch virulente Bakterienstämme und verminderte Widerstandsfähigkeit des Organismus, z.B. in der Rekonvaleszenzphase nach Masern).

Die meisten nach Osteomyelitis aufgetretenen Pseudarthrosen des Beines waren Defekt-Pseudarthrosen (36 Fälle) während die übrigen (11) straffe Pseudarthrosen waren.

Bei 6 Fällen liegen keine vollständigen Angaben bezüglich der chirurgischen Behandlung und des klinischen Verlaufes vor. Zwei Patienten mit Tibiapseudarthrosen befinden sich noch in Behandlung

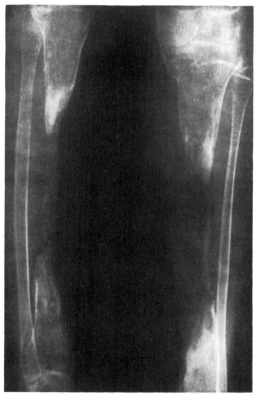

Abb. 1: Die Pseudoarthrose wird durch die Hahn-Huntington Operation in einer Sitzung behandelt.

A) bei den 28 Defekt-Pseudarthrosen wurden durchgeführt:
1. die Hahn-Huntington Operation in einer Sitzung (nach Codivilla).
In 14 Fällen mit folgenden Ergebnissen:
– 10 Konsolidierungen nach einer durchschnittlichen 3 1/2 monatigen Immobilisierung (Grenzwerte 1–6 Monate) Abb. 1; Abb. 2.

In 2 Fällen trat eine Fraktur des Fibulatransplants ein und die Konsolidierung wurde durch die Phemister Operation mit folgender 2 1/2 monatiger bzw. 10 monatiger Gipsimmobilisierung erzielt;
– in 3 Fällen 3 Monate nach dem chirurgischen Eingriff ein Ausbleiben der Konsolidierung des Fibulatransplantates proximal. Die Konsolidierung wurde schließlich durch die Phe-

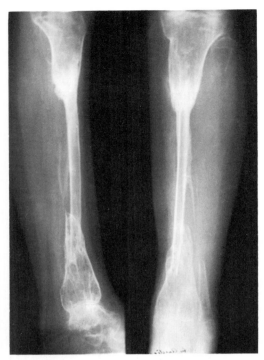

Abb. 2: Nach 4 Monaten kommt die Konsolidation des Fibulatransplantats zustande.

mister Operation und einer 2-monatigen Gipsimmobilisierung erzielt;

– ein durch Infektion verursachter Mißerfolg. Die Konsolidierung wurde in diesem Falle durch 3 weitere chirurgische Eingriffe erzielt.

2. Die Hahn-Huntington Operation in zwei Sitzungen in 7 Fällen. In allen Fällen fand die Konsolidierung statt. Die tibiofibulare Konsolidierung nach der ersten Sitzung wurde im Durchschnitt nach 5 1/2 Monaten (Grenzwerte 2–12 Monate) und die Konsolidierung nach dem zweiten Eingriff im Durchschnitt nach 3 1/2 Monaten (Grenzwerte 2–8 Monate), erreicht. Bis zum Endergebnis des Eingriffs war im Durchschnitt eine 9-monatige Immobilisierung notwendig.

3. In den übrigen 7 Fällen wurden andere chirurgische Eingriffe durchgeführt.

B) Bei den 11 straffen Pseudarthrosen wurde in 7 Fällen die Phemister Operation durchgeführt, in den übrigen 4 Fällen wurden andere Verfahren angewandt.

Die Heilung der postosteomyelitischen Pseudarthrosen wurde also in 100% der 39 beobachteten Fälle erzielt, und zwar in 35 Fällen durch einen einzigen Eingriff, in 3 Fällen durch 2 Eingriffe und in einem einzigen Fall durch 3 Eingriffe.

Bei den postosteomyelitischen Defekt-Tibiapseudarthrosen wirft der Ersatz des Knochensubstanzverlustes schwierige Behandlungsprobleme auf. Von der Vielfalt der bekannten chirurgischen Verfahren ziehen wir die Hahn-Huntington Operation in einer Sitzung vor, mit der wir günstige Ergebnisse erlangten. In der Verkürzung der Immobilisierungsdauer von 9 auf 4 Monate und in der Verminderung der Anzahl der chirurgischen Eingriffe liegt der Vorteil gegenüber dem zweizeitigen Verfahren. Unseres Erachtens nach, hängt der Erfolg dieser Eingriffe in erster Linie vom ausgewählten Operationszeitpunkt und von den bis zur Durchführung des chirurgischen Eingriffs getroffenen Betreuungsmaßnahmen ab. Grundsätzlich wurde die strenge Ruhigstellung des Beines bis zur endgültigen klinischen, radiologischen und biologischen Sanierung der entzündlichen Knochenläsionen eingehalten. Eine eventuelle Verspätung der tibiofibularen Konsolidierung an einem der Enden wurde durch eine sekundäre Knochentransplantation nach Phemister behoben. Nach unserer Erfahrung vollzieht sich der Tibialisationsvorgang der Fibula langsam und zur Vorbeugung von Transplantatbrüchen ist die Anwendung eines orthopädischen Gehapparates unerläßlich.

Die Nachkontrolle zeigte, daß ein großer Teil der Fälle erhebliche Beinverkürzungen aufwies. Die durchschnittliche Verkürzung bei 15 Patienten, die 15–16 Jahre nach der Operation untersucht wurden, war ungefähr 5 cm (Grenzwerte 2 und 26 cm) Abb. 3. Die Ursache der Verkürzung ist nicht der Operationstechnik anzulasten, sondern liegt in der Schädigung der Wachstumsfugen durch die chronische Osteomyelitis. In 4 Fällen kann es zu Gelenkversteifungen (in 3 Fällen Versteifung des oberen Sprunggelenkes, in einem Fall Versteifung des Kniegelenkes und des oberen Sprunggelenkes), als Folge einer Mitbeteiligung der Gelenke an der Osteomyelitis. Bei den straffen Pseudarthrosen waren die Endresultate im allgemeinen gut, die Konsolidierung wurde in der Regel unabhängig vom angewandten chirurgischen Verfahren erzielt. Mißerfolge, die zu verzeichnen sind, sind, unseres Erachtens, nicht dem chirurgischen Eingriff, sondern dem falsch gewählten Operationszeitpunkt, nämlich vor der endgültigen Sanierung des Infektionsherdes, anzulasten. Die Erfahrungen unserer Klinik in der Behandlung der postosteomyeliti-

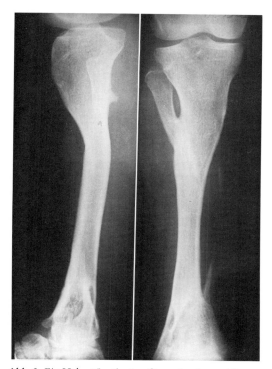

Abb. 3: Ein Hahn-Huntington Operation in zwei Sitzungen. Die nach 2 Jahren durchgeführte Kontrolle zeigt eine gute Konsolidation des Transplantates; man bemerkt den Tibialisationsvorgang der Fibula, mit einer Beinverkürzung um nur 2 cm.

schen Beinpseudarthrosen erlaubt folgende Schlüsse zu ziehen:

1. Die nach einer Osteomyelitis aufgetretenen Pseudarthrosen sind, in Mehrzahl der Fälle, Defektpseudarthrosen. Von den angewandten chirurgischen Verfahren, bot die Hahn-Huntington Operation in einer Sitzung (Codivilla Verfahren) die besten Ergebnisse.
2. Nach der postoperativen Konsolidierung der Pseudarthrose ist der Ausgleich der Verkürzung notwendig, um folgende Wirbelsäulenverkrümmungen zu vermeiden.
3. Da ein großer Teil der Pseudarthrosen als Folge einer initial fehlerhaften Behandlung auftreten, besteht ihre Prophylaxe in der strengen Beobachtung der Grundsätze auf welchen die Behandlung der Osteomyelitis beruht.

Anschrift des Autors

Al. Pesamosca, Klinisches Kinderkrankenhaus «Berceni», Klinik für Kinderchirurgie und -orthopädie Bukarest

Diskussion: Vorträge S. 169–203

Sharrard W. J. W. (Sheffield): Talking about the use of these chains in your orthopedic practice and in adults. Of course it is a useful antibiotic; when you are using it in this way you don't have to bother quite so much about the parenteral generally systemic infects. But there is a part to it just putting the chains in is not going to automatically do the whole job. The normal thing, when you have a chronic osteomyelitis posttraumatic following infection of the fracture, which is usually due to using AO equipment badly, you got to take away the dead and infected bone as well as put the beads in. Now, do I understand whether you are doing this as well. It's not just putting beads in, it's putting beads in plus taking away the dead and damaged tissue that would otherwise still harbour the organisms even if you do use these chains. Can you clarify that for me, what you did in your cases?

Parsch K. (Stuttgart): Vielleicht von unserer Seite noch dieser eine Einwand, der besonders wichtig ist. Wenn der Verdacht besteht, daß es bei einer offenen Fraktur zu einer Infektion kommt, aus dem Hämatom eine Infektion besteht, dann ist es eine dringende Regel für jeden Chirurgen, daß er dieses Hämatom ausräumt und nicht wartet, bis es zu einer chronischen Osteitis gekommen ist. Das selbe gilt natürlich für die Situation nach einem operati-

203

ven Eingriff. Wenn ein Kind tatsächlich einen Temperaturanstieg behält und Schmerzen an der Wunde zeigt – es braucht nicht immer eine Rötung sein – muß man das Hämatom ausräumen und nicht die Katastrophe abwarten.

Engert J. (Herne): Herr Parsch hat schon das Wort über die Fehlindikation zur Osteosynthese genannt. Können Sie aus Ihrem Material ableiten, wie häufig man eine Infektion bei der operativen Versorgung kindlicher Frakturen erwarten muß?

Ekkernkamp A. (Bochum): Wir können dazu nicht sehr viel beitragen. Das Bergmannsheil Bochum operiert überwiegend Erwachsene. Wir kriegen die Kinder bei den Unfällen selten primär. Im Prinzip erst dann, wenn es an anderen Kliniken nicht mehr weiter geht. Die Literatur sagt, der Prozentsatz liegt bei 2, wir denken das auch.

Prevot J. (Nancy): Ich möchte die Wichtigkeit des Beitrages von Dr. Aboulola betonen, die sich auf Ausnahmefälle bezieht, auf Osteomyelitiden, bei denen die ganze Diaphyse nekrotisch wird oder die Diaphyse spontan frakturiert. Hier sollte man den Sequester belassen, bis das Periost einen Muff bildet und dann den Sequester allmählich ausräumen. Ich persönlich habe nur etwa fünf solche Fälle bei kleinen Franzosen und ehemaligen Algeriern.

Sharrard W.J.W. (Sheffield): Professor Nixon and I were just saying to each other, we remember being told this as students in the preantibiotic days before there were any antibiotics and when this sort of problem did happen with the best will in the world for heaven's sake leave the sequestrum in until the rest of the bone has done its best, and I'm sure that's still the right answer. So I support very strong that what you say.

III. Südosteuropäisches Symposium für Kinderchirurgie in Graz
13.–15. 7. 1985

Zusammenfassung

Sauer H. (Graz): Meine Damen und Herren, wir kommen jetzt zum letzten Akt dieses Symposiums und so wie bei den bisherigen lassen wir die Moderatoren nicht einfach nur hier heroben residieren, sondern Sie werden auch zu ganz harter Arbeit verpflichtet, nämlich zu einer Zusammenfassung ihres Arbeitskreises, der dann am Schluß des Symposiums hier präsentiert wird.

1. Arbeitskreis: Pathogenese

Becker H. (Graz):
In diesem Arbeitskreis wurden Vorträge unter den Stichworten Pathologie, Pathogenese, Bakteriologie und Immunologie gehalten:

1. WEYBORA und BECKER aus Graz brachten im *Einleitungsreferat* zur Pathologie der Osteomyelitis im Kindesalter nach Definition die grundlegenden Faktoren, die die Entstehung, die Lokalisation und den Verlauf der Osteomyelitis im Kindesalter bestimmen.
In der *Diskussion* dieses Beitrages konnte noch einmal betont werden, daß die Biopsiediagnostik unter allen Umständen die klinischen Daten und Röntgenbilder braucht.
Ungeklärt blieb die Ätiologie des CAFFEY-SILVERMAN-Syndroms (wahrscheinlich viral) und die Frage, welche Rolle Traumen bei der Entstehung der hämatogenen Osteomyelitis spielen (reaktive Hyperämie, Senkung der Phagozytose? zufällige Koinzidenz im Lebensabschnitt mit dem größten Bewegungsdrang? – siehe auch Beitrag Nr. 5 von MAO und EIBL).
2. DENTI und Mitarbeiter aus Mailand untersuchten experimentell die Frage der Pathogenese der neonatalen septischen Osteoarthritis. Die Arbeit bestätigt die pathogenetischen Vorstellungen, daß die transumbilicale Einschleppung von Eitererregern die Hauptursache der septischen neonatalen Osteoarthritis ist.
3. GUGGENBICHLER *und Mitarbeiter aus Innsbruck* untersuchten mit einem aufwendigen in-vitro Modell ebenfalls die Frage der Pathogenese der akuten hämatogenen Osteomyelitis. Die von den Autoren gezogene Konsequenz ist, daß ß-Lactam-Antibiotika, die schlecht in Phagozyten penetrieren, kombiniert werden sollten mit Makrolid-Antibiotika oder Fosfomycin.
In der *Diskussion* wurde die Bedeutung dieser Schlußfolgerung, nämlich entsprechende Kombinationspräparate zu verwenden, unterstrichen.
Vielleicht wird es einmal möglich sein, diesen eleganten Modellversuch auszuweiten, indem man ein «micro-environment» mit interagierenden Granulozyten, Makrophagen, Reticulumzellen und Lymphozyten konstruiert und damit den tatsächlichen Abläufen noch näher kommt.
4. SCHOBER *und* LANDLER aus Graz untersuchten das Erregerspektrum der akuten hämatogenen Osteomyelitis in den letzten acht Jahren an der hiesigen Univ.-Klinik für Kinderchirurgie. Die Daten der 129 Patienten wurden statistisch aufgeschlüsselt.
In der *Diskussion* wurde dazu angemerkt, daß der Nachweis von Spitalskeimen oft punktionsbedingt ist.
5. MAO *und* EIBL *aus Turin bzw. Wien* brachten in einem Beitrag über «Immunologische Aspekte bei Sepsis und Knocheninfektionen» einleitend wichtige Grundlagen der immunologischen Kooperation zwischen Granulozyten, Makrophagen und T- sowie B-Lymphozyten. Die Arbeitsgruppe der beiden Autoren hat nun in einem klinischen Doppelblindversuch versucht, bei 32 Fällen einer Intensivstation nach einem Trauma die Opsonisierungskraft des Serums durch Zugabe vom IgG i. v. zu erhöhen.
Die Autoren sind «vorsichtig optimistisch», daß diese Methode bei der Prophylaxe bzw. Bekämpfung von bakteriellen Infekten nach Trauma von Nutzen sein könnte.

2. Arbeitskreis: Grundsätze der Diagnostik und Therapie
(Klinik, Röntgen, Szintigraphie, Chemotherapie, chirurg. Therapie)

Fotter R. (Graz):
Ich möchte den Arbeitskreis bzw. Themenkreis 2 «Grundsätze der Diagnostik und Therapie – Klinik, Röntgen, Szintigraphie, Chemotherapie, chirurgische Therapie» noch einmal kurz zusammenfassen.

Das erste Referat von Herrn Kollegen Kurz beschäftigte sich mit der Klinik der akuten hämatogenen Osteomyelitis. Er fand in seinem Patientengut 3 Altersgipfel, nämlich das erste Lebensjahr, insbesondere die ersten drei Lebensmonate, einen zweiten Altersgipfel etwa dem 3.–5. Lebensjahr entsprechend und schließlich ein Plateau, das zwischen dem 11. und 15. Lebensjahr gelegen war. Bei Säuglingen erkrankten Knaben und Mädchen etwa gleich häufig. Bei der juvenilen Osteomyelitis waren etwa doppelt so viele Knaben betroffen wie Mädchen.

Es wird betont, daß nur in wenigen Fällen die Zuweisungsdiagnose tatsächlich «Osteomyelitis» gelautet hatte. Nur weniger als 50% zeigten eine Temperaturerhöhung über 38. Hingewiesen wurde besonders, daß die Linksverschiebung ein wichtiges diagnostisches Kriterium ist. Die Blutsenkungsgeschwindigkeit bei einer Annahme des unteren Grenzwertes von 20 in der ersten Stunde war in 75% der Fälle positiv. 85% bis etwa 95% zeigten mindestens 2 Symptome. Wichtig ist, daß bei jedem Patienten ein Laborparameter und ein klinisches Symptom positiv waren.

Der 2. Vortrag von Herrn Grubbauer beschäftigte sich mit der nosokomialen Osteomyelitis. An der Univ.-Kinderklinik Graz gab es 2% nosokomiale Osteomyelitisfälle. Die Hauptsymptome entsprechen denen der neonatalen bzw. Säuglingsosteomyelitis. Die initiale Skelettszintigraphie hat hier die gleiche diagnostische Bedeutung. Bei den von Grubbauer vorgestellten Fällen waren drei von vier Fällen szintigraphisch positiv, das Röntgen wurde später in allen Fällen positiv. Die initiale Antibiotikatherapie muß neben der Behandlung eines eventuellen Staphylokokkeninfektes auch weitere von Station zu Station unterschiedliche Keime erfassen.

Das dritte Referat von Herrn Kwasny beschäftigte sich mit der radiologischen und skelettszintigraphischen Diagnostik der akuten hämatogenen Osteomyelitis. Hier scheint es mir von besonderer Bedeutung zu sein darauf hinzuweisen, daß in den Jahren von 1980–1981 nur 45% positive Röntgenbefunde gefunden wurden, zwischen 1981 und 1985 jedoch 73%. Die Ursache liegt darin, daß man nicht nur nach ossären Veränderungen fahnden muß, sondern daß insbesondere im Frühstadium die häufig sehr diskreten Weichteilveränderungen im Röntgenbild genau beachtet werden. Die Treffsicherheit der Szintigraphie wurde von Kwasny mit 86% angegeben.

Herr Berger weist im nächsten Referat darauf hin, daß mit der sog. 3-Phasen-Szintigraphie mit 99 m-Technetium MDP eine höhere Treffsicherheit erreicht wird als mit der statischen Szintigraphie allein. Mit dieser erweiterten szintigraphischen Untersuchungstechnik ist eine Unterscheidung zwischen Weichteilinfekt und Osteitis eindeutig möglich. Die Sensibilität der Szintigraphie beträgt unter diesen Voraussetzungen 71%, die des Röntgens 47%.

Von Bourdelard wurde über die szintigraphische Frühdiagnose bei akuter hämatogener Osteomyelitis im Rahmen homozygoter Sichelzellanämien berichtet. Von großer Bedeutung ist die Möglichkeit, auch Knochennekrosen mittels Szintigraphie bei dieser Krankheit zu diagnostizieren.

Herr Moutsouris aus Griechenland berichtete über Röntgen- und szintigraphische Befunde bei 5 Patienten mit multifokalem ossären eosinophilen Granulom.

Das siebente Referat von Herrn Tischer beschäftigte sich mit einer wichtigen Differentialdiagnose zur Osteomyelitis, nämlich das Caffey-Silverman-Syndrom. Bei vier von fünf Fällen konnte die Diagnose nur durch die Biopsie gestellt werden. Dies unterstreicht die differentialdiagnostischen Probleme, die diese Krankheit, die in den ersten sechs Lebensmonaten beginnt, hervorruft.

Herr Marget nahm in seinem Referat zu aktuellen Fragen der Chemotherapie bei der akuten hämatogenen Osteomyelitis Stellung. Vier Punkte seien hier erwähnt:

Erstens, initial sollte immer eine intravenöse antibiotische Therapie erfolgen, die gegen Staphylokokken gerichtet ist.

Zweitens, keine initiale orale Antibiotikatherapie.

Drittens, auch bei Abklingen der klinischen Symptomatik nur in Ausnahmefällen Umstellung auf eine orale Therapie.

Viertens, die Dauer der antibiotischen Therapie sollte nicht unter 20 Tagen liegen.

Das nächste Referat beschäftigte sich mit dem Einsatz von Lincomycin für die Therapie der akuten hämatogenen Osteomyelitis.

Es folgten nun Referate, die sich mit der Indikation zur operativen Behandlung beschäftigten.

Herr Graf berichtete, daß in 20% der Fälle eine Indikation zur operativen Behandlung gegeben sei, unabhängig davon, ob es sich um eine Säuglingsosteomyelitis oder um eine juvenile Osteomyelitis handelt. Als Parameter für das Ansprechen der konservativen Therapie gilt der rasche Temperaturabfall innerhalb von zwei Tagen. Voraussetzung für das konservative Vorgehen ist natürlich eine sofort einsetzende intravenöse Antibiotikatherapie, d. h. eine sehr frühe Therapie. Ist damit innerhalb von 36 bis 48 Stunden die Temperatur nicht zu senken, so sollte operiert werden.

Bei Gelenksbeteiligung wird von der Gruppe Graf eine Punktion mittels Kanüle vorgenommen, diese belassen und über 24 Stunden gespült. Resultiert daraus kein rascher Temperaturabfall, so erfolgt die operative Behandlung des befallenen Gelenkes.

Herr Härle berichtete über Operationsindikation, Operationstechnik und lokal antibiotische Behandlung mit Gentamycinketten.

Herr Linhart aus Graz nahm ebenfalls zur Operationsindikation Stellung. Er stimmt weitgehend mit Herrn Graf bezüglich der Indikation und des Zeitpunktes der Operation überein.

Herr von Laer hat mit dem letzten Referat dieses Blockes, glaube ich, etwas sehr Interessantes demonstriert, das mich als Diagnostiker sehr beeindruckt hat. Nämlich, daß die Ruhigstellung einer Extremität ausschließlich der primären Schmerzbekämpfung dient, daß aber eine schnellere Regeneration von Weichteilen, Knochen und Gelenksknorpel durch eine relativ früh einsetzende funktionelle Nachbehandlung zu erwarten ist.

Zur szintigraphischen Diagnostik mit 99 m-Tc-MDP möchte ich abschließend noch einen sehr wichtigen Hinweis geben: Das Spektrum der knochenszintigraphischen Befunde im Frühstadium der Osteomyelitis, insbesondere bei der Säuglingsosteomyelitis, reicht von sog. «kalten Läsionen» (sog. Speicherdefekte) über normal speichernde Herde bis zu den typischen fokalen Mehrspeicherungsherden.

Nur die Kenntnis dieser besonderen Speichermuster erlaubt es vor allem, die Säuglingsosteomyelitis im Frühstadium verläßlich zu diagnostizieren.

3. Arbeitskreis: Säuglingsosteomyelitis
(Klinik, Diagnostik, Therapie)

Kurz R. (Graz):

Unter den Beiträgen zur Säuglingsosteomyelitis gab es eine große Zahl ähnlicher Referate, von denen aber jedes seinen besonderen Schwerpunkt hatte.

Übereinstimmung bestand darin, daß vorwiegend das erste Trimenon betroffen war und daß der oft schleichende Beginn mit einer unklaren Symptomatik gerade bei den Säuglingen die wesentliche Ursache für die meistens zu späte Diagnose war. Die Mehrzahl der Säuglinge hatte eine belastende Anamnese wie Sepsis, Katheterismus oder schwere Krankheiten und war auf einer Intensivstation aufgenommen. Als klinische Frühzeichen wurden Schwellungen, Aktivitätsverlust und Bewegungseinschränkung angegeben, wobei aufgrund der besonderen Durchblutungsverhältnisse vorwiegend die Epiphysen der großen Gelenke der unteren Extremitäten betroffen waren. Die Laborbefunde waren nicht immer typisch. Röntgenfrühzeichen sind Weichteilschwellung in der Umgebung der befallenen Knochen und Gelenke sowie Gelenksdistensionen. Die Szintigraphie zeigt häufig eine verminderte Speicherung als Ausdruck der Minderdurchblutung. Das Erregerspektrum umfaßt in erster Linie Staphylokokkus aureus hämolyticus, aber auch kapselbildende Erreger wie Pneumokokken. Es fiel auf, daß Hämophilus influenzae im Gegensatz zur Literatur relativ selten angegeben wurde. Aber es spielen auch die auf Intensivstationen vorkommenden gramnegativen Problemkeime eine besondere Rolle. Übereinstimmung bestand darin, daß die Säuglingsosteomyelitis ein diagnostischer und therapeutischer Notfall ist und daß infolge verspäteter Diagnose schwerste Spätschäden an den Gelenken mit Deformitäten und Versteifungen resultieren, wie in vielen Referaten zum Ausdruck gekommen ist. Hier allerdings fluktuierte die Angabe über die Häufigkeit dieser Spätschäden von 0 bis 80%. Diese große Diskrepanz konnte in der Diskussion nicht geklärt werden. Kein Zweifel bestand über den möglichst frühzeitigen Einsatz einer kombinierten Antibiotikatherapie bereits im Falle eines Verdachts, wo in erster Wahl penicillinase-resistente Antibiotika gegeben werden sollten.

Die Diskussion entzündete sich dann erwartungsgemäß an der Frage, ob, wann und wie aggressiv die chirurgische Therapie durchgeführt werden sollte. Zu dieser Frage darf ich Herrn Kollegen Ritter das Wort geben.

Ritter G. (Graz):

Es wurde von verschiedenen Autoren in acht Referaten das Krankengut vorgestellt. Insgesamt handelte es sich um 525 Fälle. Wenn wir nun ein schlechtes Endergebnis zwischen 60 und 70%, wie es von den einzelnen Autoren selbst interpretiert wurde, feststellen müssen, so heißt das, daß es bei 350 Kindern mit Säuglingsosteomyelitis zu einer

Defektheilung kam. Die vorgestellten operativen Korrekturen sind zwar für einen aktiven Orthopäden sehr interessant, können aber nur annähernd eine normale Funktion herstellen.

Wenn wir den Ursachen nachgehen, dann ist es in erster Linie die zu spät gestellte Diagnose. Wie wir aus den Referaten entnehmen konnten, oft erst bei Vorliegen eines positiven Röntgenbefundes. Warum die Diagnose häufig zu spät gestellt wurde, hat zwei Ursachen: Erstens, weil oft allgemeine schwere septische Krankheitsbilder, besonders im ersten Trimenon, die Gelenkserkrankung überdecken oder weil die Säuglingsosteomyelitis erst im Rahmen eines schweren septischen Krankheitsbildes auftritt. Zweitens aber wurde vom Erstbehandler sehr oft eine falsche Diagnose gestellt und zwar wie das Herr Prevot aus Nancy ausgeführt hat, in 21% der Fälle.

Die einzigen typischen Erstbefunde, das sind die Bewegungseinschränkung und die Schwellung werden entweder übersehen, falsch oder unterbewertet. Das ging besonders aus den Referaten von Frau Haase, Herrn Kurz und Herrn Noack deutlich hervor. Wenn wir eine frühe Diagnose erreichen wollen, muß auf diese allein klinischen Befunde besonderer Wert gelegt werden. Da steht uns noch viel Aufklärungsarbeit bevor.

Eine wichtige Ursache für das Versagen unserer Therapie scheint mir aber in der so häufig zu spät einsetzenden chirurgischen Therapie zu liegen. Bei bereits röntgenologisch sichtbaren Destruktionen kommt die operative Intervention sicher zu spät. Aber auch bei den Fällen, die rechtzeitig diagnostiziert werden, hängt der Zeitpunkt der chirurgischen Intervention, wie die Diskussion ergab, sehr vom Fachgebiet des Erstbefunders und von seiner Emotion ab. Weitgehende Einigung aber konnte erzielt werden, daß immer, wenn ein Gelenkserguß vorliegt und dieser ist das Leitsymptom der Säuglingsosteomyelitis, die chirurgische Intervention indiziert ist.

Die Diagnostik des Gelenkergusses ist erstens klinisch zu stellen, Schwellung, Bewegungseinschränkung und tastbarer Erguß und zweitens in weniger häufigen Fällen radiologisch durch die Distension des Gelenkes. Wichtig ist hier der Hinweis von Herrn Graf, daß auch geringe Ergüsse gut sonographisch nachweisbar sind. Zumindest bei Vorliegen eines eitrigen Gelenkergusses sollte aber die operative Gelenkseröffnung, wenn nötig mit Herdausräumung, durchgeführt werden. Der relativ kleine Eingriff wird in vielen Fällen Gelenksdestruktionen verhindern.

Die Indikation zur Operation sollte zur Verbesserung des Verständnisses zwischen den Fachgebieten vom Pädiater und orthopädischen Chirurgen gemeinsam gestellt werden.

Kurz R. (Graz): Ich muß noch auf eine Kritik eingehen, daß der Pädiater Kinder zu lange «konserviert» – dies stimmt zum Teil. Auf der anderen Seite wurde die Forderung aufgestellt, daß die gemeinsame Betreuung vom ersten Tag an erfolgen sollte. Damit kann ein gemeinsames Konzept erstellt und durch das Verständnis auch des anderen Standpunktes ein sinnvolles und dem jeweiligen Krankheitsfall individuell angepaßtes Vorgehen für den gesamten Krankheitsverlauf erzielt werden. Zum Abschluß möchte ich sagen, daß hier bei dieser Diskussion ein Großteil jener Ärzte fehlte, die die Osteomyelitis innerhalb der ersten Tage des Entstehens diagnostizieren sollten. Daher müssen wir dieses Thema in Lehre und Fortbildung einbauen. Daß dies auch möglich ist, hat Herr Prof. Sharrard in der Diskussion gezeigt. Es ist ihm offenbar möglich gewesen, in seinem Wirkungskreis dieses Wissen und das Gefühl für das rechtzeitige Erkennen der Osteomyelitis tatsächlich zu realisieren.

4. Arbeitskreis: Akute hämatogene juvenile Osteomyelitis

Sharrard W. J. W. (Sheffield):

The first paper was an interesting one being historical, by Dr. Engert, and comparing the preantibiotic and post-antibiotic era. I think the general features were that really the incidence of the disease and certainly the organisms haven't changed, that in small babies, really the situation is not all that much different to what it was, and that in older children the disease is less prolonged, but just as prevalent. Antibiotics certainly have decreased the severity of the disease, and although it wasn't mentioned the mortality was quite severe before antibiotics but it has certainly not altered the need for surgery.

Now, to deal with the 3 papers that were concerned with citeable series of clinical cases:

I'll first deal with Dr. Kolb's contribution, from Bremen. He had 65 cases, he had early diagnosis and treatment, and I shall come to the matter what is «early» in a moment. Only 2 cases needed incision and only one, which was a rib had a sequester. Now my suspicions are straight away that we have not defined what we mean by «early»: everybody is saying «early», but I think Dr. Kolb is getting early cases in the sense that I mean: within the first 24–48 hours of any symptoms happening, and this is perhaps what we should aim for, and may be we aim to get the ideal results that he gets.

Now to go to Dr. Wronecki, from Poland, with a large series of 132 cases, the same principles were being given: as early diagnosis as they could, immobilisation often prolongued, antibiotics often prolongued, 18% requiring surgery of some sort-drilling, lavage, gentamycin beads, – with the impression that he has getting his cases a little later than Dr. Kolb. And I think the same applies to Dr. Verstreken from Brussels with an even larger series of 224 cases.

Now all the speakers agreed about the matter of the diagnosis, the value of scintigraphy, the value of finding the appropiate antibiotic and of the need for early surgery, but here, Dr. Verstreken was telling that 48% required early drainage, and curettage if the lesion had not subsided quickly. So, it seems to me that each of these authors was dealing with a slightly different set of cases, according to what was presented to them and according to their circumstances.

We should say what is «early». It means «as early as possible». That, if the pediatrician is concerned with it, it is important that the pediatrician and the surgeon should communicate with each other and get an understanding about exactly what each can do, and wishes to do.

There was not, I think, anywhere any strict idea of what we meant by what surgery would do and what kind of surgery we should do. Some people were content that a puncture was sufficient, others that incision was necessary, others that drilling was necessary, others that even more extensive curettage of the bone was necessary, and others that gentamycine beads were necessary. Now, in one case or other, I think, it is true to say anyone of these methods may be needed, and until we can get a better idea of what cases we are treating it's difficult to make any firm proposals from what we've heard, except to go back and say «early diagnosis», meaning within one day or two, and «early surgery», meaning as soon as it is evident that the condition is not going to subside with conservative treatment.

Now, a next paper was probably the only one really we had on subacute osteomyelitis, from Dr. Brülhart, and an interesting little series showing that it is a subacute lighter onset different from acute hematogenous osteomyelitis, with 98% positive on scintigraphy, but with culture only positive in 50%, and that surgery was eminently successful and was important not only for the treatment of the lesion for biopsy of it because it had to be differentiated from other lesions, and, of course, there ecure rate was very high.

Then, Dr. Härle giving us a controversial paper about the matter of septic arthritis, again stressing the need for early diagnosis and early surgery, showing us that the value of ultrasound is high, where there are joint problems, and again that if early treatment is given, good results can be expected, but if not, and if there is a lot of involvement of the metaphysis as well as of the joint, that we are likely to get problems of deformity, shortening, and joint distruction which we hope eventuelly may be kept to a minimum, but it's still not easy!

Finally there were a series of papers of rare sites of osteomyelitis where the situation is difficult to diagnose or different in the way it behaves.

Mrs. Hainz gave us a very interesting little paper on osteomyelitis of the skull, 3 cases, obviously a condition which has been known for many years since it was and called «Pott's puffy tumor», by Percival Pott, and the difficulties in the diagnosis, and of course it requires surgical treatment. Dr. Mares, from Beer Sheva, telling us about the rib and sternum and emphasising of an important point, which is that the diagnosis can be made by looking at the soft tissues and of the edema round the bone, which gives the diagnosis away. And if that is looked for, as indeed is appropriate in other bone if you look for the soft tissue changes early, that may tell you something that the bony changes will not tell you until much later. So, there is a lesson to be learned there.

Dr. Schuppert talking about the osteomyelitis of the clavicle a very rare entity, and the difficulties of diagnosis, and the fact that, even when you're removed it, the histologist may tell you it's fibrous dysplasia, but, there it is – it is an interesting place to get osteomyelitis, but certainly not very common in children.

Dr. Kustos telling us about trochanteric lesions and their effect upon the femoral head, and I remember myself that this was also true in tuberculosis, that if you had a lesion in the trochanteric region, it was very near the hip, and the hip gets involved, and that there may be damage to the femoral head particulary in young children, and this is why it does need early treatment and early surgery.

Dr. Tröger, from Heidelberg, telling us about osteomyelitis of the pelvis, the fact that it also is difficult to diagnose, because it presents in various and curious ways, that it may occur in the ischiopubic synchondrosis, that it occurs not all that uncommonly in the ilium, and that perhaps here, the use of CT scan is very helpful in giving us a diagnosis, which is otherwise often difficult, and the good results are obtained by good antibiotic treatment and by surgery.

Dr. Pesamosca, from Bucarest, again emphasised the same difficulties in diagnosis and the same good results from the treatment in osteomyelitis of the sacro-iliac joint.

Finally, lesions of the tarsal bones, which do present differently, which are associated with, and often confused with trauma, but in which, once again, the condition usually though diagnosed late, clears up well once you've got the diagnosis, it is a subacute disease and the bone is generally restored to normal.

And, Mr. Chairmen, both of you, once again my thanks for letting me come, I've enjoyed it very much, I hope that all of you here have also enjoyed it and as I have learned a lot. All our problems are not solved, but we've certainly learned to add them and to talk about them. Thank you very much!

5. Arbeitskreis: Primär chronische Osteomyelitis und Sonderformen
(Spondylitis, BCG-Osteomyelitis, Differentialdiagnose)

Jani L. (Mannheim):

Der Arbeitskreis 5 beschäftigte sich mit der primär chronischen Osteomyelitis und mit der tuberkulösen Osteomyelitis. Bezüglich der primär chronischen Osteomyelitis wurde klar, daß erhebliche Unterschiede in der röntgenologischen Darstellung, zum Teil aber auch im klinischen Verlauf, dieser Erkrankung bestanden. Das traf besonders für die multifokalen Erkrankungen zu, weniger für die Gruppe der Erkrankung, die den Brodieabszeß, die plasmazelluläre Osteomyelitis und der eigentliche Garrè angehören. Charakteristisch war vielleicht, daß wenig pathologische Laborparameter zu finden waren, bei allen gemeinsam war nur eine erhöhte Blutsenkung. Warum nun Unterschiede vorlagen, konnte weder in den Vorträgen noch in der anschließenden Diskussion geklärt werden. Abgesehen vielleicht von dem einen Fall, den Herr Preier berichtet hat, konnte auch bezüglich einer unterschiedlichen Immunologie keine Klarheit geschaffen werden.

Das wichtigste dieser Erkrankungsgruppe ist zweifellos die frühzeitige histologische Abklärung, nicht zuletzt um andere Knochenerkrankungen rechtzeitig herauszufinden. Die Ausräumung des Herdes ist zweifellos eindeutig indiziert. Unterschiedliche Auffassungen gab es in Bezug auf die Notwendigkeit einer anschließenden Spüldrainage, einer Auffüllung mit Ketten und einer eventuellen Spongiosaplastik. Diese Unterschiede sind natürlich auch abhängig von der Größe des Herdes und von dem weiteren klinischen Verlauf. Beim sicheren Erregernachweis, und das war, wenn wir die Fälle alle revuepassieren lassen, etwa bei der Hälfte der Fälle der Fall, ist die antibiotische Nachbehandlung sicher erforderlich. Andernfalls, wenn keine Erreger nachgewiesen werden, und dies betrifft z. B. die Spondylodiszitis, über die Herr Enger sehr intensiv berichtet hat, kann es auch ohne antimikrobielle Chemotherapie zur Ausheilung kommen.

Nicht klar wurde, ob der von Herrn Pink vorgestellte Fall, eine über Jahre sich hinziehende sklerosierende Knochenerkrankung, die schließlich mit erheblicher Invalidität endete, wirklich zu dieser Gruppe der primär chronischen Osteomyelitis zu zählen ist. In diesem Zusammenhang möchten wir darauf hinweisen, daß mit den heute möglichen modernen Untersuchungsmethoden eine weitere Abgrenzung bezüglich immunologischer und auch bakteriologischer Besonderheiten eher möglich ist. Man sollte gerade bei diesen unklaren primär chronischen Knochenerkrankungen nicht die selteneren Erreger vergessen und man sollte auch einmal dabei an die Tuberkulose denken. Ob die von Herrn Frey vorgetragene hypobare Sauerstofftherapie bei der chronischen Osteomyelitis einen wesentlich therapeutischen Vorteil erbringt, muß unseres Erachtens wohl doch noch an einem größeren Krankengut abgeklärt werden.

Schließlich hat Herr Schickedanz in einem historischen Überblick über die Tuberkulosehäufigkeit in der DDR von 1951–1964 berichtet. Damals wurden sogar 4000 Skelettuberkulosen jährlich diagnostiziert. Ferner sagte er, daß heute diese Erkrankung bei ihm kaum noch nachweisbar ist, was wohl auf die obligatorische BCG-Impfung in seinem Lande zurückzuführen ist. Als kleiner Nachteil dieser BCG-Impfung wird empfunden, daß durch den Impfstamm eine kleine Zahl von Lymphknotenentzündung bzw. die Entstehung einer BCG-Osteomyelitis auftreten kann. Hierüber hat uns Herr Hausbrandt in zwei sehr eindrucksvollen Fällen berichtet.

6. Arbeitskreis: Posttraumatische Osteitis und sekundär chronische Osteomyelitis

Parsch K. (Stuttgart): Die Verhinderung der sekundär chronischen und der posttraumatischen Osteitis muß unser dringliches Anliegen sein. Wir brauchen eine frühzeitige Diagnostik, optimale antibiotische und rechtzeitig chirurgische Therapie, um die sekundär chronische zu verhindern, und wir brauchen eine qualifizierte Frakturversorgung im Kindesalter, um die posttraumatische Osteitis zu verhindern. Im Vorgehen bei Vorliegen eines solchen Problems stellen wir bei den heutigen Vorträgen eine relativ große Konkordanz fest. Fast immer wird chirurgisch vorgegangen, die Kombination mit der antibiotischen Therapie ist Pflicht und als Resumè für alle Vortragenden ist zu sagen, daß der Fixateur extern sich als ideales Mittel zur Stabilisierung einer Pseudarthrose oder einer instabilen Situation an den Gliedmaßen erwiesen hat.

Die Vorträge im einzelnen:

Herr Pompino berichtete über 20 sekundär chronische Osteomyelitiden, wobei er leider aufgrund der Konstellation in seinem Hause nicht in der Lage war, die Zahl der akuten Osteomyelitiden anzugeben, von denen 20 in das chronische Stadium übergingen. Vier Fünftel seiner Patienten sind ad integrum ausgeheilt. Die operative Therapie mit Spülsaugdrainage, die Ruhigstellung und die antibiotische Therapie waren Selbstverständlichkeit. Er meinte, daß auch bei frühzeitiger Therapie, womit er sagen wollte, antibiotische Therapie, die chronischen Verläufe nicht grundsätzlich ausgeschaltet werden konnten. Wir haben eigentlich gehofft, daß wir bei dieser Tagung vielleicht doch noch einen besseren Weg aufzeigen können. Herr Hofmann hat die Tübinger Arbeitsgruppe vertreten und wie fast alle, die aus den kinderchirurgischen Kliniken berichtet haben, über sehr kleine Zahlen posttraumatischer Osteomyelitiden berichtet. Die größte Zahl waren ehemalige hämatogene Osteomyelitiden. Das Vorgehen war auch in Tübingen grundsätzlich chirurgisch, die antibiotische Therapie parenteral und die Spülsaugdrainage mit Ringerlösung ohne antibiotischen Zusatz erfolgt. Die Stabilität wurde, wenn erforderlich, immer durch den Fixateur extern angestrebt. Über PMMA-Kugelimplantation oder Spongiosaplomben, wie Herr Burri sie propagiert, wurde aus Tübingen nicht berichtet. Die Korrekturoperationen – darin bestand Übereinstimmung – sind erst nach Abklingen der Entzündungszeichen sinnvoll.

Die Gruppe aus Münster berichtete über die Septopalminiketten, wobei die Diskussion recht kontrovers war. Dennoch muß man festhalten, daß 85% der in Münster und wohl auch in Erlangen behandelten Fälle mit dieser Methode ausgeheilt sind.

Imposant waren die Zahlen aus Bochum, einer Berufsgenossenschaftlichen Unfallklinik, die als Anlaufstelle für viele andere Kliniken, deren schlechte Fälle häufig noch zu einem guten Endergebnis bringt. Auch hier war der Fixateur extern das wichtigste Instrument zur Stabilisation von Pseudarthrosen an Femur oder Tibia. Das sorgfältige Debridement, einfach um eine Wundfläche zu schaffen, die die Ausheilung ermöglicht, war von großer Bedeutung. Und nicht zuletzt wurde auf die psychosozialen Aspekte hingewiesen, die wir nicht zu kurz kommen lassen sollten, wenn man bedenkt, wieviele Monate solche junge Patienten oft in der Klinik verbringen müssen. Die Heidelberger Arbeitsgruppe hatte auch in ihren chronischen Fällen nur wenig posttraumatische und eine größere Zahl ehemals akuter Formen der Osteomyelitis. Das Hauptkontingent der posttraumatischen Osteitis wird in Heidelberg wie in anderen Zentren durch die drittgradig offene Unterschenkelfraktur gestellt, die ein großes Erfahrungspotential verlangt, um zu einer guten Ausheilung zu gelangen. Die richtige Versorgung der offenen Unterschenkelfraktur verhindert die sekundären Probleme.

Wir haben dann noch aus Algier einen sehr interessanten Vortrag gehört, der das Für und Wider der Sequestrotomie behandelt hat. Manche Sequester sind tatsächlich nützlich um den Knochen zu stabilisieren und einen großen Defekt zu vermeiden. Das kontroverse Für und Wider war sehr gut ausgewogen und wir waren beeindruckt von den zum Teil recht guten Ergebnissen.

Schließlich zeigte uns Herr Graf von der Stolzalpe zwei wunderschön operierte Fälle von Defektpseudarthrosen, die durch Achsenkorrektur und Verlängerung des Beines mit dem Ilisaroverfahren zu einer guten Ausheilung gelangten.

Auch Herr Bumbić aus Belgrad hat in einer großen Zahl von über 500 Patienten die verschiedenen Aspekte der pathologischen Fraktur, der Fisteleiterung und der Sequesterentwicklung dargestellt. Auch hier wurde das Ilisarovverfahren angewandt, um Fehlstellungen und Beinverkürzungen auszuheilen.

Und schließlich konnte Herr Pesamosca und seine Arbeitsgruppe aus Bukarest die Hahn'sche Operation Fibula pro Tibia in einer großen Zahl von 28

Pseudarthrosen des Unterschenkels demonstrieren.

Sauer H. (Graz): Meine Damen und Herren, wir sind damit am Ende des III. Südosteuropäischen Symposiums für Kinderchirurgie angelangt. Wir haben bereits beim ersten damit begonnen, diese Symposien interdisziplinär durchzuführen und das war eigentlich das wesentliche durchgehende Konzept. Ich glaube, es ist sehr wichtig, daß die Kinderchirurgen mit den anderen Fachdisziplinen ein Forum haben, wo sie miteinander reden können. Es ist aber auch wichtig mit den Vertretern anderer Länder zu reden und daher haben wir heuer erstmals französisch in die Simultanübersetzung einbezogen. Wir sind sehr glücklich darüber, daß Kollegen aus Frankreich und dem französischen Sprachkreis zu uns gekommen sind und durch Referate und Diskussionsbemerkungen sehr wesentliche Beiträge geleistet haben. Ich hoffe, daß das erst der Beginn der Zusammenarbeit ist und daß er sich weiter fortsetzt. Es war uns dadurch auch möglich, Kollegen aus der dritten Welt hier zu hören. Ich war sehr beeindruckt von der Problematik, die in diesen Regionen besteht. Ich glaube, da haben wir sehr viel zu lernen einerseits und da haben wir sehr große Verpflichtungen andererseits.

Abschließend möchte ich allen Moderatoren, Referenten und Diskussionsrednern für ihre Beiträge sehr herzlich danken.

Sachregister

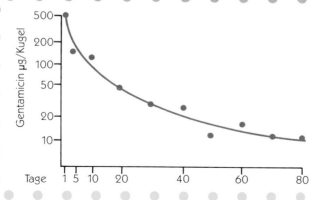

Zur Therapie schwerer Infektionen in der Pädiatrie

Claforan®

das Antibiotikum mit den entscheidenden Vorzügen

- außerordentlich breites Spektrum
- höchste β-Laktamase-Stabilität
- verläßlich und sicher —
- vernünftige Halbwertszeit
- keine Beeinflussung der Blutgerinnung

mehr Sicherheit für die antibakterielle Therapie

ALBERT ROUSSEL

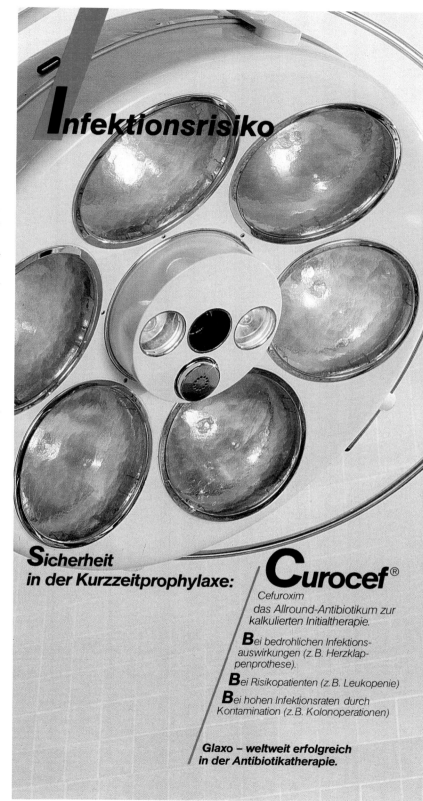